外阴阴道假丝酵母菌病

Vulvovaginal Candidiasis

主 编 石一复 李娟清

科学出版社

北 京

内 容 简 介

　　外阴阴道假丝酵母菌病涉及妇科、围生医学、计划生育、新生儿学、生殖医学、肿瘤及手术等许多亚学科及交叉学科，更涉及广大女性的健康和生殖健康等问题。本书基于作者 30 余年的临床实践，系统阐述了外阴阴道假丝酵母菌病的发病机制、常见和罕见菌株、规范诊断和治疗、预防等，同时也呼吁医务人员重视本病，并期望能不断深入研究，解决临床实际问题，解除患者病痛。

　　本书适于各级妇产医师、护士、医学院校师生、患者等阅读参考。

图书在版编目(CIP)数据

　　外阴阴道假丝酵母菌病 / 石一复，李娟清主编. —北京：科学出版社，2023.3
　　ISBN 978-7-03-075206-2

　　Ⅰ.①外… Ⅱ.①石… ②李… Ⅲ.①外阴炎—诊疗 Ⅳ.①R711.34

　　中国国家版本馆CIP数据核字（2023）第048103号

责任编辑：郭　颖 / 责任校对：郭瑞芝
责任印制：赵　博 / 封面设计：龙　岩

科学出版社 出版
北京东黄城根北街 16 号
邮政编码：100717
http://www.sciencep.com

河北鹏润印刷有限公司 印刷
科学出版社发行　各地新华书店经销

*

2023 年 3 月第　一　版　　开本：720×1000　1/16
2023 年 3 月第一次印刷　　印张：13 1/4　插页：8
字数：265 000

定价：128.00 元
（如有印装质量问题，我社负责调换）

主 编 简 介

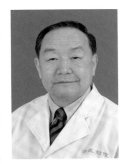

石一复 著名妇产科专家，教授，主任医师，博士生导师。1961 年毕业于浙江医科大学医疗系，1983 年破格晋升为副主任医师，1988 年破格晋升为教授。1984 年 6 月起，连续担任浙江大学医学院附属妇产科医院院长及浙江医科大学妇产科学教研室主任长达 14 年，为医院发展、妇产科学科提升做出了贡献。1991 年起被评为享受国务院特殊津贴专家。

曾任中华医学会妇产科学分会常委和中国妇幼保健学会常委等，浙江妇产科学会、中国抗癌协会主任委员等多届。担任《中华妇产科杂志》《中国实用妇科与产科杂志》《实用妇产科杂志》等国内 23 家杂志副主编、常委编委、编委。目前在全国和省内多个学会担任顾问。

20 世纪 90 年代连续多次获得国家自然科学基金者和教育部博士生导师科学基金。1993 年由国务院学位委员会批准为浙江省第一批博士生导师，先后培养博士和硕士研究生 75 名。

1993 年应邀赴香港大学玛丽医院进行"子宫次广泛切除术"手术表演和交流。1994 年亲自组织并参加"礼物婴儿"和"试管婴儿"工作，短期即获得成功，填补了浙江省此方面的空白，并培养出了一位中国科学院院士。

先后获省部级、厅级科技成果奖 40 余项，公开发表医学论文、短篇报道等 1000 余篇，出版图书专著（主编或参编）78 部，公开发表科普作品等 400 余篇。被评为全国优秀教师、全国妇幼先进工作者、全国科普作家等。荣获首届"中国妇产科医师奖"。2010 年受聘为《中华医学百科全书》学术委员会委员。

目前仍在省内外各地门诊、会诊、手术、讲学和主持学术交流，担任杂志编辑和外院顾问，并且从事撰稿、组稿、著书等工作。

李娟清　博士，主任医师，妇科病区副主任等。2000年毕业于中国医科大学六年制英文临床医学专业，先后获浙江大学妇产科学硕士和博士学位，一直在浙江大学医学院附属妇产科医院工作至今。熟练掌握妇产科常见病和罕见病的诊治规范，擅长经腹和宫腹腔镜等各类妇科手术。在国内外核心期刊发表论文60余篇，其中SCI 14篇，论文"七所医学院校附属医院2010—2014年正常和异常妊娠浅析"获2017年度中华医学会百篇优秀论文奖。副主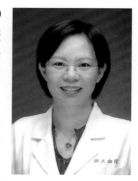编或参编妇产科专业参考书16部，其中副主编5部，包括《妇科肿瘤生殖医学》《子宫肌瘤现代诊疗》《实用老年妇科学》《小儿与青少年妇科学》《实用妇产科诊断和治疗技术》，参编科普书籍《孕产妇生活一本通》和《实用中西医妇产科经验荟萃》，多篇医学科普作品发表于国内顶级医学科普杂志《大众医学》上。主持或参与国家自然科学基金及省部级课题多项。曾赴美国迈阿密大学医学院附属医院临床进修。现任中国老年学和老年医学学会妇科分会青年委员会副主委、浙江省围绝经期质控委员、浙江省妇幼健康协会第一届妇科微无创专业委员会委员兼秘书、浙江省妇幼保健协会更年期医学专业委员会委员。担任《中国计划生育和妇产科》编委。

彩　图

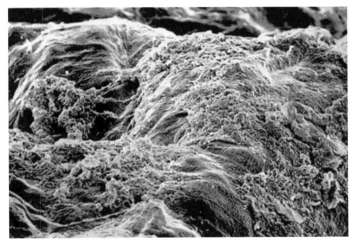

图 3-1　假丝酵母菌感染阴道黏膜时的精美电镜相（×200 倍）

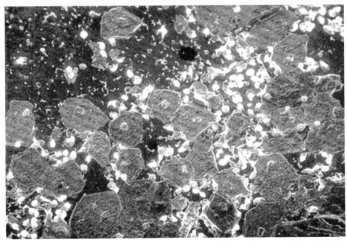

图 3-2　假丝酵母菌感染时的阴道涂片示阴道上皮表面有很多芽生孢子（×300 倍）

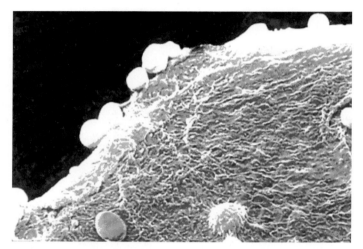

图 3-3　白假丝酵母菌的芽生孢子粘于上皮细胞上（×1770 倍）

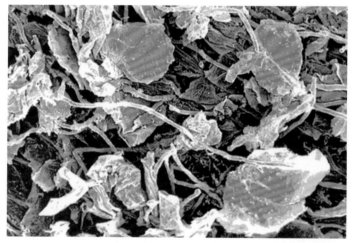

图 3-4　白假丝酵母菌菌丝穿入上皮细胞之间，破坏了正常阴道黏膜结构（×550 倍）

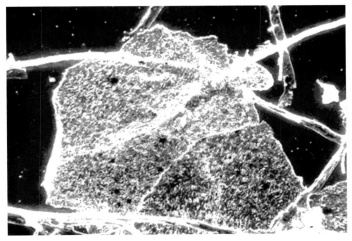

图 3-5　白假丝酵母菌从生长型过渡到致病型菌丝状态，变得有攻击性后入侵上皮组织
（×1250 倍）

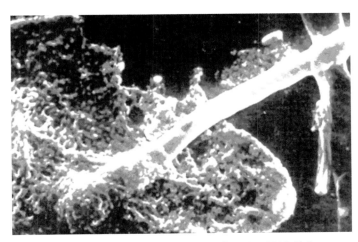

图 3-6　假丝酵母菌菌丝侵犯上皮层（×4700 倍）

☆ ☆ ☆ ☆

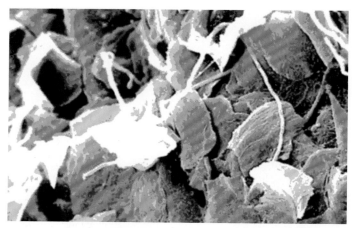

图 3-7　白假丝酵母菌感染另一外观：类似细菌感染刺激阴道上皮增生和剥落（×420 倍）

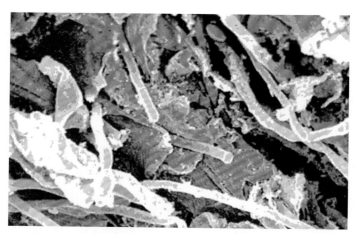

图 3-8　假丝酵母菌菌丝横穿阴道上皮层放大 1100 倍的细长菌丝横躺于阴道上皮之上
（×1100 倍）

（引自 Vignali M, Balmer JA. 阴道生殖系统图谱. 邵敬於译，张惜阴校）

☆ ☆ ☆

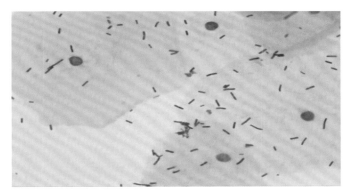

图 16-1　正常女性分泌物（乳杆菌 + 上皮细胞）
10×10 相差显微镜

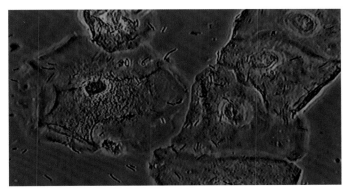

图 16-2　正常女性分泌物（乳杆菌 + 上皮细胞）
革兰氏染色；10×100 油镜

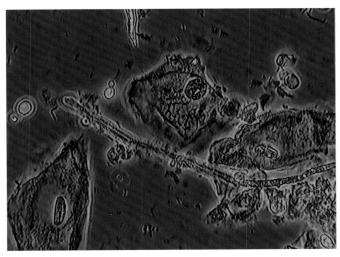

图 16-3　真菌菌丝和孢子
10×10 相差显微镜

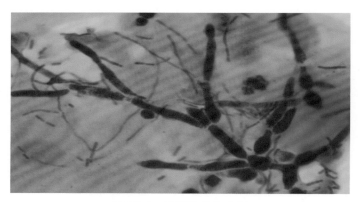

图 16-4　真菌菌丝和孢子
10×100 油镜

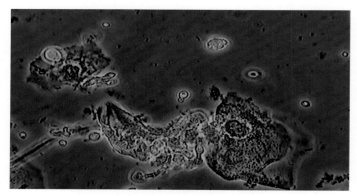

图 16-5　线索细胞、菌丝、孢子
10×10 相差显微镜

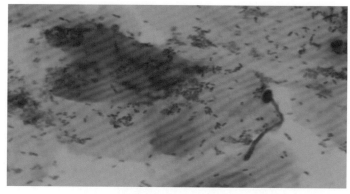

图 16-6　菌丝和线索细胞（VVC 合并 BV）
革兰氏染色 10×100

☆☆☆

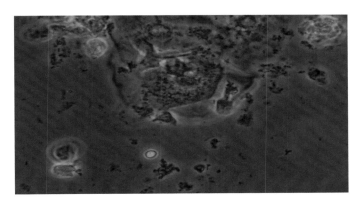

图 16-7　AV+BV+VVC

10×10 相差显微镜

图 16-8　AV+BV+VVC

革兰氏染色；10×100 油镜

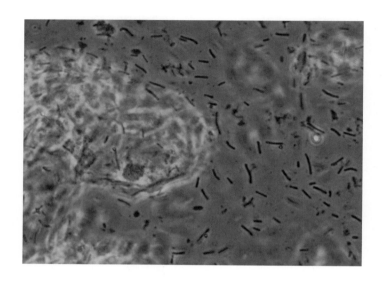

图 16-9　CV 破碎的上皮细胞 + 大量的乳杆菌
10×10 相差显微镜

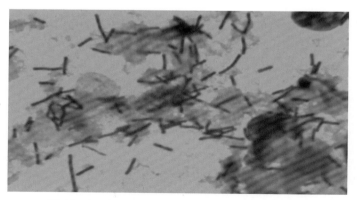

图 16-10　CV 破碎的上皮细胞 + 大量的乳杆菌
革兰氏染色；10×100 油镜

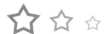

编著者名单

主　编　石一复　李娟清

编著者　（以姓氏笔画为序）

牛战琴　山西白求恩医院

石一复　浙江大学医学院附属妇产科医院

吕时铭　浙江大学医学院附属妇产科医院

朱宇宁　浙江大学医学院附属妇产科医院

朱雪琼　温州医科大学附属第二医院

刘燕燕　昆明医科大学第一附属医院

祁文瑾　昆明医科大学第一附属医院

杨建华　浙江大学医学院附属邵逸夫医院

李娟清　浙江大学医学院附属妇产科医院

李赛男　昆明医科大学第一附属医院

陈丹青　浙江大学医学院附属妇产科医院

张帝开　深圳大学第三附属医院（罗湖医院）

罗丹丹　昆明医科大学第一附属医院

周怀君　南京大学医学院附属鼓楼医院

姚福强　昆明医科大学第一附属医院

秦成路　深圳大学第三附属医院（罗湖医院）

舒淑娟　浙江大学医学院附属妇产科医院

☆ ☆ ☆　　　前　言

　　《外阴阴道念珠菌病》曾于 2005 年出版，虽为只有 8.7 万字的非科普类小册子，仅由一人编写，但却是我国第一部有关外阴阴道念珠菌 (现称为假丝酵母菌) 病的专著，对外阴阴道念珠菌病临床诊治及疾病预防起到了一定的作用，并引起了医患对该类疾病的重视。

　　十多年来，随着科学的发展，人们对医学微生物学中真菌学的认识逐步提高，本病的病原微生物——假丝酵母菌得到正名；与此同时，随着临床和实验室诊断技术的进步，阴道微生态、分子生物学等新观念的导入，药物和治疗学的发展，本类疾病在理论、研究、临床诊治等方面均取得显著进展。为此，我们本着重视常见病和多发病的宗旨，认为有再版以满足新时期疾病诊断和治疗的需要，故在第一版基础上进行修改、更新、充实内容，且新版书名也随医学真菌学中对假丝酵母菌名称的确定，更改为《外阴阴道假丝酵母菌病》，以飨读者，供医疗、教学和科研人员参考。

　　除名称有改动外，本书编者队伍也进一步扩大，各位编者大多为本人所带领与指导的博士和硕士研究生，他们现在均已成为研究生的导师，均为有实际临床及研究经验并有一定建树者，现共同再版编写本书，既体现了我们师生多年的情谊，长期的合作和共同的进步，也表明我们老、中、青三代对医学进步的追求，对临床和实验室不断研究和探索的精神。青年一代更具活力，在学术研究和临床诊治方面更活跃、更扎实。

　　外阴阴道假丝酵母菌病虽在临床常见，但对其认知仍存在许多误区，也仍未引起妇产科及相关学科医务人员的普遍重视。大家似均已"懂得"和"知晓"，均能临床诊治"自如"，更有立志研究"高、新、尖"者，认为研究和探讨阴道炎是属"下里巴人"，水平"低、旧、差"。可事实却不然，外阴阴道假丝酵母菌病及其他各种阴道炎涉及妇科、围生医学、计划生育、新生儿学、生殖医学、肿瘤及手术等许多分支和亚学科及交叉学科，更涉及广大女性的健康和生殖健康等问题，所以谨此呼吁医务人员重视本病，并希望能不断深入研究，解决临床实际问题,解除患者忧患。

☆ ☆ ☆ ☆

　　本书编者仅是对外阴阴道假丝酵母菌病多年积累，做了一些微薄的工作，还望更多的临床和基础研究人员共同努力，多做些解决或缓解本病防治的实事。

　　本书出版之际，恳切希望广大读者在阅读过程中不吝赐教，如有疑问欢迎发送邮件至邮箱，或扫描封底二维码，对我们的工作予以批评指正，以期再版修订时进一步完善，更好地为大家服务。

浙江大学医学院附属妇产科医院

于杭州

目 录

☆ ☆ ☆ ☆

☆ ☆ ☆ ☆

参考文献请扫二维码

第 1 章
概　述

第一节　外阴阴道假丝酵母菌
"炎"和"病"的命名问题

　　假丝酵母菌外阴阴道炎（candidal vulvovaginitis），最早在临床上称为"霉菌性外阴阴道炎"，后改名为"念珠菌性外阴阴道炎"。本病名称的变更体现和说明了医学的进步和医学微生物学检验水平的提高，使本病从病原学上得到了正名。

　　由假丝酵母菌引起的外阴和（或）阴道的炎症，称为假丝酵母菌外阴阴道炎；但假丝酵母菌外阴阴道炎常可引起与之相关的如产科、新生儿科、计划生育科等疾病，甚至男性泌尿生殖相关疾病等，则可称为外阴阴道假丝酵母菌病（vulvovaginal candidiasis，VVC），也可理解为与假丝酵母菌外阴阴道炎密切相关的疾病的总称。

　　本书虽主要介绍假丝酵母菌外阴阴道炎，但还涉及与之密切相关的妇产科临床相关疾病，故书名为"外阴阴道假丝酵母菌病"。

　　临床和日常也将"假丝酵母菌外阴阴道炎"或"外阴阴道假丝酵母菌炎（病）"或"假丝酵母菌外阴阴道病"视为同一称呼或书写，但严格来说"炎"和"病"无论在字面、含义还是在疾病范围上都是有差异的，"病"更为广义，而"炎"较为狭义，有特定的部位或范围。另外，从英文名称来看也不一样，后缀为 -tis 或 -sis，前者为"炎"，后者为"病"之意。

　　相关的医学名词：

　　"fungus"译成"霉菌"，"霉菌病"英文为"mycosis"，"霉菌性阴道炎"英文为"mycotic vaginitis"，也有英文为"colpomycosis"。

　　"candida"原来译成"念珠菌属"，现应改译成"假丝酵母菌属"。

　　"candidiasis"原来译成"念珠菌病"，现应改译成"假丝酵母菌病"。

　　"candidal vaginitis"原来译成"念珠菌阴道炎"，现应改译成"假丝酵母菌

☆☆☆☆

阴道炎"。

"candidal vulvovaginitis"原来译成"念珠菌外阴阴道炎"，现应改译成"假丝酵母菌外阴阴道炎"。

现也均将英文"vulvovaginal candidiasis"翻译为"假丝酵母菌外阴阴道病"或"外阴阴道假丝酵母菌病"，为与上版名称上延续，本书统一使用外阴阴道假丝酵母菌病，英文缩写均为VVC。

念珠菌和假丝酵母菌的名称至今尚未统一，这是非微生物学专业人士缺乏对真菌感染性疾病病原体及其所致疾病的认识；习惯称呼霉菌-念珠菌-假丝酵母菌。目前称呼，医疗文书、参考书、杂志上还未完全统一，但还有习惯因素，此现象将逐步完善。

（石一复）

第二节　真菌的基本知识

一、真菌类别及引起的病变

真菌（fungus）是一大类真核细胞微生物，腐生或寄生，自然界中有数十万种之多。绝大多数真菌对人类有益，如酿酒、生产抗生素等，与人类及动物、植物密切相关。与医学有关的真菌有400余种，常见的有50～100种，可引起感染、中毒、超敏反应。

真菌形态多样，小到肉眼看不见，如新生儿隐球菌、白假丝酵母菌；大到木耳、蘑菇。

真菌感染又可根据不同部位和原因分为多种类型的疾病。

1. 表面感染　真菌、皮肤癣真菌可引起皮肤癣，以手足为多；角层癣菌，常分布在表皮、甲板，但不侵犯毛发，引起体癣、足癣、手癣、股癣。

2. 皮下组织真菌病　皮下感染真菌可因外伤或经淋巴/血行扩散等。

3. 深部真菌病　可在体内，37℃呈酵母菌。

4. 机会性真菌感染　机会致病性真菌侵犯表皮及其附属器以外的器官造成的感染，致病菌通常为深部真菌。因患者长期使用广谱抗生素、糖皮质激素、免疫抑制剂、抗肿瘤药，或器官移植、介入治疗、放疗，插管等而引起感染。机体抵抗力下降（如白血病、糖尿病、淋巴瘤等），体内高糖、高蛋白、高脂肪的静脉输入等容易引起此类感染。

5. 真菌敏感症　假丝酵母菌属于病原性真菌之一，主要病原性真菌见表1-1。

表 1-1 主要病原性真菌

真菌属类型	病原真菌	所致疾病
表层真菌属	糠秕马拉色菌	花斑癣
皮肤真菌属	假丝酵母菌	皮肤假丝酵母菌病
	红色毛癣菌	皮肤癣菌病
皮下组织真菌属	申克孢子丝菌	孢子丝菌病
全身性真菌属		
地方流行性真菌属		
机会致病性真菌属	假丝酵母菌	假丝酵母菌病

从表 1-1 可知真菌是总称，假丝酵母菌（也即念珠菌）是真菌属类型中的一种。

了解事实真菌是总称。分类中可引起疾病及酵母菌仅是真菌中地方性流行真菌中的一类型，临床医生对癣和酵母菌感染是两种不同的病原体引起的不同的疾病应有所清楚，不应该混为一谈。虽然假丝酵母菌外阴阴道炎和足癣都是真菌引起的疾病，但两者的病原体有别，两种病没有直接关系。引起足癣的真菌不会导致阴道炎，但可通过接触传染到外阴，引起外阴瘙痒，这种疾病属股癣，二者治疗方法也不一样。有外阴瘙痒时应进行相关真菌检查，以明确：存在何种真菌感染？与阴道炎症有关，还是属股癣范畴？然后再有针对性地进行治疗。必须说明的是，白假丝酵母菌最适宜的生长温度为 35 ～ 37℃，而引起足癣的皮肤癣菌最适宜生长温度为 26 ～ 28℃。

足癣是浅表真菌病，多由红色毛癣菌、趾间毛癣菌等皮肤癣菌感染所致。足癣常于春夏季加重，秋冬季减轻。皮肤癣菌常在皮肤角质层内繁殖，引起皮肤水疱、丘疹、红斑、糜烂、鳞屑、角化过度等。而外阴阴道假丝酵母菌感染的症状和体征，妇产科医师均熟悉，此处不予赘述。

二、真菌的形态

真菌是一类真核细胞型微生物，具有典型的细胞核，核膜，核仁；胞质内有细胞器，不含叶绿素，无光合作用；细胞壁含有壳多糖、β-D 葡聚糖。真菌按形态可分为单细胞和多细胞两类。

1. 单细胞真菌　主要是酵母菌（yeast）和酵母样（yeast-like）菌，菌落为酵母菌型或类酵母菌型，前者以芽生方式繁殖，后者与前者的区别为芽体不与母细胞脱离，而延长形成假菌丝，从而形成酵母型菌落。菌体呈圆形或卵圆形，临床常见的有假丝酵母菌和新隐球酵母菌。对人体致病的主要有新型隐球菌和白假丝酵母菌（*Candida albicans*）。

2. 多细胞真菌　在生长繁殖时形成菌丝（hypha）和孢子（spore）并交织成团，称为丝状真菌（filamentous fungus）或俗称霉菌（mold）。菌落为丝状。对人体致病的有皮肤癣菌等。

有些真菌可因营养、温度、氧气等环境条件改变而两种形态发生改变，称为真菌的二相性（dimorphic）。

三、真菌镜下所见

1. 真菌　镜下有菌丝、孢子。

2. 真菌菌落特征

（1）酵母样菌落：是单细胞真菌的菌落形式，与一般细菌菌落相似但较大，以单细胞芽生方式繁殖。孢子出芽成芽管，芽管延长不与母细胞脱离，形成假菌丝，可向培养基深部生长。念珠菌属的多种菌种属此类。

（2）丝状菌落：是多细胞真菌的菌落形式，由许多芽管、分支的菌丝体和分生孢子组成。丝状菌落的形态、结构和颜色常作为鉴别真菌的依据。

3. 真菌培养特性　浅表真菌最适宜培养温度为 $22 \sim 28℃$，生长缓慢，通常 $1 \sim 4$ 周才出现典型的菌落。深部真菌一般为 $37℃$ 培养，生长快，$3 \sim 4d$ 即可形成菌落。

4. 真菌的变异性　真菌易发生变异，人工培养真菌即使采用不同培养基多次传代或孵育，其形态、结构、菌落性状、色素、毒力均有改变。

四、真菌的生物学特性

真菌的抵抗力：真菌对干燥、阳光、紫外线及一般化学消毒剂有耐受力。对热敏感，$60℃$ 1h 可杀死真菌菌丝和芽孢，$100℃$ 大部分真菌在短时间内死亡。真菌对常用抗细菌抗生素不敏感，灰黄霉素、制霉菌素、两性霉素 B、克霉唑等对部分真菌有抑制作用。

真菌生长最适宜 pH 为 $4.0 \sim 6.0$，浅部感染真菌最适宜生长温度为 $22 \sim 28℃$，深部真菌最适宜生长温度为 $37℃$。真菌菌丝和孢子均不耐热，$60℃$ 1h 即被杀死，对干燥、阳光、紫外线及一般消毒剂有较强的抵抗力，但对 2% 的苯酚溶液、2.5% 的碘酊溶液、0.1% 的氯化汞溶液较为敏感。真菌对抗细菌抗生素不敏感，灰黄霉素、制霉菌素、两性霉素 B、克霉唑、氟胞嘧啶等抗真菌抗生素对部分真菌有抑制作用，近年来酮康唑、氟康唑和伏立康唑等抗真菌药对大多数真菌有较强的抑制作用。

了解上述真菌的生物学特性,对疾病的认识、诊断、治疗、复发、变成顽固性或难治性,平时生活中的防范、医患沟通等均十分有益。

五、真菌中的假丝酵母菌

假丝酵母菌属(*Candida*),是真菌中的一个类别,广泛分布于自然界,也属人体菌群,目前已知有 270 余种,而对人致病的有 10 余种。白假丝酵母菌是机会性致病真菌,共有 81 种酵母菌。

假丝酵母菌属于不完全菌纲、假丝酵母目、假丝酵母菌科、假丝酵母菌属,芽生,并具有特殊形态的菌丝——假菌丝,可产生厚膜孢子,但不产生子囊的双相不亲脂的真菌。直接镜检可见卵圆形的发芽孢子及分隔菌丝。

真菌感染中假丝酵母菌属多见(目前专著、微生物学、杂志、翻译、医院检验报告等念珠菌和假丝酵母菌的使用仍均未完全一致,习惯或不知更名者经常混淆和不规范使用还有一个熟悉和统一过程)。主要菌种如下:白假丝酵母菌(*Candida albicans*)、热带假丝酵母菌(*Candida tropicalis*)、副热带假丝酵母菌(*Candida paratropicalis*)、伪热带假丝酵母菌(*Candida pseudotropicalis*)、光滑假丝酵母菌(*Candida glabrata*)、近平滑假丝酵母菌(*Candida parapsilosis*)、季也蒙假丝酵母菌(*Candida guilliermondii*)、克柔假丝酵母菌(*Candida krusei*)、克菲假丝酵母菌(*Candida kefyr*)、都柏林假丝酵母菌(*Candida dubliniensis*)、涎沫假丝酵母菌(*Candida zeylanoides*)、皱褶假丝酵母菌(*Candida rugosa*)、西弗假丝酵母菌(*Candida ciferrii*)、链状假丝酵母菌(*Candida catenulata*)、土生假丝酵母菌(*Candida humicola*)、中间假丝酵母菌(*Candida intermedia*)、郎比可假丝酵母菌(*Candida lambica*)、溶脂假丝酵母菌(*Candida lipolytica*)、葡萄牙假丝酵母菌(*Candida lusitaniae*)、铁红假丝酵母菌(*Candida pulcherrima*)、类星形假丝酵母菌(*Candida stellatoidea*)、纤细假丝酵母菌(*Candida tenuis*)、产朊假丝酵母菌(*Candida utilis*)、维斯假丝酵母菌(*Candida viswanathii*)、酸酒假丝酵母菌(*Candida vini*)、著名假丝酵母菌(*Candida famata*)、希木龙假丝酵母菌(*Candida haemulonii*)。

六、假丝酵母菌生物学特性

假丝酵母菌为卵圆形的单壁细胞,成群分布,为双相真菌(有孢子和假丝两相)。本菌致病力强,易对宿主的上皮细胞发生黏附和侵入,与抗真菌药物接触后还可以改变其本身的抗原性而逃避药物对其作用。

假丝酵母菌的细胞壁由外向内共分为五层:纤维素、β- 葡聚糖蛋白、壳多糖、

β$_5$- 葡聚糖和甘露聚糖。其中，前三层是假丝酵母菌吸附和抗吞噬的基础，此外，细胞壁上还有补体受体，可结合中性粒细胞使细胞失去吞噬能力，其中以白假丝酵母菌为最常见。

白假丝酵母菌呈圆形或卵圆形，直径 3 ~ 6μm，比葡萄球菌大 5 ~ 6 倍，革兰氏染色阳性，但着色不匀。过碘酸希夫（periodic acid Schiff，PAS）染色假菌丝及孢子呈红色。以出芽方式繁殖，形成芽生孢子，孢子生长成芽管，不与母体脱离形成假菌丝。常为真菌细胞出芽生成假菌丝，假菌丝长短不一。在血琼脂或沙氏培养基上 37℃或室温孵育 2 ~ 3d，可生成灰白色、乳酪样，表面光滑、湿润，带有浓厚的酵母气味的类酵母菌落。涂片镜检可见表层卵圆形芽生细胞，底层有较多假菌丝。生化反应：分解葡萄糖、麦芽糖、产酸产气。酸性环境适宜假丝酵母菌生长，VVC 患者阴道 pH 在 4.0 ~ 4.7，通常 pH < 4.5。与一般真菌一样，假丝酵母菌适宜的生长温度是 20 ~ 37℃，最低为 25℃，最高为 45℃，对热的抵抗力不强，60℃ 1h 即被杀灭，对干燥、日光、紫外线及多种化学制剂抵抗力较强，但对磷酸、碘酊、升汞和甲醛均较敏感，甲醛熏蒸法可达到消毒目的。查到大量假菌丝、假丝酵母菌菌丝型增多表示其从腐生寄居菌转变为致病菌，正处于致病阶段。

七、致病性

临床真菌按其所致疾病的症状和体征进行分类，DYMD 系统（皮肤真菌、酵母菌、霉菌）这一分类模式已得到公认，其以组织发生学、生理学及形态学特征为基础，将真菌分类为类酵母菌（酵母菌）和丝状真菌，又进一步按其组织亲和性分别将它们分为皮肤真菌和霉菌。对妇产科医生来说，不同种类的真菌医学相关性大不相同，迄今未发现由霉菌引起的妇科疾病，由皮肤真菌引起的外阴及其周围的皮肤感染也极少见。妇产科临床所见的真菌感染大多为白假丝酵母菌属的酵母菌所致。

白假丝酵母菌是人体皮肤黏膜上的正常菌群。机体抵抗力下降或菌群失调时可引发各种假丝酵母菌病。近年来，假丝酵母菌已成为医院感染的主要病原体。该菌通过其细胞壁糖蛋白的黏附作用、芽管及假菌丝的直接插入作用、代谢产物抑制机体免疫细胞趋化作用、各种毒性酶类等致病，引起人皮肤、黏膜、内脏及中枢神经系统感染，也可侵入血液引起全身性感染，严重者可危及生命。

1. 皮肤感染　好发于皮肤潮湿、褶皱较多部位，如腋窝、颈前、乳房下、腹股沟、肛门周围、会阴部及指（趾）间等，形成边界清楚、湿润、鲜红色糜烂病灶，易与新生儿、妇女外阴、腹股沟、肛周等部位的湿疹混淆。

2. 黏膜感染　如鹅口疮、口角糜烂、外阴炎、阴道炎等。

鹅口疮多发生于体质虚弱的新生儿，主要表现为大量白色小斑点覆盖于唇、舌、牙龈、腭、颊黏膜表面，严重者可蔓延至气管或食管。

糖尿病、抗生素治疗、口服避孕药、怀孕等因素易诱发阴道假丝酵母菌病，也可通过性行为传播给男性引起阴茎头炎、包皮炎等。

3. 内脏感染　可引起肺炎、支气管炎、食管炎、肠炎、膀胱炎、肾盂肾炎、关节炎、心内膜炎、败血症等。

4. 中枢神经系统感染　如脑膜炎、脑膜脑炎、脑脓肿等。

5. 过敏性疾病　对白假丝酵母菌过敏的个体，可发生皮肤、呼吸道、消化道过敏，表现为类似皮肤苔藓或湿疹样皮疹、哮喘及胃肠炎等。

引起原发或继发的皮肤、黏膜、内脏及中枢神经系急性或慢性的感染称为假丝酵母菌病，其中以白假丝酵母菌最为常见，近年来克柔假丝酵母菌、光滑假丝酵母菌感染率不断增加。

白假丝酵母菌通常在正常人体内存有少量，常存在于体表、口腔、上呼吸道和阴道，与机体处于共生状态，不引起疾病，属条件性致病真菌，当机体免疫功能或一般防御力下降或正常菌群相互制约作用失调时，白假丝酵母菌可侵犯人体多个部位，引起假丝酵母菌病。

在女性易引起假丝酵母菌外阴炎、阴道炎或两部位同时发生炎症，但以阴道炎为主。女性非妊娠期（占 10%～20%）和妊娠期（占 30%～40%）阴道内均有此菌寄生，但菌量少，呈酵母相，并不引起症状，又因阴道的弱酸性环境能保持阴道的自洁功能。正常女性阴道 pH 为 3.7～4.5，当阴道弱酸性变成 pH 5.5 后则假丝酵母菌可大量繁殖并转变为菌丝相，才引起阴道炎症状。

在男性易引起假丝酵母菌阴茎头炎、包皮炎，尤其是未采用避孕套性交者。

在体质虚弱的婴儿易引起鹅口疮，假丝酵母菌肠炎、肺炎、膀胱炎、肾盂肾炎和心内膜炎，以及中枢神经系统念珠菌病和脑膜炎、脑脓肿等。

过去人类假丝酵母菌病主要以白假丝酵母菌为主，占 80%～90%，随时代变迁，现今假丝酵母菌耐药性增加，菌种变异，白假丝酵母菌在外阴阴道炎中的比例下降为 70% 左右，而其他假丝酵母菌所致外阴阴道炎增多，这也是对临床治疗增加困难的重要原因。

假丝酵母菌病的感染途径主要为内源性感染（此仍未引起医患及家属等足够的重视），因假丝酵母菌除寄生在阴道内，也可寄生在人类口腔、肠道。这三个部位的假丝酵母菌可因多种原因（个人卫生、性卫生、便后擦净外阴方向、接吻，大量抗生素、免疫抑制剂、抗肿瘤药物的应用等）引起相互传播。其次为直接和间接感染传播，也包括性交直接感染和接触被污染衣物等间接感染。

妇产科学的真菌感染中假丝酵母菌感染常发生在生殖器部位，偶尔也可发生于乳房下方的皮肤。就妇产科而言，外阴和（或）阴道的假丝酵母菌定居是妇产科最常见的真菌感染。此外，新生儿感染虽然属儿科医师管辖的医疗范围，但也与妇产科密切相关。其他部位的假丝酵母菌感染则相对少见。

八、妇产科假丝酵母菌阴道病诊治、研究所涉及的领域

妇产科临床假丝酵母菌阴道病诊治、预防、研究等工作中涉及领域众多，若能多方面考虑，则对于医患均有所裨益。所以，应重视妇产科假丝酵母菌感染。主要涉及的领域：①临床及各有关科室（学科）的女性患者及妇产科各亚学科；②护理学；③手术学（凡经过阴道或与其贯通的手术）；④治疗学（凡经过阴道或与其贯通的治疗）；⑤成人、早产儿、新生儿监护病房；⑥泌尿科；⑦男性科；⑧长期使用大量广谱抗生素、免疫抑制剂、抗肿瘤药物、肾上腺皮质激素；⑨微生物学（真菌，假丝酵母菌生物学特性，分类，功能，作用等）；⑩检验学（方法：悬滴法，涂片法，培养，酶学；设备，检验人员水平、责任等）；⑪药理学（药动学、制剂、剂型、溶解度等）；⑫临床药物学（剂型、用药途径、供应等）；⑬分子生物学；⑭细胞学；⑮病理学；⑯流行病学；⑰统计学；⑱卫生学；⑲药厂、生产、销售；⑳阴道微生态。

（石一复 李娟清）

第 2 章

外阴阴道假丝酵母菌病的基础研究

第一节 假丝酵母菌的基因多态性

多态性（polymorphism）是指在一个生物群体中，同时存在两种或多种不连续的变异型或基因型（genotype）或等位基因（allele），亦称为遗传多态性（genetic polymorphism）或基因多态性（gene polymorphism）。从本质上来讲，多态性的产生在于基因水平上的变异，一般发生在基因序列中不编码蛋白的区域和没有重要调节功能的区域。

假丝酵母菌因其基因多态性被划分为很多种类，但能对人致病的仅有十几种，以白假丝酵母菌即白念珠菌最常见，致病力也最强，其他还有光滑假丝酵母菌、热带假丝酵母菌、克柔假丝酵母菌、近平滑假丝酵母菌和伪热带假丝酵母菌等，而这些菌种又可根据其基因序列的差别再细分为亚种。

一、假丝酵母菌基因分型方法

传统假丝酵母菌的分型方法主要是根据白假丝酵母菌菌落形态和药物敏感性进行分类，如形态型分型、血清型分型和耐药性分型。而上述分型方法分辨率低，可重复性差，而且分型结果很容易受到外界环境的影响，因此不能作为假丝酵母菌分型的标准方法。传统分类学方法在假丝酵母菌分类学中占有重要地位，但随着假丝酵母菌资源库不断丰富和新种不断被发现，单靠经典的形态学和生理生化差异作为假丝酵母菌种间鉴别依据还远远不够。近年来分子生物学技术已被应用于假丝酵母菌的分类鉴定研究中，解决了许多表型参数分析所不能解决的问题。

在微生物感染研究中，一个重要的问题是如何确定感染源和传播途径。只有明确了病原菌的感染方式，才能采取有效的预防和控制措施，因而对微生物的分类就不能仅限于种间水平，还必须深入到种内即亚种，以便更精确地了解其流行病学意义。对于假丝酵母菌病的研究亦是如此，只有对假丝酵母菌进行

☆ ☆ ☆ ☆

更加深入的分型才能更好地了解相关的致病机制。以下介绍几种用于假丝酵母菌基因分型的常见方法。

（一）多位点酶电泳

多位点酶电泳（multilocus enzyme electrophoresis，MLEE）主要是通过检测病原微生物的水溶性代谢酶，从而对菌株进行分型。MLEE 是检测酶蛋白的多态性来反映基因位点的多态性。酶蛋白的泳动度主要是由酶蛋白的分子结构及其所带电荷决定，而编码酶蛋白 DNA 序列中的任意一个碱基发生变化（主要为碱基的替换、插入、删除）均可能导致酶蛋白的泳动度发生变化。当两株菌的酶蛋白泳动度不同时，可认为其 DNA 序列不同，从而对菌株进行基因分型。MLEE 是最早用于白假丝酵母菌流行病学研究的基因分型方法。Pujol 等首次用 MLEE 方法对白假丝酵母菌的菌群分布进行了研究，此后，MLEE 逐渐被用于其他假丝酵母菌的流行病学研究，如热带假丝酵母菌、近平滑假丝酵母菌、都柏林假丝酵母菌等。MLEE 是一种分辨率一般但重复性较好的基因分型方法，重复性甚至优于以 DNA 为基础的其他基因分型方法。但是，MLEE 不能直接分析白假丝酵母菌的全基因组，且操作耗时较长。另外，MLEE 不能检测基因的全部序列，特别是碱基发生变化时未引起氨基酸和蛋白质的空间结构发生变化的基因序列。单一的酶切使得 MLEE 在检测假丝酵母菌时并不敏感，但联合多个酶切位点可提高 MLEE 的敏感性。Boriollo 等联合 11 个酶切位点对白假丝酵母菌进行基因分型，结果显示多个酶切位点联合方法可明显提高 MLEE 的敏感性，可准确地对白假丝酵母菌进行基因分型。因此，至今 MLEE 仍然是白假丝酵母菌分子流行病学研究中的重要分型方法。

（二）随机扩增多态性 DNA

随机扩增多态性 DNA（random amplified polymorphic DNA，RAPD）是由 Williams 等提出的一种以随机排列的寡核苷酸单链（通常不超过 10bp）为引物扩增基因组 DNA 的基因分型方法。该技术以聚合酶链反应（PCR）为基础，由一系列人工随机合成的寡聚核苷酸单链为引物，对碱基组进行单引物扩增。扩增片段经琼脂糖凝胶电泳，然后通过 EB 染色或放射自显影检测，从而观察待测 DNA 的多态性。这些扩增片段 DNA 的多态性主要由琼脂糖凝胶上条带的数量和位置决定。因此，当不相关菌株的基因差异较大时，RAPD 将呈现出较复杂的结果。目前，RAPD 技术已经在假丝酵母菌属和其他真菌的分型中得到广泛运用。

作为一种 PCR 技术的延伸应用，RAPD 技术除具有常规 PCR 效率高、模板用量少、灵敏度高、操作简单等优点外，还具有许多特有的优势：首先是不需要了解研究对象基因组的任何序列，只需很少量的纯度不高的模板，就可以检测出大量的信息，这是其他方法无法比拟的最大优势；其次，RAPD 技术操作简便,省时。但是 RAPD 同样具有一定的局限性,首先是易受反应条件的影响,如 *Taq* DNA 聚合酶的质量和浓度、模板 DNA 不同的提取方法、Mg^{2+} 浓度,以及变性、退火、延伸温度和反应时间、循环次数,乃至不同 PCR 扩增仪和实验中的人为因素等都可能会影响扩增的结果。只有通过建立一致而稳定的优化体系和扩增条件,才能获得较稳定的试验结果,才有可能使不同实验室之间的结果具有可比性。其次,由于 RAPD 只采用一个人工合成的不大于 10 个碱基的短核苷酸链随机引物,极易产生假带而影响辨别。近年来,计算机辅助信息分析软件的迅速发展,可以减少由于指纹图谱复杂的带型带来鉴别上的人为误差。

(三) 扩增片段长度多态性

扩增片段长度多态性 (amplified fragment length polymorphism,AFLP) 技术的基本原理是首先采用限制性内切酶水解消化基因组 DNA,产生大小不同的 DNA 片段,然后连接上通用接头作为扩增反应的模板,接头序列和邻近的限制性酶切位点序列作为引物结合位点,然后采用特定的引物进行 PCR 扩增。由于引物的 3′ 端具有 1 ~ 3 个选择性核苷酸,只有与引物 3′ 端的选择性碱基严格配对的酶切片段才被扩增出来,根据扩增片段长度的不同检测其多态性。AFLP 技术具有很多优点,首先它的分析不需要预先知道扩增基因组的序列特征等信息,而且对基因组 DNA 的用量少、试验重复性好、可信度高。此外,AFLP 通过特定引物的设定,从而获得了更多的基因组多态性信息。但是,该方法操作较烦琐,成本高,而且对实验者的操作技术要求较为严格,对基因组 DNA 的纯度以及内切酶的质量要求都很高,因此具有一定的局限性。

(四) 限制性片段长度多态性

限制性片段长度多态性 (restriction fragment length polymorphism,RFLP) 是由 Kan 等在 1978 年提出的一种方法,用不同的限制性核酸内切酶对检测的 DNA 进行酶切,根据酶切后 DNA 片段的分子量和长度推断 DNA 酶切位点数目和位置的差异,进而对菌株进行基因分型。1987 年 Schesre 等首先将这种方法应用于念珠菌分型。RFLP 技术主要包括以下基本步骤:DNA 提取→用限制性内切酶酶切 DNA →用凝胶电泳分开 DNA 片段→把 DNA 片段转移到滤膜上→利用放射性标记的探针杂交显示特定的 DNA 片段 (Southern 杂交) 和结果分析。

目前,白假丝酵母菌进行 RFLP 分型常用的两个限制性核酸内切酶为 *Eco*R Ⅰ 和 *Msp* Ⅰ。*Eco*R Ⅰ 酶切和 *Msp* Ⅰ 酶切后均可以产生 6 个基因型,两者联合酶切后可以产生 17 个基因型。RFLP 分型方法分辨力低但重复性好,容易操作、耗时少,但不能单独用来分析白假丝酵母菌菌种间的基因型关系。Ge 等用 RFLP 方法对 42 株白假丝酵母菌进行基因分型,共分为 1 个基因型,该研究显示单独应用 RFLP 不能较好地分析白假丝酵母菌基因型。有学者应用 RFLP 联合其他方法对假丝酵母菌进行基因分型,结果显示两者联合后可以提高 RFLP

对假丝酵母菌的分型能力，因此，此种 RFLP 联合方法在假丝酵母菌的基因分型中可推广应用。

PCR-RFLP 技术是在 PCR 和 DNA 序列分析基础上发展而来的 RFLP 技术。其方法是通过 PCR 扩增一段 DNA 片段，再选择适当的限制性内切酶消化 PCR 产物，从而得到特异性的电泳谱带。这种方法省去了杂交与放射自显影等烦琐步骤，快速灵敏，结果重复性好。但 RFLP 技术也存在着不足之处，如对多态性分析过分依赖于限制性内切酶的种类和数量、成本较高等，所以其应用受到了一定的限制。

（五）脉冲场凝胶电泳

脉冲场凝胶电泳（pulsed-field gel electrophoresis，PFGE）是 1984 年由 Schwartz 等报道的一种以 DNA 为基础的基因分型方法，并用该方法首次成功分析了酿酒酵母菌的全基因组。PFGE 是通过改变脉冲电场的方向、时间和电流，使不同大小的 DNA 片段在琼脂糖凝胶上不断改变移动方向。随着电场方向的变化，小的 DNA 分子比大的分子变化快，从而根据分子量的大小区分不同 DNA 片段，最后根据电泳带型对菌株进行基因分型。PFGE 分型首先是用低熔点琼脂糖包埋细菌染色体 DNA，在整个包埋过程中低熔点琼脂糖需阻止机械力对 DNA 的剪切作用，然后将蛋白酶和洗涤剂加入样品中进行水解，再根据待测 DNA 分子量的差异，使其在琼脂糖凝胶不同位置上出现条带，再对这些条带进行综合分析，根据条带类型确定菌株的基因型。PFGE 是一种容易操作且重复性较好的基因分型方法。但由于该方法的实验成本高、耗时较长、分辨力一般，且需要专门的仪器设备，临床研究中应用相对较少。有学者运用 PFGE 联合其他基因分型方法对白假丝酵母菌进行分型，可以明显提高基因分型的分辨率。因此，PFGE 可与其他基因分型方法联合用于假丝酵母菌的流行病学研究。

（六）微卫星长度多态性

微卫星长度多态性（microsatellite length polymorphism，MLP）是根据串联重复排列微卫星序列两侧的单一序列设计引物，对微卫星序列进行扩增，由微卫星基序重复数目的变异而产生多态性。由于基因组中某一特定的微卫星的侧翼序列通常都是保守性较强的单一序列，因而可以将微卫星侧翼的 DNA 片段克隆、测序，然后根据微卫星的侧翼序列就可以人工合成引物进行 PCR 扩增，从而将单个微卫星位点扩增出来，扩增产物经聚丙酰胺凝胶电泳，染色后对电泳结果进行分析。微卫星的标记引物主要由荧光和核素组成，通过电泳成像后可以观察 PCR 扩增之后的目的片段大小，从而分析目的片段的多态性，若是无荧光标记的引物可通过银染显色观察结果。由于单个微卫星位点重复单元在数量上的变异，个体的扩增产物在长度上的变化就产生长度的多态性。随着二代测序的推广，目的片段可监测其片段重复数。对于二倍体生物，如假丝酵母菌，

☆ ☆ ☆ ☆

当重复数较单一时，表示该生物为纯合子；相反，如果重复数较复杂时，显示该生物为杂合子。Sampaio 等在 2005 年首次用此技术对白假丝酵母菌进行基因分型研究。

MLP 在白假丝酵母菌的分型研究中有较高的分辨率。但是，该方法分辨率的高低与微卫星标记物的选择有关。MLP 分型与其他的基因分型方法相比，更适合多样本分析，该方法重复性好，但由于实验室之间的设备存在较大差异，数据交流不方便。MLP 广泛应用于假丝酵母菌、烟曲霉菌和隐球菌的流行病学研究，但其实验设备的费用较高，为尽量降低实验室检测费用，我国学者采用单链构象多态性和微卫星标记物 CAI 联合对白假丝酵母菌进行基因分型，分辨率高达 0.993，实验成本低，易推广应用。

（七）多位点序列分型

多位点序列分型（multilocus sequence typing，MLST）是由 Maiden 在 1998 年提出的通过分析 6 ～ 10 个管家基因(400 ～ 500bp)核苷酸序列的多态性，对致病微生物进行基因分型的一种方法。MLST 是近年来发展很快的一种分子生物学分析方法，可测定多个（6 ～ 8 个）管家基因 450bp 左右的核苷酸序列，每个位点的序列根据其发现的时间顺序赋予一个等位基因序号，把该菌株所有管家基因的每个等位基因合并在一起组成一个等位基因谱，并给这个等位基因谱分配一个唯一的编号即它的序列型（sequence type，ST）。由于等位基因间的微小差异将会导致菌株间的序列型不同，因此通过对每个菌株 ST 的比较就可以分析它们之间的亲缘关系的远近，进而分析不同菌株间的遗传进化关系。

它的主要优势是已经建立了有大型全球公用数据库的国际网站，可以直接将实验结果提交数据库与已知的流行株进行比较，分析不同时间不同地区临床分离株的遗传相关性，并能长期追踪和不断补充完善，利于全球假丝酵母菌的信息交流，而且有利于研究全球假丝酵母菌的流行病学和微进化关系。MLST 的分型结果更为客观，各实验室之间的可比性强。MLST 技术虽然有许多优点，但是也存在一些不足，首先管家基因的变异程度决定着 MLST 的分辨力。其次，MLST 分析需要进行大量的核酸测序工作，成本过高，耗时较长，这也是限制 MLST 技术广泛推广的一个因素。

（八）rDNA 及其转录间区的序列分析

随着 DNA 序列分析技术的日趋成熟和简易化，rRNA 基因及其转录间区（ITS）的序列分析被越来越多地应用于假丝酵母菌的分子分类学和分子系统学研究中。核糖体 DNA（rDNA）序列广泛存在于各种生物体内，rDNA 序列由于在进化过程中保守性强而且其序列中又不乏可变区和高变区，因此一直是生物学家注视的焦点。念珠菌的 rDNA 为串状重复序列，ITS 指 DNA 的内转录间隔、非编码区，因为 ITS1、ITS2 这部分进化较快，具有种间特异性和种内保守性，可以将菌株鉴定到种、亚种，利用 ITS 区域进行真菌鉴定、分型是目前的研究热点。它具有简便、快捷的优点，可以与 GenBank 的序列做对比，从而明确地鉴定菌种，具有更高的准确性。虽然 PCR-ITS 基因分型方法用于研究的时间不长，还没有大量的数据来获得更为详尽的资料，但是鉴于 PCR-ITS 基因分型方法可以通过精确到碱基的差异来区分基因型，在假丝酵母菌基因分型研究方面将更具有说服力和优势，在假丝酵母菌流行病学研究中也具有更大的前景。

同时，国内外很多学者开始利用白假丝酵母菌的 25S rDNA 编码区进行分型，白假丝酵母菌 25S rDNA 分型是针对白假丝酵母菌基因组内高度保守的 25S rDNA 基因序列设计特异性引物，采用常规 PCR 技术扩增其中的特定片段，根据产物分子量的大小或者 I 型内含子的有无进行分型，可将假丝酵母菌划分为 A、B、C、D 和 E 五种基因型，其中基因 A 型缺乏 I 型内含子。热带假丝酵母菌和光滑假丝酵母菌 25S rDNA I 型内含子序列 PCR 扩增产物与白假丝酵母菌基因 A 型扩增产物大小一致（约 450bp），经序列比对与白假丝酵母菌基因 A 型相似率分别为 97% 和 90%，提示光滑假丝酵母菌与热带假丝酵母菌 25S rDNA 序列中不存在可转座 I 型内含子，采用 PCR 扩增 25S rDNA I 型内含子方法对白假丝酵母菌进行基因分型具有较高的特异性。目前认为这种以内含子为基础的 PCR 基因分型方法是流行病学和分类学研究的有效方法。

（九）重复序列聚合酶链反应技术

20 世纪 90 年代初，Versalovic 等首次将重复序列聚合酶链反应（repetitive extragenic palindromic PCR，REP-PCR）技术运用于病原微生物的研究，其基本原理是利用目的基因的重复序列设计两条引物，对特定序列进行 PCR 扩增，通过对 PCR 产物电泳结果的比较，分析菌株间基因组存在的差异，是一种基因组指纹分析方法。REP-PCR 是在选择合适的引物对后直接进行 PCR，根据电泳条带进行分析，只需数小时即可完成大量样本的检测，更为方便迅速，可作为实验室大量菌株分型的首选方法。但 REP-PCR 只能提示条带类型，对于新型别的发现需要进一步验证。近年来，基于 REP-PCR 原理的 DiversiLab 自动化分型系统也被逐渐应用，其采用标准化的操作，应用微流体芯片分离和荧光检测系统及统一的数据处理软件，简化操作步骤，使 REP-PCR 分型结果更精确、重复性更高。REP-PCR 方法以其快速、灵敏、可靠和重复性良好等特点，广泛应用于临床病原菌的分型。但是，影响 REP-PCR 重复性的因素较多，如不同菌种、引物或不同批次电泳、染料的染色效果以及使用的仪器不同，如 PCR 仪、凝胶成像仪等均会对指纹的重复性造成影响。

综上所述，不同的基因分型方法都有各自的优势，同时也各有其不足之处，因此在实际研究中应根据实验目的及具体条件选择合适的基因分型方法，尽可能采用多种分子生物学分型技术，尤其是结合传统形态学分类鉴定的方法，综合考虑多项分类指标，以确保得到更为客观、准确的鉴定和分型结果。

二、假丝酵母菌基因多态性的研究前景

研究不同菌种间的基因型相关性对监测假丝酵母菌感染及相关流行病学调查具有十分重要的意义，基因分型可以通过明确不同菌株间有无关联来判断其亲缘性的远近，从而更加深入地探索一系列问题。有研究表明，假丝酵母菌在不同感染部位和不同感染类型中的基因型分布可能具有不同特点。通过对这些基因分型途径以及念珠菌毒力和基因型之间相关性的研究，可以为抗真菌药物新靶点的筛选和抗真菌新药与老药联用进行抗真菌治疗提供理论依据。

从目前的研究看，碱基突变、片段插入或缺失、基因转化、等位基因的缺失都是造成耐药性产生的分子生物学基础，这就造成了假丝酵母菌的基因多态性与耐药性产生的关系。目前各种抗真菌药敏试验检测的是假丝酵母菌的耐药表型。如果能在假丝酵母珠菌的耐药表型和基因型之间找到某种客观的联系或直接运用基因分型的方法找出引起耐药表型产生的单一多态性，就有可能对与该表型相对应的基因进行定位，从而可以在分子水平对耐药性进行检测，为监测耐药的分子流行病学提供了一种方法，并可以大大加快假丝酵母菌耐药分子机制的研究。

快速而准确地分析出现的耐药基因，有助于对耐药假丝酵母菌的大量筛查及治疗。近年来基因芯片技术的发展为此项研究提供了有利条件。利用基因芯片来绘制基因表达图谱逐渐成为目前研究假丝酵母菌耐药基因常用的手段。为更快地筛查、研究耐药基因，基因芯片的应用为我们提供了一条捷径。

由此可见，假丝酵母菌的基因多态性与其传染特点、侵袭力、耐药性等很多方面都密不可分，因此为了研究假丝酵母菌的基因多态性与其致病机制的关系，需要建立一种简单快速、分辨率和重复性好、便于临床实验室推广使用的假丝酵母菌分型方法，这对于研究假丝酵母菌种间、种内亲缘关系和致病性以及药物敏感性等均具有十分重要的意义。

（罗丹丹　祁文瑾）

第二节　外阴阴道假丝酵母菌病与阴道局部免疫

当宿主免疫力或寄生的环境发生变化时，阴道内细菌与酵母菌共栖生存寄生（定植）平衡就会发生改变，假丝酵母菌由酵母相转化为具有致病能力的菌丝相，从而诱发假丝酵母菌病（VVC）。VVC 和复发性外阴阴道假丝酵母菌病（RVVC）成为临床治疗较棘手的问题，学者们积极探索其发生机制，进行了机

☆☆☆☆

体免疫学方面的研究。

人体的免疫防御是一个复杂的系统，分为系统免疫和局部免疫，均包含体液免疫和细胞免疫。细胞免疫又可分为先天免疫（非特异性免疫）和适应性免疫（特异性免疫），各种免疫细胞 [多形核中性粒细胞、辅助性 T 细胞（Th 细胞）]、化学分子 [S100 警惕素、模式识别受体（pattern-recognition receptor，PRR）、人 β- 防御素、甘露糖结合凝集素和甘露糖受体]、细胞因子（Th 细胞免疫因子）等免疫物质构成了一个复杂的网络，相互影响又相互调节从而发挥作用。

免疫在 VVC（包括 RVVC）发生中的作用日渐受到关注，但是很多 VVC 和 RVVC 患者并不存在全身性免疫功能异常，故多数学者认为 VVC 的宿主防御机制主要与阴道黏膜局部的免疫状态相关，其中免疫细胞、化学分子、细胞因子等免疫物质介导的免疫应答机制发挥关键作用。

一、多形核中性粒细胞

多形核中性粒细胞（polymorphonuclear neutrophil，PMN）是粒细胞中在发生阴道假丝酵母菌感染时的主要效应细胞，是较早报道的与 VVC 相关的局部先天免疫应答细胞。2004 年有学者报道 PMN 与症状性阴道假丝酵母菌病有关，症状越明显，PMN 的浸润程度越显著。PMN 与清除假丝酵母菌负荷作用无关，与疾病易患性密切相关，并设想个体阈值与对酵母菌的容受相关。VVC 发病与阴道内假丝酵母菌受到宿主免疫调节时释放 PMN 移行转导信号的阈值有关。不同个体间阈值也不全相同，如 RVVC 患者传导 PMN 浸润信号所需的阈值往往很低，而 VVC 患者或健康者则具有较高的阈值。阈值的个体差异可能与遗传或基因变异有关，另有研究发现，VVC 患者阴道局部体液 PMN 水平与 S100 警惕素中的 S100A8 和 S100A9 表达呈正相关，且 S100A8 对 PMN 迁移和募集作用更明显，从而造成临床症状的出现。其作用机制可能是当 PMN 迁移至感染部位，可促进一些防御性细胞因子及化学物质分泌，从而发挥组织保护作用，且局部作用大于系统作用，由此说明 PMN 所代表的先天免疫在宿主防御机制中起一定的作用。此外，PMN 不仅与 S100 警惕素发挥协同作用，还可能与其他的先天免疫物质相互调节。

二、化学分子

（一）S100 警惕素

在发生假丝酵母菌感染时，炎症部位的阴道上皮细胞内就会产生及分泌 S100 警惕素。它是一种钙联蛋白，因为表达的是危险信号，故称为警惕素。

S100 警惕素也可结合 Toll 样受体 4（TLR4）附着于周围的细胞，包括 PMN，进一步放大炎症反应。其中，S100A8 和 S100A9 在早期免疫性病理炎症反应及其伴随的临床症状中起关键作用，S100A8 对 PMN 作用更显著，且独立于辅助性 T 淋巴细胞 17（Th17）细胞免疫应答途径。Yano 等在近期的 VVC 小鼠实验中发现，虽然 S100A8 是充足的，但对于 PMN 募集和迁移并不是必需的，可能包含模式识别受体交互作用及其 SIGNR1（是一个噬菌作用受体，也称为 JCD$_{209b}$ 抗原）和 TLR4 或其他诱导途径。S100 警惕素在宫颈黏液的表达水平不受月经周期的影响，被提议作为下生殖道炎症的生物标志物。

（二）模式识别受体

模式识别受体是位于先天免疫细胞表面的成分，通过接触假丝酵母菌细胞膜可识别它从而启动先天免疫应答。目前认为参与其中的类型有 Toll 样受体（TLR）、C 型凝集素受体（C-type lectin receptor，CLR）和核苷酸结合寡聚域蛋白样受体（NOD-like receptor，NLR）。模式识别受体与 PMN、S100 警惕素之间存在相互作用，相互影响。

1. TLR　TLR 分布广泛，主要表达于单核细胞、巨噬细胞、树突状细胞等细胞膜上，是与微生物识别有关的天然免疫受体家族。近年研究发现，TLR 可诱导活化髓样分化初次应答基因，从而发挥抗酵母菌作用，其中研究较多的 TLR2 和 TLR4，它们在非特异性免疫中可广泛识别配体，既可针对入侵的病原体，也可识别改变的自身成分，起到识别和抵抗 VVC 的作用。体外研究发现，TLR4 有识别和抵抗真菌感染的作用，TLR4 可结合 S100 警惕素附着于周围的细胞，包括 PMN，放大炎症反应。TLR2 和 TLR4 在妊娠期 VVC 患者阴道上皮细胞中高表达，妊娠期间非特异性免疫功能增强，非特异性免疫是通过炎性细胞因子发挥作用的，TLR2 和 TLR4 在这个过程中起关键作用。TLR4 在人阴道上皮细胞识别进而启动宿主防御反应中可能起较大作用，这为研究妊娠期 VVC 发病与 TLR4 mRNA 表达的关系奠定了理论依据和临床基础。

2. CLR　近年来 CLR 也受到关注，CLR 是一个大的蛋白质超家族，均拥有 1 个或多个 C 型凝集素样区，依据结构和种系发生不同，CLR 被分为 17 个亚型，其中与抗真菌免疫有关的受体介导对真菌的黏附、摄取和杀灭，并激起和（或）调节机体的免疫反应。树突状细胞相关性 CLR1、CLR2 和巨噬细胞诱导的 C 型凝集素通过不同的途径均具有识别假丝酵母菌作用，如同 CLR，从而触发阴道上皮细胞内分泌细胞因子，达到抗菌作用。在黏膜发生假丝酵母菌感染时，CLR1 可调节白细胞介素（interleukin）-22（IL-22）的产生。因此，VVC 及 RVVC 与缺乏 CLR1 介导的 Th17 活化有关。

3. NLR　NLR 是哺乳动物进化后存在于细胞质的第二线识别受体，它们可以对细胞内的病原菌发动先天免疫应答反应。NLR 作用于宿主防御的两个重要功能是：①通过 NOD1 和 NOD2 识别细菌的肽葡聚糖；②其他的 NLR 活化炎性体，在这方面 NLRP3 扮演着重要角色。国外研究发现，吲哚胺 2,3- 二氧酶 1（indoleamine 2,3-dioxygenase 1，IDO1）在假丝酵母菌感染进程中抑制炎症反应并可能提供抗假丝酵母菌记忆功能。IDO1 在由 IL-22 和 IL-10 产物调控细胞活化的防御和容受机制中贡献大。因此，假丝酵母菌定植于阴道内时，阴道 IL-22 和 IDO1 共同作用达到防御和容受间的平衡，IL-22 和 IDO1 的基因缺陷是罹患 RVVC 的危险因素之一，容忍靶向治疗和犬氨酸替代治疗可能对 RVVC 患者有益。

4. 人 β- 防御素　人 β- 防御素（human beta-defense，HBD）存在于多细胞生物中，位于黏膜表面，是先天性免疫系统中的重要因子，具有广谱抗病原微生物活性。因其抗菌谱广、抗菌能力强，对突变菌株有效，且至今未发现有菌种耐受，成为近年抗感染先天免疫研究的热门因子。研究发现，人阴道分泌物中有 HBD-1 和 HBD-2 存在，由阴道上皮细胞分泌，具有抗假丝酵母菌作用。HBD-2 在宿主先天防御机制中扮演重要角色。乳酸杆菌细胞壁成分有诱导阴道上皮细胞分泌 HBD-2 的作用。一项小样本的研究发现，VVC 组和 RVVC 组 HBD-2 的表达水平明显高于对照组，HBD-5 位于细胞胞质内，感染时自细胞内释放，可起到杀菌、抑菌作用。

国内一项纳入 300 例不同原因的下生殖道感染病例的研究发现，感染患者局部 HBD-5 水平显著高于对照组。另有学者发现，VVC 患者阴道体液人抗菌肽 IL-37、HBD-5 水平均较正常组升高。IL-37 是阴道黏膜固有免疫分子，是防御素家族中唯一存在于人体的抗菌肽。假丝酵母菌优势繁殖成为致病菌，黏附并侵袭阴道上皮细胞，可刺激阴道局部黏膜分泌释放 IL-37 抗菌肽及 HBD-5，通过一系列免疫连锁效应及直接杀菌作用来维持阴道微生态平衡。但一项基因表达的研究却发现，VVC 组 IL-37、HBD-2 的 mRNA 水平高于对照组，RVVC 组 IL-37、HBD-2 的 mRNA 水平低于对照组，认为 VVC 组 IL-37、HBD-2 的低表达可能是 RVVC 反复发作的原因之一。

5. 甘露糖结合凝集素和甘露糖受体　甘露糖结合凝集素（mannose-binding lectin，MBL）是一种循环蛋白和天然免疫防御系统成分，可与微生物表面的甘露糖以及 N- 乙酰葡糖胺结合而使补体被激活。MBL 是一种急性期反应蛋白，这种在机体急性期反应时的水平增加有益于机体的免疫防御，构成了抵御感染的第一道防线。阴道局部低水平表达 MBL 可能是 VVC 复发的一个因素。发生 RVVC 的危险因素还可能与 MBL 的免疫调节和免疫促吞噬作用缺乏或功能低下导致机体的免疫防御能力下降有关。近期研究证实，MBL 基因多态性以及降低的阴道 MBL 表达水平与 RVVC 发病相关，尤其是 MBL2 中 54 位密码子的基因多态性明显增加了 VVC 和 RVVC 的发病风险。巨噬细胞表面的甘露糖受体也可通过识别病原体表面的甘露糖残基而介导不依赖调理素的吞噬，一方面发挥天然抗感染的免疫作用，另一方面参与对抗原的加工和呈递。国内有报道，绝经后妇女阴道甘露糖受体表达下降，但 RVVC 患者阴道甘露糖受体表达的研究较少见。甘露糖受体是 C 型凝集素超家族成员，可归为 CLR。据此也可认为，MBL 和甘露糖受体的先天免疫与模式识别受体之间也有相互作用。

（三）Th 细胞免疫因子

近年来认为以 Th 细胞为主的细胞介导免疫（CMI）在阴道局部免疫防御假丝酵母菌感染中发挥了重要作用。Th 细胞包括 Th1 和 Th2 细胞等。Th1 产生 IL-2、IL-6、IL-8、IL-12、γ 干扰素（interferon，IFN-γ）、肿瘤坏死因子 -α（tumor necrosis factor-α，TNF-α）等因子介导炎症有关免疫应答，并辅助产生抗体，增强细胞免疫应答及机体对假丝酵母菌的抵抗力；Th2 产生 IL-4、IL-5、IL-6、IL-10、IL-13 等因子，能够抑制 Th1 细胞的作用，增加对白假丝酵母菌的易感性。Th17 是新发现的不同于 Th1 和 Th2 的 T 细胞亚群，被证实在宿主防御真菌中具有显著作用，是抑制对白假丝酵母菌感染的保护性免疫的必需细胞之一，通过表达 IL-17、IL-22 和 IL-23 等刺激上皮细胞产生抗微生物肽和趋化因子，促进中性粒细胞的募集和激活，并最终达到清除真菌的目的。

1.Th1 细胞　以 Th1 细胞为主的免疫应答往往与炎症有关，Th1 细胞主要介导细胞毒效应及炎症免疫应答，还可以辅助形成抗体、分泌细胞因子、增强细胞免疫应答，同时可激活巨噬细胞和中性粒细胞进入抗真菌状态。既往动物和临床研究认为，在 RVVC 的发生发展过程中，Th1 细胞所介导的有效免疫反应是局部抵抗假丝酵母菌侵袭的重要防御机制。

（1）IL-2：又称 T 细胞生长因子（TCGF），能促进 Th0 细胞向 Th1 细胞的分化，其水平的高低反映了机体细胞免疫功能的变化。早期的研究发现，IL-2 介导阴道 $CD4^+/CD8^+$ T 细胞在假丝酵母菌感染后持续性升高，其中 $CD8^+$ 型的 $CD3^+$、$CD3^-$ 和 $CD5^+$ 细胞升高尤为突出，且持续整个感染过程会抑制菌丝生长，在获得白假丝酵母菌保护性免疫大鼠的阴道灌洗液中检测到 IL-2，相关的 IL-2 受体也同时增加。国内研究表明，假丝酵母菌感染早期 IL-2 的高表达参与了清除白假丝酵母菌；作为 Th1 细胞代表细胞因子，随着感染的进展，晚期阴道局部 IL-2 的下降标志着 Th1 细胞因子介导的抗真菌机制减弱，增加了 VVC 的反复发作。

（2）IL-6：是具有促炎症、免疫调节等多功能的细胞因子。阴道上皮是相应假丝酵母菌的促炎性细胞因子 IL-6 的重要来源，上皮层通过产生 IL-6 调节免疫应答提高了对真菌感染的先天免疫防御。IL-6 诱导活化后的 B 细胞合成 sIg mRNA，增加 IgM、IgG 和 IgA 的分泌，检测 IL-6 可以间接反映机体炎症水平和 B 细胞表达抗体的水平。微生物感染的初始阶段，促炎性细胞因子 IL-6 的释放增强了中性粒细胞的活化和存活，促进对感染的防御。

（3）IL-8：是女性生殖道抗微生物反应的标志物，构成免疫监视机制，导致局部的炎症反应，参与多种阴道炎症的免疫调节过程。体外研究表明，作为趋化因子 IL-8 通过级联反应正反馈调节中性粒细胞、T 淋巴细胞、嗜碱性粒细胞和嗜酸性粒细胞活化、迁移、聚集于炎症部位，促使产生更多的 IL-8 及其他细胞因子，从而导致阴道局部的免疫反应。同时，与 IL-8 接触后中性粒细胞发生形态学变化并释放出一系列活性产物，导致机体局部的炎症反应，达到杀菌和细胞损伤的目的。IL-8 提高了上皮细胞对假丝酵母菌感染的防御能力，增强了局部对抗病原体的杀伤力，从而发挥免疫防御和抗假丝酵母菌作用。

（4）IL-12：可刺激活化型 T 细胞增殖，促进 Th0 向 Th1 细胞分化，同时诱导、激活和增强 NK 细胞的细胞毒活性，促进 NK 细胞分泌 IFN-γ、TNF-α 等细胞因子，增强 $CD8^+$ 细胞毒性 T 细胞（CTL）杀伤活性。国外学者比较了 RVVC 组和健康组女性的阴道 IL-12 水平，在 RVVC 组患者局部的 IL-12 含量显著降低，IL-12 减少的同时导致局部 IFN-γ 表达减少、NK 细胞活性降低，从而使局部对假丝酵母菌的吞噬及杀伤作用下降，局部 sIgA 及 IgG 的表达量不足，造成对局部病原体及其毒力因子的中和能力下降，免疫功能减弱，使得假丝酵母菌侵袭力增强且感染顽固难愈、易复发。

（5）TNF-α：是机体重要的促炎症因子之一，活性作用广泛。在微生物感染的初始阶段，TNF-α 的释放增强了中性粒细胞的活化和存活，促进了感染的积累，吞噬细胞与细菌产生相互作用后，中性粒细胞引发凋亡过程，吞噬巨噬细胞并消除炎症。阴道上皮细胞受到假丝酵母菌刺激后，TNF-α 表达增加，从而刺激单核吞噬细胞分泌 IL-8，TNF-α 对 VVC 发病起着重要作用。同时，TNF-α 可以明显增强中性粒细胞和巨噬细胞的吞噬活性，并且促进抗原呈递细胞成熟、增强炎症等，介导细胞毒素和炎症有关的反应应答，并辅助产生抗体，能增强机体对假丝酵母菌的抵抗力。国外研究表明，在白假丝酵母菌感染早期表达量上调的 TNF-α 能够正反馈调节上皮细胞分泌显著水平的 TNF-α，介导阴道局部的免疫应答，产生对白假丝酵母菌的防御反应以清除病原体。

（6）IFN-γ：能够活化 $CD4^+/CD8^+$ T 淋巴细胞，激活巨噬细胞和中性粒细胞的吞噬能力，使机体进入抗真菌状态；同时 IFN-γ 还能正反馈增强 Th1 细胞的活性，活化 NK 细胞，增强其细胞毒作用。国内学者胡京辉在 RVVC 患者阴道分泌物中发现 IFN-γ 水平较单纯 VVC 组和健康对照组明显下降，考虑与 Th2 细胞因子 IL-4 的高表达导致局部 Th1 细胞因子表达受限有关，导致 IFN-γ 生成减少，自然杀伤细胞活性下降，对于外来侵入机体抗原的杀灭作用下降。但是阮丽君则发现缓解期 RVVC 女性阴道灌洗液中细胞因子 IFN-γ 的水平均较正常对照组高，缓解期 RVVC 女性之所以产生较高水平的 IFN-γ，可能维持了记忆 Th1 细胞应答对假丝酵母菌的记忆并长时间存在，诱导 Th1 细胞活化，分泌较高水平的 IFN-γ。同时，国内邓敏端发现在 RVVC 女性阴道局部 IFN-γ 表达量明显高于 VVC 及健康女性，VVC 组高于健康女性。

感染假丝酵母菌后阴道局部记忆性 T 细胞可能维持了对假丝酵母菌的记忆并长时间存在以诱导 Th1 细胞分泌高水平的 IFN-γ。IFN-γ 高水平表达，而缓解期 IL-4 水平较对照组无统计学差异，说明在缓解期患者阴道局部呈现 Th1 细胞占优势的局面，增强了上皮局部抗假丝酵母菌的免疫能力，有助于假丝酵母菌的清除。国内对于细胞因子 IFN-γ 的免疫作用研究较少，且结果多有矛盾之处，可能与 RVVC 真菌感染的不同时期存在关联。

2. Th2 细胞　主要介导体液免疫反应，能促进 B 细胞产生特异性抗体 IgE、IgG，激活嗜酸性粒细胞，引起抗炎细胞因子的产生，在过敏反应中起主导作用。Th2 型应答与感染的持续和慢性化有关，对 Th1 细胞有抑制作用进而使机体对致病菌易感，主要介导过敏性反应或自身免疫性疾病。

（1）IL-4：对促进 Th0 细胞向 Th2 细胞的分化和增殖有不可替代的作用，同时抑制向 Th1 分化，IL-4 及随后产生的细胞因子（IL-10 等）能够响应白假丝酵母菌抑制细胞介导的免疫反应，降低中性粒细胞和单核细胞吞噬杀伤假丝酵母菌的能力和 T 细胞增殖能力、阻断 IFN-γ 活化巨噬细胞后所产生的效应，导致上皮细胞对白假丝酵母菌的易感性。RVVC 患者阴道局部表达 IL-4 能够趋化局部嗜酸性粒细胞聚集，使肥大细胞释放组胺产生过敏反应。同时，高表达的 IL-4 可增强巨噬细胞提呈抗原及细胞毒作用，抑制 Th1 细胞因子增殖和免疫功能表达，下调阴道局部细胞免疫应答能力及产生的过敏反应，使机体抗假丝酵母菌感染的能力降低而使机体对致病菌易感，可能造成 RVVC 反复发作。

（2）IL-6：是具有促进和调节免疫功能的细胞因子，诱导活化后期的 B 细胞大量合成分泌型 Ig 的 mRNA，从而增加 IgM、IgG 和 IgA 的分泌。国内学者闵洁发现，从阴道内接种假丝酵母菌的小鼠血清中检测到 IL-6 水平比对照组持续性增高，并且在局部组织有炎性细胞浸润时，血清炎性细胞因子 IL-6 表达最高，与假丝酵母菌所致的阴道组织病理变化相关，其表达水平可反映局部组织炎症水平和抗体的水平。作为 Th2 细胞免疫因子的异类，在微生物感染的初始阶段，生殖道上皮细胞刺激 IL-6 急性期反应物的释放，诱导 B 淋巴细胞的成熟，并激活其他炎症介质的释放、增强中性粒细胞的活化和调节白细胞运输和（或）激活这些细胞强烈的抗真菌反应，促进局部特异性细胞免疫的建立，增强免疫功能。

（3）IL-10：是介导免疫抑制的关键细胞因子，能下调 Th1 细胞表达细胞因子、抑制 NK 细胞活性，从而抑制细胞免疫应答、干扰 NK 细胞和巨噬细胞产生细胞因子，导致对假丝酵母菌感染的易感性增加。在白假丝酵母菌感染后，阴道局部上皮细胞通过分泌 IL-10 抑制 Th1 细胞合成分泌 IFN-γ 等因子，下调细胞免疫反应，同时抑制巨噬细胞吞噬白假丝酵母菌的能力、活化 Th2 细胞、抑制 Th1 细胞的增殖，导致阴道局部免疫功能失调的异常，降低机体对白假丝酵母菌感染的抵抗力，从而导致对假丝酵母菌的易感性。

3. Th17 细胞　是新发现的不同于 Th1 和 Th2 的 T 细胞亚群，能产生 IL-17、IL-22 和 IL-23 等，关于其属于先天免疫还是适应性免疫，以及在 VVC 免疫中发挥的作用争议较大。Th17 既可以由 CD4 树突状细胞分泌，也可以由阴道上皮细胞分泌，因此认为它应该是天然免疫的家族成员。也有学者认为，它是适应性免疫与阴道上皮细胞先天免疫之间的桥梁，在 VVC 防御机制中作用显著。Th17 细胞能够产生作用于其他先天免疫细胞如上皮和基质细胞的 IL-17 和 IL-22，以诱导促炎性细胞因子、趋化因子和抗微生物蛋白的产生，如 β- 防御素和 S100 蛋白等。

（1）IL-17：是目前新发现的主要由 CD4 记忆 T 细胞、单核细胞等分泌的一种促炎性细胞因子，具有强大的招募中性粒细胞、促进多种细胞释放炎性因子、促进细胞的增殖及抑制部分肿瘤生长等多种生物学作用，能有效地介导 PMN 动员的兴奋过程，Th17 的作用也可能与阴道上皮细胞抗微生物肽类物质的产生有关。Rals3p-N（重组 Als3 蛋白 N 端结构）和氢氧化铝佐剂疫苗经第一阶段实验证明是安全、有效的，疫苗的细胞免疫应答是通过增加 IFN-γ 和 IL-1 的分泌。IL-17 是宿主防御真菌感染所必需的，IL-17 可以刺激上皮细胞产生抗微生物肽和趋化因子，诱导粒细胞集落刺激因子对中性粒细胞的募集和激活，并最终将真菌清除。最近的研究还表明，IL-17 能够增强 Th1 免疫力，因此在控制细胞内病原体中起重要作用。

（2）IL-22：作为 Th17 表达的另一个代表性免疫因子，IL-22 提供对宿主防御假丝酵母菌属定植的抗性、限制真菌生长并维持上皮屏障功能。IL-22 是控制假丝酵母菌感染的第一道和关键的防线，IL-22 低水平与慢性及复发性黏膜假丝酵母菌感染有关。如前所述，IL-22 还和 NLR 之间有协同作用，其分泌还受 CLR 的调节。上皮细胞还可以通过产生具有效抗真菌活性的 β- 防御素来响应由 Th17 细胞释放的 IL-22 或先天性淋巴样细胞以控制共生状态的真菌，国外研究还证明 IL-22 和 TNF-α 代表上皮免疫力的强效协同细胞因子组合，并且能够保持感染期间上皮层的完整性。

（3）IL-23：作为 Th17 细胞表达的重要抵抗性免疫因子，IL-17 的表达依赖于细胞因子 IL-23 受体介导的信号转导，IL-23 可以介导 STAT3 的磷酸化过程，使 STAT3 激活从而促进 IL-17 的分泌。同时研究表明缺乏 IL-23 小鼠的体内几乎没有 Th17 细胞，提示在缺乏 IL-23 时，即使 Th17 细胞能产生，也不能正常生存或扩增。IL-23 不能诱导初始 T 细胞分化为 Th17，但是作为维持 Th17 细胞分化所必需的促进因子，能够增强 CD4$^+$ 记忆性 T 细胞库中 Th17 细胞增殖，并维持 Th17 的存活。基于目前大多数研究和假丝酵母菌感染中 IL-23 和 IL-17 的保护作

☆ ☆ ☆ ☆

用，一般认为"经典"CD4 Th17 细胞负责 IL-17 的产生和随后的真菌清除。

Th1、Th2、Th17 类细胞因子形成网络相互调控，功能上彼此抑制，处于动态平衡状态。这种平衡对维持机体的免疫自稳起着重要作用，共同调节免疫应答，引起阴道局部免疫的改变，决定了抗假丝酵母菌感染的能力；也正是这种细胞间相互协调与拮抗作用决定了机体对真菌的感染性或真菌在黏膜表面的共栖状态，一旦此平衡被打破，则将引起异常的免疫应答，出现病理状态。

综上所述，阴道局部先天细胞免疫在 VVC 发生机制中的作用不容忽视。近十年来因基础医学的进展及科技的进步，有关 VVC 的免疫机制方面的研究有了较大突破，无论是细胞免疫还是体液免疫，均发现了许多与其相关的免疫物质，且阐明了部分机制，为后续进一步的研究奠定了基础。随着研究的深入，免疫细胞、化学分子、细胞因子的作用及相互调节机制会得到进一步阐明，VVC 患者的免疫机制将会更明确，也将从基因层面探讨 VVC 的发病机制，更好地诊断及治疗 VVC 患者。另外，通过理解宿主的防御机制，可以更好地促进抗 VVC 疫苗的发展及优化疫苗，使其具有广阔的应用前景。

（姚福强　祁文瑾）

第三节　外阴阴道假丝酵母菌与体外阴道上皮细胞培养

女性阴道微生态体系由阴道内的组织结构、微生态菌群，局部内分泌调节功能和免疫功能组成。这是一个非常灵敏的系统，在受到内源性和外源性因素影响时，容易发生改变而导致相关疾病的发生，如细菌性阴道病、外阴阴道假丝酵母菌病和滴虫性阴道炎等，由于直接在人体进行实验在伦理上存在许多争议，而利用体外培养的阴道上皮细胞进行相关研究更具可行性。

体外培养方法主要有组织块法和酶消化法。早在 20 世纪初，组织培养作为一种研究动物细胞行为的初始的细胞培养方法维系了 50 多年之久，而在 20 世纪 50 年代后由于应用胰蛋白酶可获得单个细胞悬液，酶消化法开始登上舞台。Gey 建立了第一个连续的人细胞系，即 HeLa 细胞，再加上抗生素的应用有利于细胞的长期繁殖，细胞培养在当时已得到广泛应用，与此同时化学合成培养基技术快速发展，由于各种培养细胞类型的不同需求，无血清培养基也因此诞生。在这样的大环境下，对于阴道上皮细胞的培养，在 1981 年 Koehler 在培养小鼠阴道细胞的文章中提到用低钙浓度培养基培养细胞。De Filippo 等用Ⅳ型胶原酶和中性蛋白酶（Dispase）消化分离新西兰雌兔阴道上皮细胞，成功培养后用于组织工程化阴道研究。王沂峰等用胰酶和胶原酶混合消化获得阴道黏膜细胞，从中成功分离出人阴道黏膜干细胞。Nomanbhoy 等用 Dispase 和胰酶分步消化小鼠阴道上皮，成功培养后用于白假丝酵母菌阴道炎的研究。

一、阴道上皮细胞的生理学特性

阴道上皮细胞以单层附着方式生长，从组织中分离出来或传代后，细胞会先附着在底面并在底面铺展，然后再进行增殖至达到接触抑制，即可进行传代。细胞生存和生长的最佳条件是细胞间能正确接触，一般阴道上皮细胞平铺增殖后以铺路石状分布，呈斑块状生长。

二、体外培养分类

（一）组织培养法

将离体的组织小块置于玻璃或塑料 - 液体界面，贴壁之后，可促进细胞在玻璃或塑料上迁徙，是阴道上皮细胞的传统培养方法，其基本过程包括取材、培养材料的制备、接种、加入培养液、置培养箱中培养等步骤。早在 1907 年 Harrison 将组织包埋于血浆或淋巴液中，再与异源血清或胚胎提取物混合，置于盖玻片上，凝固的血浆使组织固定在原位，将盖玻片反过来盖在凹载玻片上，可在显微镜下观察。异源血清、胚胎提取物连同血浆可以提供营养，并可刺激组织向外迁移。在此基础上现有的组织培养法慢慢在简化，将组织切碎并浸洗，组织块接种于培养瓶的表面，加入少量含有血清的培养基，表面张力使标本保持原位，直到它们自发地贴附于表面，随后细胞开始生长。1996 年 Fichorova RN 等培养出的永生化人阴道上皮细胞系的采用就是组织培养法，此方法的优点是操作方便，技术容易掌握，成功率高，缺点是细胞爬出慢，效率低，原代培养周期时间长，一般需要数周时间，并且由于不能完全清除黏膜下组织，在上皮细胞生长的同时，常伴有成纤维细胞的混杂生长，而且其传代细胞培养成功率低。

（二）酶消化法

酶消化法是用生物活性酶方法将组织细胞原代培养物、细胞系或细胞株分散开来，使其成为细胞悬液，然后培养于玻璃或塑料 - 液体界面形成贴附的单细胞层，或在培养基中呈悬浮状态生长。基本过程包括取材、酶消化、中和、分离、加入培养基、置培养箱中培养等步骤，虽然存在较难掌握酶消化时间、对细胞损伤大、操作烦琐、费用高等缺点，但是由于该方法操作方便，而且可针对上皮细胞选择相应的特异性酶，短时间内获取大量纯度高的细胞，减少成纤维细胞的混杂，逐渐被广泛应用于上皮细胞的原代培养。

培养阴道上皮细胞较常用的消化酶有胶原酶、胰酶和中性蛋白酶，这些酶既可单独使用，又可联合使用。

1. 胶原酶　培养阴道上皮细胞常用的胶原酶包括 Ⅰ 型胶原酶、Ⅱ 型胶原酶和 Ⅳ 型胶原酶。Ⅰ 型胶原酶仅对细胞间质有消化作用而对上皮细胞影响不大，可使上皮细胞与胶原成分分离而不受损；Ⅱ 型胶原酶对成纤维细胞有良好的消化作用，可纯化细胞培养。Ⅳ 型胶原酶可以破坏基底细胞与基底膜之间的蛋白连接，有益于上皮层与固有层分离。梁晓萍等分别采用胰酶和 Ⅱ 型胶原酶单独或联合消化阴道上皮细胞，单独使用胶原酶消化培养法后少见细胞生长，培养失败，单独使用胰酶消化培养法，可获取较单一的小鼠阴道黏膜干细胞和上皮细胞，纯化次数较少，但细胞活性相对较差，而胰酶和胶原酶混合培养法，在适当的比例和浓度条件下，不但纯化次数少，而且细胞活性好。故单独采用胶原酶来消化细胞作用不佳，与其他酶联合效果更佳。

2. 胰酶　胰蛋白酶能够破坏上皮细胞间的桥粒结构达到分离效果，从而获得细胞团或单个细胞，胰酶的作用虽然强大，但由于缺乏特异性，可同时作用于细胞间连接，导致部分细胞丢失，且胰蛋白酶长期作用于组织会损伤上皮细胞。减少对细胞损害的简单方法是将组织放入胰酶冷消化（4℃）放置 6 ～ 18h，在胰酶活性很小时浸透组织，然后温消化（37℃）只需 20 ～ 30min 就可将组织消化。周佳在分离兔阴道组织时，也同样采用先在 4℃ 下用 Ⅳ 型胶原酶消化组织，器械分离后，再于 37℃ 将胰酶和 Ⅳ 型胶原酶混合消化兔阴道组织。利用 Dispase 的冷消化法的优越性和特异性，李雅钗则是将组织经过 Dispase 的冷消化后，再经过胰酶的温消化法。对于温消化法，相比于 30min 后中止酶的消化，刘方方将已分离的细胞每隔 10min 收集一次，结果后者获得的细胞数高于前者，但无显著性差异。在首次换液时贴壁细胞数后者高于前者，有显著性差异，结果提示减少酶对细胞的消化作用时间，可以保持细胞的完整性和活性。

3. 中性蛋白酶　中性蛋白酶（Dispase）是从多黏芽孢杆菌中提取的金属蛋白酶，可被乙二胺四乙酸（EDTA）、乙二醇二乙醚二胺四乙酸（EGTA）、Hg 和其他重金属抑制，属于氨基酸肽链内切酶。该酶被证实能快速且温和地获得正常的二倍体细胞和细胞系，另外，该酶能够选择性分解基底膜的纤维连接素和 Ⅳ 型胶原，破坏半桥粒结构，对桥粒结构作用很小，故 Dispase 作用于上皮层和固有层连接部位，完整地分离出上皮层而不分解单个细胞，能更好地保留基底细胞层与上皮细胞的完整性和活性，与胰酶联合使用可获取更多的增殖细胞，且冷消化法效果优于其他消化法，同时也解决了成纤维细胞污染的问题。

三、培养基

阴道上皮体外繁殖能力低，对培养环境要求较高，在早期的阴道上皮细胞

☆ ☆ ☆ ☆

培养基内（如 RPMI 1640、DMEM+F12）加入胎牛血清，结果发现上皮细胞易于老化，细胞传代次数少，成纤维细胞优势生长，不利于上皮细胞的生长，且需要经过传代 1～2 次，才能获得纯化高的阴道上皮细胞，培养周期长，经济成本高。另外，由于每批次的血清不同，且血清中多种营养物质、激素、无机物、脂类等成分的含量和作用还没有完全确定，要在不同操作时间和不同实验室中实现实验程序的标准化极为困难。血清对细胞生长有促进作用，同时也有抑制作用。其总体效应是激活和抑制作用的总和，特别对成纤维细胞的生长有促进作用，可能是血清中的血小板生长因子、转化生长因子 -B 诱导了成纤维细胞的分裂增殖。

为解决上述问题，自 19 世纪 50 年代以来，市场上出现了更为多样的培养基的需求和研发。1977 年出现了用于培养人宫颈癌 HeLa 细胞的无血清培养基。对培养基的营养成分和激素做适当的修改，血清可被减少或去除，而细胞适应性不会有明显的改变。在无血清条件下，从人成纤维细胞的培养，人和小鼠的正常或肿瘤细胞的培养、淋巴细胞的培养及几种不同的原代培养中获得了一些培养基的特殊配方。

如今不少国内外报道培养阴道上皮、口腔上皮、牛汗腺等组织上皮细胞中可使用 K-SFM、DK-SFM 和 Epilife 培养基。K-SFM 培养基是角质形成细胞无血清培养基，该培养基内含有的天然牛脑垂体提取物（BPE）、表皮生长因子（EGF）、低浓度钙等都能为细胞提供营养，适合各种角化上皮细胞的培养，并可根据需要添加不同成分。相对于 K-SFM，DK-SFM 培养基成分中的 BPE 与前者相比，是人工合成的确定成分，而非天然成分，可能缺少生物活性，导致细胞的增殖不是很理想，可根据实验要求自行再添加一些营养物。Epilife 培养基内添加了 HKGS（含胰岛素生长因子、氢化可的松、牛转铁蛋白、庆大霉素 /两性霉素 B、EGF、BPE）。Wade 在培养人宫颈上皮细胞时选用 Epilife 加用HKGS 和 0.4mmol/L 氯化钙，Koehler 建议在培养小鼠上皮细胞的培养基中氯化钙浓度为 0.02～0.09mmol/L。

另外，因血清中可提供许多蛋白质（如纤连蛋白），并且使其附着在塑料表面以促使细胞黏附，在无血清培养下，培养皿表面就需要用纤连蛋白或多聚赖氨酸来包被。

四、体外培养的优、缺点

1.体外培养的优点　培养环境的调控，包括对温度、pH、渗透压、CO_2 和O_2 的气压，都可以进行非常精准的调节，并可以保持相对恒定。由于培养的细胞可以受到低浓度、成分明确的试剂的直接作用，并且试剂能够和细胞直接接触，

☆ ☆ ☆ ☆

相比在体内试验时所需试剂可能会因代谢而未作用在细胞上而丢失，所以体外培养时所需的试剂要少于体内试验，并且避免了直接作用于动物及人体而引起的伦理道德问题。

2. 体外培养的缺点　培养的细胞和体内的阴道上皮细胞在细胞行为上的许多差异源于体外培养的细胞丧失了三维空间环境，以及它们在二维基质上增殖。此时，组织中所有的细胞间互相作用不复存在，当细胞铺展时，它们具有运动性，并且在许多情况下它们开始增殖。另外，体外的培养环境还缺乏在体内参与稳态调控的系统，尤其是缺乏神经系统和内分泌的调节。没有这些调控，体外细胞代谢可能比体内更稳定，但是可能并不能真实地反映细胞来源组织的代谢情况。

VVC 是由假丝酵母菌引起的常见外阴阴道炎症，约 75% 的女性一生中至少有过 1 次急性感染，40% ～ 50% 的女性一生中经历过 1 次复发。长期以来，VVC 为困扰女性的顽固性阴道炎，但其发生机制尚不明确。近年来的研究发现，相对于全身性的细胞介导免疫，阴道局部的天然免疫在 VVC 的发生过程中有重要作用。阴道上皮细胞具有天然的抗白假丝酵母菌作用，在感染过程中会分泌一些免疫因子，如 IL-2、IL-4、IL-8、IL-12、肿瘤坏死因子、表面活性蛋白（如 SP-A）、MBL、HBD-1、HBD-2 和 IgG，从而起到防御功能，同时阴道上皮细胞还可产生不同的抗微生物肽，如防御素、富组蛋白等，阴道上皮细胞是否通过上述机制抑制假丝酵母菌的生长有待进一步研究。因此，关于阴道假丝酵母菌感染后宿主防御反应有不少体外细胞培养实验和动物模型的研究，研究上述因子在正常阴道上皮细胞中与在假丝酵母菌共同培养中的表达及影响其表达的因素，对阴道感染性疾病的治疗具有意义。

（刘燕燕　祁文瑾）

第四节　其他基础研究

一、电镜观察白假丝酵母菌的超微结构

用发情间期小鼠制备阴道上皮细胞，培养液为高糖 DMEM，按效靶比 20 ∶ 1 将阴道上皮细胞和白假丝酵母菌共同接种于培养瓶中，同时将单独的白假丝酵母菌接种于另一培养瓶中，37℃、6% CO_2 孵育 9h，倒置显微镜观察后，将细胞悬液移入离心管，2000r/min，离心 10min，去上清液，用 2.5% 戊二醛溶液固定沉淀的细胞团，然后用锇酸固定、滴膜、脱水、切片、染色，置透射电镜下观察。

1. **倒置显微镜下观察** 白假丝酵母菌芽生孢子经 DMEM 培养液培养 9h 后，细胞明显由酵母相向菌丝相转化，开始发芽、呈球拍状，很快假菌丝密集交错、生长旺盛。阴道上皮细胞和白假丝酵母菌共孵育 9h 后，随着效靶比的升高，假丝酵母菌生长密度减低，且几乎每个假丝酵母菌细胞都与阴道上皮细胞靠近、黏附。

2. **白假丝酵母菌生长抑制率的测定** 以假丝酵母菌摄取葡萄糖的能力表示其生长活力，实验结果证实阴道上皮细胞具有抑制假丝酵母菌生长的作用，雌激素处理组假丝酵母菌生长抑制率明显低于动情间期组和去势组（$P < 0.05$），而动情间期组和去势组间无明显差异。

白假丝酵母菌培养 9h 后，电镜观察其结构完整，具厚细胞壁及完整细胞膜，内部结构密实均匀；白假丝酵母菌与阴道上皮细胞共孵育 9h 后，与阴道上皮细胞靠近的假丝酵母菌细胞壁崩解，细胞膜连续性破坏，细胞器肿胀，结构模糊不清，甚至坏死溶解。

对于局部黏膜假丝酵母菌病，局部细胞免疫机制发挥重要的保护作用，包括天然免疫和细胞免疫。体外研究小鼠阴道上皮细胞对白假丝酵母菌的作用，与 Steele 等的实验结论相符，即阴道上皮细胞具有天然抑制白假丝酵母菌生长的作用。同时应用电镜观察发现，阴道上皮细胞对假丝酵母菌的抑制作用不仅表现为假丝酵母菌摄糖能力下降，还表现为超微结构发生变化，如细胞壁崩解、细胞膜连续性破坏，甚至细胞质内结构模糊，这种变化可能是不可逆的。倒置显微镜观察发现上皮细胞易与假丝酵母菌靠近黏附，后者通常超微结构发生破坏，这提示上皮细胞可能通过与假丝酵母菌细胞黏附而发挥抗假丝酵母菌作用，其机制尚需要进一步研究。典型的电镜图片见图 2-1 ～图 2-5。

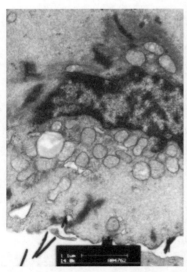 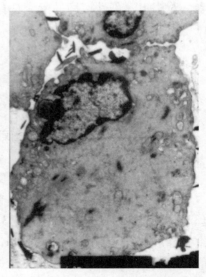

图 2-1　阴道上皮细胞（电镜 ×7000 倍）　　图 2-2　阴道上皮细胞（电镜 ×14 000 倍）

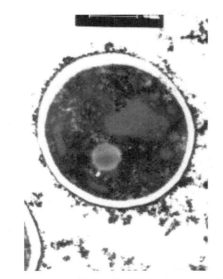

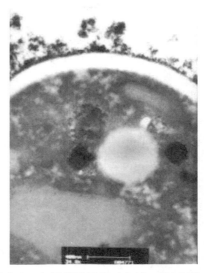

图 2-3　白假丝酵母菌（电镜 ×17 000 倍）　图 2-4　白假丝酵母菌（电镜 ×34 000 倍）

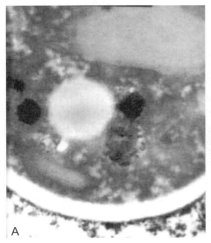

图 2-5　白假丝酵母菌透射电镜图

A. 白假丝酵母菌单独孵育组（×34 000 倍）；B. 白假丝酵母菌与阴道上皮细胞共孵育组
（×34 000 倍）

二、阴道局部内分泌功能变化与外阴阴道假丝酵母菌病

　　机体内分泌功能变化包括激素替代治疗（HRT）、绝经期激素治疗（MRT）、激素治疗（HT）、口服避孕药、妊娠糖尿病等均是易感外阴阴道假丝酵母菌病的重要因素。动物实验小鼠模型给予外源性雌激素，有助于假丝酵母菌的阴道定植，若外源性雌激素下降，则阴道感染率也明显下降。围绝经期妇女使用

☆ ☆ ☆ ☆

HRT易患外阴阴道假丝酵母菌病。孕酮能降低白假丝酵母菌的生物膜形成、定植及入侵能力，对阴道上皮细胞的白假丝酵母菌致病性有明显影响，所以妊娠期、口服避孕药者及糖尿病患者易患病。

雌激素可增加VVC易感性，如VVC常在月经周期的黄体期发病，对门诊就诊妇女的检查发现口服避孕药组与对照组比较，虽然VVC患病率并无差别，但避孕药中雌激素含量与阴道假丝酵母菌检出率呈正相关。另外，雌激素促进假丝酵母菌芽管生成，增加假丝酵母菌毒力，可抑制获得性细胞免疫。研究发现，雌激素处理组小鼠阴道上皮细胞抗假丝酵母菌作用较动情期和去势组明显下降，表明雌激素可抑制上皮细胞的抗假丝酵母菌作用。

假丝酵母菌是条件致病菌，与阴道保护菌群及机体各种正常保护机制处于相对平衡状态，任何一种因素改变均可能导致假丝酵母菌感染。阴道上皮细胞和假丝酵母菌之间可能存在某种相互作用：一般情况下，阴道上皮细胞对假丝酵母菌具有天然抑制作用，使假丝酵母菌维持在非致病状态的酵母相而与机体共生；若上述抑制作用降低，可使假丝酵母菌由酵母相向菌丝相转换，连同其他内源和（或）外源易感因素，引起内源性假丝酵母菌感染。研究雌激素对上皮细胞抑制假丝酵母菌感染作用的影响及其机制，可为从微生态角度开发新的防治方法提供思路。通过促进上皮细胞天然抗假丝酵母菌作用，可阻断携带者发展为有症状阴道炎，但阴道上皮细胞抑制假丝酵母菌生长的机制尚不清楚。人口腔和阴道上皮细胞在白假丝酵母菌刺激下可产生多种细胞因子和化学因子，从而影响局部免疫反应。上皮细胞还可产生不同抗微生物肽（如防御素、钙卫蛋白、富组蛋白等），它们可能影响阴道上皮细胞抑制白假丝酵母菌生长的作用。Szolnoky等对人皮肤角化上皮细胞对白假丝酵母菌的作用进行研究并且探讨其机制，发现上皮细胞表面表达甘露糖受体，认为该受体与假丝酵母菌表面甘露糖配体结合，这可能是发挥抗假丝酵母菌作用的前提。实验发现，与阴道上皮细胞相互靠近的白假丝酵母菌其超微结构变化明显，从形态学角度支持Szolnoky的发现。

（牛战琴　石一复）

第 3 章
外阴阴道假丝酵母菌病的发病机制

因从不同的方面着手，可有不同的外阴阴道假丝酵母菌病的发病机制解说，尤其是伴随着基础研究的细化和深入，可能更会发现新的发病机制，但目前临床医生最为接受的主要是外阴阴道假丝酵母菌病的发病机制。

第一节 假丝酵母菌病发病机制的研究

假丝酵母菌为双相菌，共栖状态或生存于外界环境时以孢子为主要存在形式，一般为酵母相，致病状态则为菌丝相。正常情况下白假丝酵母菌与机体处于共生状态，不引起疾病。当某些因素破坏这种平衡状态，机体的正常防御功能受损时，如出现创伤、应用抗生素及细胞毒药物、菌群失调或黏膜屏障功能改变、应用皮质激素、营养失调、免疫功能缺陷等情况时，白假丝酵母菌由酵母相转为菌丝相，可导致内源性感染，在局部大量生长繁殖，引起皮肤、黏膜甚至全身性的假丝酵母菌病。

在细胞涂片或组织切片中发现假菌丝是假丝酵母菌感染的重要证据。假丝酵母菌是医院感染主要的病原体，引起人皮肤、黏膜、内脏和中枢神经系统感染，也可侵入血液，严重者可致命。

假丝酵母菌侵入人体发病的步骤包括附着、芽管和菌丝的形成、分泌蛋白酶、菌落转换、炎症反应。

一、附着

假丝酵母菌为了寄居于阴道黏膜，首先要附着于阴道上皮细胞，黏附宿主细胞，主要通过菌体表面糖蛋白（如甘露糖蛋白）与宿主细胞的糖蛋白受体结合而完成。黏附作用是假丝酵母菌侵入黏膜和定植的重要环节。假丝酵母菌为了寄居至阴道黏膜，首先要附着在阴道上皮细胞上，不同的假丝酵母菌附着于阴道上皮的能力不一，白假丝酵母菌比热带假丝酵母菌、克鲁斯假丝酵母菌和

☆ ☆ ☆ ☆

伪热带假丝酵母菌更易黏着在阴道上皮细胞上。但是人与人之间的阴道细胞在接受假丝酵母菌的程度上却存在着相当大的个体差异,见书末彩图 3-1 ～图 3-3。

VVC 的阴道细胞也并没有显示出对假丝酵母菌的亲和力有所增加。此外,疏水力和静电引力也可促进附着(或称黏附)。假丝酵母菌附着和定植是入侵机体的重要第一步,没有附着也不可能定植,以至于致病。所有白假丝酵母菌似乎都有寄居黏膜表面的能力,所以阴道黏膜当然也是假丝酵母菌易寄居的部位。

二、芽管和菌丝的形成

假丝酵母菌黏附于阴道黏膜上皮细胞后,菌体出芽形成芽管或假菌丝。假菌丝的形成是假丝酵母菌有效获取营养的方式。同样芽管的形成增强了白假丝酵母菌附着于阴道或口腔上皮脱落细胞的能力,芽管及菌丝体的形成,助长了对阴道黏膜上皮的侵害,见书末彩图 3-4 ～图 3-8。芽管和菌丝可从阴道表层上皮细胞向深层细胞伸入,继续繁殖;菌丝形成是假丝酵母菌由孢子相转化为菌丝相的主要标志,菌丝能沿皮肤黏膜的沟隙生长,借机械力穿过表皮或上皮细胞,是皮肤黏膜感染假丝酵母菌的重要步骤。菌丝体沿黏膜的沟隙生长,可引起阴道炎症和症状。树突状细胞(dendritic cell,DC)上的补体系统(complement system, CR)受体、Fc 受体(FcyR),包括甘露糖受体(mannose receptor, MR)的模式识别受体(pattern-recognition receptor,PRR)等多个受体参与了真菌的识别,识别并结合不同的 DC 受体可能决定真菌是否被作为抗原呈递,而不同的 Th 细胞反应最后决定真菌的生存状态。

假丝酵母菌附着后发芽的关键作用是研究和调查急性尤其是复发性假丝酵母菌阴道炎发病的基础。若增加或助长发芽的内源性或外源性因素,可以趋向于引起有症状的阴道炎的发生。相反,若抑制假丝酵母菌附着后发芽,则可预防无症状的带菌女性发生急性假丝酵母菌阴道炎。菌丝能沿皮肤黏膜的沟隙生长,借助机械力穿过表皮或上皮细胞后再行繁殖。菌丝在皮肤黏膜感染中和在播散性感染中都是假丝酵母菌毒力的重要组成部分。

三、分泌蛋白酶

白假丝酵母菌能分泌多种蛋白水解酶,如碱性磷酸酶、磷脂酶、羧基蛋白酶和分泌型天冬氨酸蛋白酶(secreted aspartyl proteinase,Sap)等。上述各种水解酶有助于芽管的穿透,芽管从表层完整地向深层上皮细胞穿透和侵入到完整的黏膜上皮细胞,加重疾病过程,增加治疗难度影响治疗彻底性。

急性假丝酵母菌阴道炎患者比无症状的带菌者蛋白溶解作用强。它们在假

☆ ☆ 　☆ 　☆

丝酵母菌感染中可能有辅助黏附上皮细胞和组织的作用。在体外培养的假丝酵母菌感染的阴道上皮细胞中 Sap1 ～ Sap6 均有分泌，Sap 抑制因子 A（pepstatin A）等可以明显减少白假丝酵母菌造成的阴道上皮破坏，与口腔假丝酵母菌感染比较，Sap1，Sap3 和 Sap8 基因在阴道假丝酵母菌感染时更易表达。

四、菌落转换

同一株白假丝酵母菌可在某些条件下出现几种菌落形态，为高频率可遗传的表型变异。白色菌落转换为不透明菌落，不透明菌落中的细胞与原来的白色菌落中的细胞不但在表型上不同，而且对真菌药物的抗药性升高，具有新的毒力，包括附着力、发芽能力、产生蛋白酶和形成菌丝体的能力都有所增加。不透明细胞似乎是一种特别的、侵犯组织的暂时状态。菌落转换通过提高攻击侵犯身体不同部位的能力和改变抗原性，增强了假丝酵母菌的致病力。

五、炎症反应

炎症反应是因为假丝酵母菌毒素导致局部水肿和炎性细胞浸润，巨噬细胞释放溶酶体酶类则导致局部组织损伤。

假丝酵母菌菌体成分可激活补体旁路途径，产生补体趋化因子和过敏毒素，致局部血管扩张，通透性增高，局部水肿和炎性细胞浸润。吞噬细胞在局部聚集并吞噬细菌，同时释放溶酶体酶类，致局部组织损伤。

假丝酵母菌阴道炎发病机制的关键是无症状的阴道寄居如何转变为有症状的假丝酵母菌阴道炎。无症状带菌（与阴道菌群共存）时，假丝酵母菌主要呈非菌丝状态，或仅是孢子体状态，细菌数量也少，此时假丝酵母菌与寄居处有保护作用和局部防御机制之间处于平衡。当假丝酵母菌出现芽管和菌丝体后，则出现症状和形成阴道炎。毒力增加、局部防御机制减弱，则出现症状和体征，形成较明显的阴道炎。

除大多是白假丝酵母菌感染外，还有非白假丝酵母菌感染，发病机制基本相同。

1. 光滑假丝酵母菌　是人体的一种腐生菌，可导致泌尿生殖道感染，也是新生儿的条件致病菌。镜下为芽生孢子，无真假菌丝。近年来光滑假丝酵母菌阴道炎发病率逐年增加。

2. 热带假丝酵母菌感染　是生殖道假丝酵母菌中常见的导致非白假丝酵母菌阴道炎致病菌，也是先天性免疫缺陷者的条件致病菌，可引起皮肤黏膜、内脏假丝酵母菌病的病原菌之一。在人体无症状时是酵母型，侵入黏膜组织致病时呈菌丝相。

3. 克柔假丝酵母菌感染　对先天性免疫缺陷患者和接受大量抗生素治疗者，可引起系统性假丝酵母菌病。

假丝酵母菌可在健康无症状妇女的阴道内寄居，寄居率变化范围较大，为 10%～55%，在年轻、非妊娠、绝经前妇女中寄居率为 15%～25%。临床已观察到无症状的阴道寄居和培养连续几个月，可发现有阳性的妇女。未成年和绝经后妇女对假丝酵母菌的寄居有一定的抵抗力，这提示阴道内环境不同对感染也有一定的影响，也提示感染与激素的依赖性，尤其是与雌激素有关。

假丝酵母菌初定居时，在数量上仍较少，主要呈酵母相，致病时转化为菌丝相。从无症状的带菌者和明显阴道炎妇女体内所分离出的假丝酵母菌的区别见表 3-1。

表 3-1　无症状的阴道寄居和有症状的阴道炎的比较

	无症状的寄居	有症状的阴道炎
假丝酵母菌菌株类型	相同的	相同的
主要表型	芽生孢子和发芽	芽管和菌丝
菌数	$\leqslant 10^3/ml$	$\geqslant 10^4/ml$
分解蛋白质活动度	+～++	+++～++++
白色／不透明的菌落	少数呈不透明	大多呈不透明

助长假丝酵母菌在阴道内寄居的因素有很多，与假丝酵母菌阴道炎的发生有关或对其有促进作用。不同因素可通过改变阴道的微生态环境而促进酵母菌芽生繁殖、发芽、菌落转换进而引发阴道炎。

假丝酵母菌阴道炎发病机制的关键问题是无症状的阴道寄居是如何转变为有症状的假丝酵母菌外阴阴道炎。在无症状的带菌状态下，假丝酵母菌主要呈非菌丝状态，细菌数量相对较少，在此情况下，假丝酵母菌与寄居处有保护作用的菌丝存在，以及其局部防御机制之间保持巧妙的平衡。当存在使假丝酵母菌毒性增强的因素或局部防御机制减弱时，就会出现有症状的阴道炎，可用图 3-1 表示。

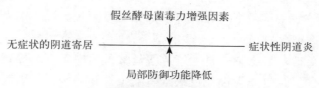

图 3-1　假丝酵母菌阴道炎的致病过程

☆ ☆ ☆ ☆

此外，假丝酵母菌为双相菌，共栖状态或生存于外界环境时以孢子为主要存在形式，致病状态则为菌丝相。目前认为假丝酵母菌的致病机制可能包括以下几点：①黏附宿主细胞，主要通过菌体表面糖蛋白（如甘露糖蛋白）与宿主细胞的糖蛋白受体结合来完成，黏附作用是假丝酵母菌侵入黏膜和定植的重要环节。②菌丝形成，是假丝酵母菌由孢子相转化为菌丝相的主要标志，菌丝能沿皮肤黏膜的沟隙生长，借机械力穿过表皮或上皮细胞，是皮肤黏膜感染假丝酵母菌的重要步骤。树突状细胞上的补体系统受体（CSR）、Fc 受体（FcyR）、甘露糖受体（mannose receptor，MR）的模式识别受体（PRRs）等多个受体参与了真菌的识别，识别并结合不同的树突状细胞受体可能决定真菌是否被作为抗原递呈，而不同的 Th 细胞反应最后决定真菌的生存状态。③侵袭性酶类。白假丝酵母菌能分泌多种蛋白水解酶，包括碱性磷酸酶、磷脂酶、分泌型天冬氨酸蛋白酶（Sap）等，它们在假丝酵母菌感染中可能有辅助黏附上皮细胞和组织损伤作用。在体外培养的假丝酵母菌感染阴道上皮细胞中 Sap1 ～ Sap6 均有分泌，Sap 抑制因子抑肽素 A（pepstatin A）等可以明显减少白假丝酵母菌造成的阴道上皮破坏，与口腔假丝酵母菌感染比较，Sap1，Sap3 和 Sap8 基因在阴道假丝酵母菌感染时更易表达。④炎症反应。假丝酵母菌菌体成分可激活补体旁路途径，产生补体趋化因子和过敏毒素，导致局部水肿和炎性细胞浸润，巨噬细胞释放溶酶体酶类则导致局部组织损伤。

（石一复）

第二节　假丝酵母菌外阴阴道炎免疫学发病机制

一、细胞免疫学研究

目前白假丝酵母菌感染的机体防御保护机制尚不十分清楚，Paul 等（1995）研究发现血液循环中的 CD4[+] 和 CD8[+] 细胞参与了假丝酵母菌感染小鼠的全身性假丝酵母菌特异性细胞介导免疫，但这两种细胞均未在阴道黏膜显示有显著的假丝酵母菌宿主防御作用，因而认为是阴道局部而不是全身性的细胞介导免疫（cell-mediated immunity，CMI）在宿主的抗假丝酵母菌机制中发挥重要的作用。其他一些研究也认为相对于全身免疫而言，B 细胞和 T 细胞，局部释放的可溶性细胞因子、化学因子，免疫细胞和阴道其他细胞相互作用构成的局部免疫在细胞免疫中有更重要的地位。

复发性假丝酵母菌阴道炎中，复发性阴道单核细胞可产生大量的白假丝酵母菌特异性 T 细胞，这些 T 细胞克隆产生高水平的 γ 干扰素（IFN-γ）和低水平

☆☆☆☆

的 IL-4、IL-10，在下调 RWC 患者的 T 细胞应答反应中起到重要作用。阴道淋巴细胞或者 CD3⁺ 细胞接种的大鼠与没有接种的大鼠相比较，清除真菌的速率显著增加，接种阴道 CD3、CD5B 细胞的大鼠也显示真菌菌落计数（CFU）减少。不同的阴道淋巴细胞参与了阴道局部的抗假丝酵母菌免疫，由多因素参与的免疫非常高效，其中 CD4⁺ T 细胞发挥了最广泛的作用，CD4⁺ T 细胞抗原受体（TCR）细胞的作用强于 γ8 TCR 细胞。雌激素诱发的持续阴道假丝酵母菌感染的整个感染阶段，包括 CD4⁺ T 细胞和 CM⁺ T 细胞，其中属于 CD8⁺ T 细胞的 CD3⁺ 细胞数量升高显著并在整个感染阶段维持高水平。CD8⁺ T 细胞被 IL-2 激活后可抑制菌丝生长，在获得假丝酵母菌保护性免疫的大鼠阴道排液中可检出 IL-2，而阴道 CD4⁺、CD8⁺ T 细胞相关容受 IL-2 受体也相应增加，因此，阴道抗假丝酵母菌免疫是由多个协调一致的抗菌机制构成诱导的假丝酵母菌特异性 T 细胞反应中，不同的 T 细胞可能起着介导或参与抗假丝酵母菌感染的不同作用，其抗假丝酵母菌效率为 CD4 CD3 T 细胞 ＞ CD3 CD5 B 细胞 ＞ CD8⁺ T 细胞，CD4⁺ CD8⁺ T 细胞的比例会有一定的变化。对 Th 细胞的进一步研究表明，对假丝酵母菌感染的抵抗作用是由噬菌细胞的噬菌作用决定的，这种作用可被 Th1 类细胞因子（cytokine）增强或被 Th2 类细胞因子削弱。Th1 细胞产生的细胞因子可激活巨噬细胞和中性粒细胞进入抗真菌状态，Th2 类细胞因子则通过抑制 Th1 细胞介导的噬菌作用增加对感染的易感性。正是这两种 Th 细胞的协调作用决定了机体对真菌的感染性或真菌在黏膜表面的共栖状态。虽然 Th1 型 T 细胞介导的 CMI 被认为是黏膜抗假丝酵母菌感染的首要防御机制，但 CMI 的抗 VVC 作用最近受到质疑。多项临床研究证实尽管有正常水平的外周假丝酵母菌特异性 Th1 型 CMI，许多妇女仍然患有 RVVC。Wormley 等研究发现，在整个观察期内，大多数 T 细胞敲除或免疫缺陷小鼠的阴道假丝酵母菌感染负荷与野生型小鼠相似，且阴道 Th 细胞和炎性细胞因子均与局部假丝酵母菌负荷无关。Ashmanf 等也发现去除 CD4⁺ 细胞和 CD8⁺ 细胞并不会使小鼠全身或局部的假丝酵母菌病恶化，进一步证实 T 细胞在阴道假丝酵母菌感染中没有防御作用。Fidel 认为可能有某些免疫调节机制在深层次抑制了对假丝酵母菌的免疫反应，对阴道假丝酵母菌感染的发病机制产生了影响。

二、体液免疫学研究

CMI 是黏膜抗假丝酵母菌感染的重要防御机制，临床观察也提示血清抗体的抗 VVC 作用甚微，但实验性大鼠模型已经证实假丝酵母菌特异性免疫球蛋白 A（candida-specific immunoglobulin A）对阴道假丝酵母菌感染的保护作用，假丝酵母菌疫苗诱导产生的 IgM 和 IgG₃ 抗体在鼠类阴道炎模型中显示出保护作用。再次假丝酵母菌感染小鼠中血清假丝酵母菌负荷显著低于初次感染小鼠，其假丝酵母菌特异性 IgA 抗体在再次感染后第 4 天升高，IgG 抗体在感染后第4 天和第 10 天升高，这可能是回忆反应诱导的结果；虽然抗体滴度较低且在初次感染和再次感染小鼠中没有显著差别，但在感染的任何阶段均可在阴道灌洗液中检测出假丝酵母菌特异性抗体 IgA、IgG 和 IgM。一项对 231 名妇女下生殖道感染的研究则表明在阴道或宫颈感染的孕妇中，分泌型白细胞蛋白酶抑制因子（secretory leukocyte protease inhibitor）明显降低，这可能是由于上皮细胞的调节产物或局部感染的病理机制破坏了分泌型白细胞蛋白酶抑制因子的结构或功能，使该抑制因子在阴道分泌液中的浓度降低；另外，炎症时炎性蛋白酶的增加对黏膜上皮的直接破坏也是分泌型白细胞蛋白酶抑制因子减少的原因。可见，体液免疫也参与了机体的抗假丝酵母菌免疫。然而与细胞免疫相似，体液免疫的抗假丝酵母菌作用也受到质疑：①临床上患 RVVC 的妇女可能有正常甚至升高的假丝酵母菌特异性抗体；②虽然在体外有显著的抗假丝酵母菌活性，成熟白细胞——多形核白细胞（polymorphonuclear leukocyte，PMNL）并不对鼠类阴道黏膜的假丝酵母菌有影响；③虽然巨噬细胞在体外有显著的抗假丝酵母菌活性，在阴道黏膜中的作用并未被证实，NK 细胞则在体外研究中就只显示较弱的抗假丝酵母菌活性；④研究显示补体 C5 缺陷小鼠的口腔和阴道黏膜假丝酵母菌感染的严重程度与补体正常小鼠没有差别。体液免疫在 VVC 感染中的作用尚待进一步证实。分泌型天冬氨酸蛋白酶（Sap）接种卵巢切除的雌激素依赖大鼠可诱导产生抗 MP 和抗 Sap 抗体，这些抗体可对阴道假丝酵母菌感染提供高度的抗真菌保护作用，提示适当的真菌抗原或辅助因子可以用于防治真菌性阴道炎。随着研究的进一步深入，真菌的免疫治疗有望成为防治 VVC 最有效最有前途的手段。

三、阴道局部的抗假丝酵母菌免疫

阴道组织内没有淋巴组织，但它对局部或远端黏膜甚至全身性的适宜假丝酵母菌抗原具有高度反应性，因而可以较容易地实现阴道局部的抗微生物保护作用。无论阴道 T 细胞是否因局部或全身特异性抗假丝酵母菌免疫反应而发生变化，这种局部保护作用均可发生。非人灵长类动物和鼠类的阴道上皮细胞在体外培养时可抑制白假丝酵母菌的生长，提示了阴道黏膜的一种先天抗白假丝酵母菌机制。无 VVC 感染史妇女的阴道上皮亦显示抗假丝酵母菌活性，并且此种活性在月经周期的不同阶段没有差异。感染 RVVC 的妇女阴道上皮抗假丝酵母菌活性降低，提示阴道上皮提供了天然的抗假丝酵母菌机制，这种抗菌作用的减弱可能与 RVVC 有关。

☆ ☆ ☆ ☆

　　Nomanbhoy 等发现口腔和阴道上皮细胞的抗假丝酵母菌活性均需要上皮细胞与假丝酵母菌的接触，口腔上皮通过细胞表面的碳水化合物分子实现抑菌作用，小鼠阴道上皮的抗假丝酵母菌活性不受细胞表面蛋白质和脂质酶的影响，却与口腔上皮类似，对细胞表面周期性的碳水化合物酸解敏感，分析特异性的膜碳水化合物分子显示在其中起作用的碳水化合物分子不含硫酸盐多糖、铝硅酸残余物、葡萄糖或甘露糖，这一结果提示口腔和阴道上皮是由目前尚未知的某一碳水化合物分子通过非炎性途径阻碍白假丝酵母菌生长而不是杀灭假丝酵母菌生长来实现抗菌作用的。

（牛战琴　石一复）

第 4 章

假丝酵母菌外阴阴道炎的诱发因素

假丝酵母菌外阴阴道炎的诱发因素很多，包括易使假丝酵母菌毒力增强的因素和降低局部防御机制的有关因素两大类。

一、易使假丝酵母菌毒力增强的因素

这类因素包括妊娠、口服避孕药、糖尿病、外源性激素（雌激素、皮质激素）、紧身衣着、偏嗜甜食等。

1. **妊娠** 妊娠后体内激素发生变化，特别是胎盘形成后，雌激素水平较高，导致一个高糖含量的阴道环境，为假丝酵母菌的生长和繁殖提供了良好而充分的碳素来源，已证实在假丝酵母菌的胞液中有可与雌激素结合的雌激素受体，雌激素具有促进假丝酵母菌形成假菌丝的能力，以致假丝酵母菌的毒力增强。临床上也以妊娠 3 个月胎盘形成后，雌激素水平最高的妊娠晚期发病为多，且症状严重，临床治疗效果也远低于非妊娠期发病的妇女。

2. **口服避孕药** 在使用雌激素含量高的口服避孕药后，假丝酵母菌在阴道内的寄居率升高，其机制也与妊娠期的发病机制相同。临床同样发现，服用低雌激素含量的口服避孕药者，几乎不引起假丝酵母菌阴道炎患病概率的增加。

3. **糖尿病** 糖尿病妇女假丝酵母菌在阴道内寄居是很常见的，糖尿病患者合并假丝酵母菌外阴阴道炎的危险性增加。糖尿病患者常反复发作假丝酵母菌外阴阴道炎，可能是阴道分泌物中含糖量高，直接诱发假丝酵母菌生长。临床上如遇顽固性假丝酵母菌阴道炎患者，必须做糖耐量试验。一般认为对糖尿病患者单纯饮食限制并不能控制假丝酵母菌阴道炎。

4. **皮质激素** 肾上腺皮质激素应用时间较长或量较大，易致机体免疫功能下降，引起菌群失调，使假丝酵母菌易于生长繁殖而致病。

5. **紧身衣着** 常穿紧身衣裤，尤其吸湿和透气性不良的合成、尼龙衣裤或长期穿紧身牛仔衣裤，可导致外阴和阴道局部组织潮湿和温度升高，黏膜浸渍，加以摩擦损伤可能改变阴道内环境而诱发外阴阴道炎症。曾有对无症状正常女

☆ ☆ ☆ ☆

性随机指定穿紧身裤或宽松吸湿性好的衣裤进行比较，历时 2 个月后，发现前者阴道内假丝酵母菌阳性率高于后者。

6. 妇女卫生用品　妇女卫生所用商业性冲洗器（表 4-1）、喷香的厕所用纸、妇女卫生消毒器、月经纸垫等对假丝酵母菌外阴阴道炎的发生起作用，其原因包括交叉感染或消毒不严或本身已有假丝酵母菌感染等，也可通过改变阴道环境而促使无症状的寄居转变为症状性外阴阴道炎的发生。

表 4-1　冲洗对阴道生态的影响

微生物	冲洗前（%）	非商品冲洗剂（%）	商品冲洗剂（%）
乳酸杆菌	98	84	64
产 H_2O_2 的乳酸杆菌	90	70	51
加德纳菌	27	36	41
厌氧菌	36	51	46
大肠埃希菌	24	30	38
肠球菌	19	27	54

7. 交叉感染　在未氯化过的池塘游泳，或即使在氯化过的游泳池中游泳，但因对进入游泳池的健康检查不严，或公共厕所坐便上常有假丝酵母菌的浸渍等，均可引起交叉感染。

不重视阴道微生态和准确辨识阴道炎，不能熟练而正确地处理阴道炎，均不利于临床工作。阴道炎的基础研究、诊治水平也在不断发展，妇产科医师要"与时俱进"，不断学习。

8. 饮食问题　偏嗜甜食和奶制品、食用发霉水果等可能会引发该病。偏嗜甜食系指超过常人的甜食的喜爱，致血糖、阴道细胞和分泌物中糖含量增多，有利于假丝酵母菌的生长和繁殖。奶制品本身也易致假丝酵母菌增多，发霉水果中假丝酵母菌也增多，进入肠道再污染外阴等，也易发病。

9. 其他　营养过度、营养不良、置入导管、恶性肿瘤、酗酒、吸毒，以及腹部手术也是白假丝酵母菌感染的危险因子。

二、降低局部防御机制的有关因素

（一）抗生素

假丝酵母菌外阴阴道炎常在长期使用抗生素过程中或在治疗后发病。无论口服或胃肠外或局部使用抗生素均有类似情况，虽然任何抗微生物药物者会引起此病，但最常见的抗生素如四环素（国内已淘汰，国外仍用）、氨苄西林和头孢类抗生素等均易加重症状或促使发病。因为使用抗生素主要在杀灭阴道内致病菌的同时，也导致了阴道内的菌群失调，使正常菌群减少，削弱了正常菌群对酵母菌的抑制能力。在阴道内的微生态环境中，当乳酸杆菌减少时，酵母菌就会大量繁殖和发芽，阴道内寄居率约由 10% 上升到 30%。同样，抗生素也能直接诱发刺激假丝酵母菌的生长繁殖。

抗生素不仅会使阴道内的菌群失调，也会减少肠道内的正常菌群，使肠道内的酵母菌大量生长繁殖。

（二）性生活

假丝酵母菌外阴阴道炎患者在未治愈前宜暂停性生活，如果期间发生性生活，男方应采用避孕套为宜。关于性生活是否会相互传播假丝酵母菌阴道炎妇产科领域仍有分歧，但如下事宜应引起注意和重视：

1. 男性阴茎头、包皮和冠状沟，以及阴囊皱褶部位均有假丝酵母菌感染，可引起假丝酵母菌性龟头炎（甚至阴茎头破溃）、阴囊炎、包皮炎等，不采用保护性措施性生活宜传播给女方。15%～18% 的男性生殖器假丝酵母菌培养为阳性。阴茎头炎是配偶患假丝酵母菌阴道感染或无症状的真菌阴道传播而来。

2. 男性上述部位有假丝酵母菌感染，口交者，女方口腔内假丝酵母菌感染的概率也增加。

3. 女方阴道内有假丝酵母菌感染时，不采用保护性措施性生活，男性阴茎等部位假丝酵母菌感染，可出现阴茎短暂性皮疹、红斑、瘙痒和烧灼感等症状，常在无保护性性生活后数分钟或数小时发生。若性生活后立即淋浴，症状可自行减轻或消退。

4. 男性生殖器假丝酵母菌阳性的女性伴侣，其阴道假丝酵母菌阳性率较男性生殖器阴性者女性伴侣为高；同样，阴道假丝酵母菌阳性妇女的男性伴侣，其生殖器假丝酵母菌带菌率高于阴性妇女的男性伴侣，可达 4 倍。

5. 男性身体的其他部位，如直肠、口腔，甚至精液和尿液中也可能有假丝酵母菌的移生，临床上同时给男方抗假丝酵母菌药物治疗，也能减少女方假丝酵母菌阴道炎的反复发作。

6. 精液可诱发假丝酵母菌形成毒力较强的菌丝，从而侵犯阴道黏膜，引起假丝酵母菌外阴阴道炎的发生和复发。

7. 性伴侣多、性生活频繁、不注意性卫生等，这类妇女中假丝酵母菌外阴阴道炎发病率高，复发者也多。女性性工作者中检出率高即是明显的例证。

8. 假丝酵母菌外阴阴道炎属于性传播疾病，性传播疾病的定义也即说明本病可通过性传播。

9. 性交对阴道微生态的影响见表 4-2。因为性交过频、性不卫生均会使阴道微生态改变，乳酸杆菌和产 H_2O_2 的乳酸杆菌明显减少，也容易导致假丝酵母菌

☆ ☆ ☆ ☆

外阴阴道炎发生。

表 4-2　性交对阴道微生态的影响

微生物	性交前（%）	性交后次晨（%）	36h 后（%）
乳酸杆菌	100	87	94
产 H_2O_2 的乳酸杆菌	89	66	72
加德纳菌	36	58	38
大肠埃希菌	18	64	48
肠球菌	21	52	39
厌氧菌 G^-	40	64	48

综上所述，本病原已列入性传播疾病，所以不存在"是否通过性传播"的争议。

实际上性交与假丝酵母菌感染已为人们所熟知，如性交频率高者，假丝酵母菌外阴阴道炎发病率也高，尤其高于无性交者。国内有报道 236 对假丝酵母菌性阴茎头炎与假丝酵母菌外阴阴道炎夫妻的调查中，有婚外性生活感染者占 30.5%，夫妇间性生活感染者占 38.6%。也有报道该类患者中约 20% 的男性酵母菌呈阳性，并都有相同的 DNA 型，但大多报道在治疗复发性外阴阴道炎中虽其性伴同时治疗仍不奏效。

10. 口交、肛交、手交、乳交、舔阴，尤其是性生活有数种性活动联合，边缘性性生活（双方生殖器摩擦、抚摸等）无保护性措施，阴道分泌物、直肠黏液、唾液、手指抚摸生殖器、吸吮等均是高度危险因素。

（三）艾滋病

艾滋病为性传播疾病，该类患者免疫功能低下，易发生假丝酵母菌感染。不同国家不同地区假丝酵母菌耐药性研究中发现分离自艾滋病患者的假丝酵母菌菌株中 10% 对氟康唑耐药，艾滋病患者口咽感染时假丝酵母菌中 33% 以上是耐药菌株。艾滋病妇女阴道局部防御机制减弱。

（四）其他

降低局部防御机制的其他因素，如不注意个人卫生、共用内裤、洗漱用具或被褥等可导致感染；与 VVC 者共用自行车坐垫（尤其夏季）、公共厕所坐便器或酒店浴盆等也可能会导致交叉感染。

除上述假丝酵母菌毒力增强因素、降低局部防御机制的有关因素外，还应有与免疫有关的因素：患有子宫内膜异位症者，阴道假丝酵母菌病的发病率高于一般正常人群，除与子宫内膜异位症者体内雌激素水平相对高有关外，也与白假丝酵母菌感染与子宫内膜异位症患者在免疫变化方面有相似之处。白假丝酵母菌感染可激活巨噬细胞，引起 IL-1、IL-6、TNF-α 及前列腺素 E_2 升高，补体 C3 介导的吞噬作用受抑制。这些现象提示，白假丝酵母菌感染与子宫内膜异位症发病之间存在一定联系。抗白假丝酵母菌抗体和某些辅助性 T 细胞及卵巢细胞之间存在交叉反应，抗卵巢抗体也在白假丝酵母菌和女性自身免疫性疾病之间的关系中起作用。因此，有些学者假设，白假丝酵母菌感染可能是子宫内膜异位症自身免疫性变化的触发因素。

子宫内膜异位症和白假丝酵母菌感染也与过敏体质有关，易对致敏原发生过敏反应，均存在 IgE 介导的迟发型超敏反应。

（石一复　杨建华）

第 5 章

外阴阴道假丝酵母菌病

一、发病概况

外阴阴道假丝酵母菌病（vulvovaginal candidiasis，VVC）是最常见的外阴阴道感染性疾病。酵母菌通常作为人体暂时存在的菌群，如在消化系统中就是这种角色，在这种环境中微生物与宿主之间存在一种平衡。同样，阴道酵母菌定居，在任何情况下都应被视为非生理性的，因为它增加了阴道真菌的个体易感性。酵母菌和类酵母真菌在自然界普遍存在，食物中主要存在于有糖存在的潮湿环境，如成熟的果实、水果和奶及奶制品中，这样的微生物可通过食物进入人体，所以人类及其他哺乳动物和鸟类是与妇科最相关的真菌的种类的携带者，也就是说，上述均是假丝酵母菌的主要携带者。

近年假丝酵母菌外阴阴道炎患者显著增加，据估计占微生物所致阴道炎中的 1/4 ～ 1/3，现已知约 20%正常健康育龄妇女阴道内有白假丝酵母菌寄生，但其因量少而不足以致病，只有当阴道局部环境出现变异，阴道内寄生的假丝酵母菌才有可能转化为致病菌，从而导致假丝酵母菌外阴阴道炎。

目前一般均认为 75％的妇女在一生中至少有一次 VVC 发生，其中 40%～ 50%会经历两次，大致有＜ 5% 的成年妇女有顽固性 VVC 的反复发作。10%左右的妇女阴道内有此菌寄生而无明显症状，若妊娠、糖尿病、应用抗生素等又可改变比率，而使阴道和外阴假丝酵母菌感染的概率明显增加。

据报道，妊娠晚期阴道内寄生酵母菌的检出率：1973 年为 1847 例、1983 年为 1292 例、1993 年为 1221 例，孕妇中假丝酵母菌培养阳性率分别为 26.8%、21.9%、20.8%，均为 20%以上（Mendling，1998）。美国所有外阴阴道炎中白假丝酵母菌外阴阴道炎发病率最高为 39%。

美国 18 ～ 44 岁妇女中 VVC 每年的发病率为 21%，患者一生中平均有 8 次感染，67% 的 VVC 是由抗生素引起的，64% 的患者为第一次用药，平均用药周期为 8 个月。Adad 等（2001）以 20 356 张宫颈阴道细胞学刮片为研究基础，探讨 1968 年、1978 年、1998 年阴道炎发病率的变化，结果 VVC 在 1968 年、

1978 年及 1998 年的发病率分别为 5.1%、17.3% 及 22.5%。其中，VVC 在青春期女性中增长快。De-Seta 等（2000）报道 1996～1999 年，13～19 岁女性白假丝酵母菌感染率为 3.5%，20～40 岁女性感染率为 23.9%。Mbizvo 等（2001）报道津巴布韦 393 名 15～49 岁无症状女性生殖道感染中 VVC 感染占 29.3%，Ribeiro 等报道巴西 1998～1999 年 Espirit Santo 大学妇产科门诊 121 名无症状女性阴道分泌物培养中发现假丝酵母菌阳性者占 25%，有症状者假丝酵母菌阳性率为 60%，且以白假丝酵母菌为主。

　　假丝酵母菌阴道炎妇女的性伴侣，其口腔、精液、阴茎的冠状沟内，假丝酵母菌的阳性率分别为 23.3%、16% 和 14.4%（Spinillo，1992；Burnhill，1999）。

　　国内调查假丝酵母菌外阴阴道炎也是女性生殖道感染的常见炎症性疾病，尤是在性乱组假丝酵母菌外阴阴道炎可为非性乱组的 3 倍。

　　新生儿感染发病率为出生后 2～4 周，可影响 10% 的健康新生儿，早产儿和低体重儿的感染率更高，因其免疫系统发育不成熟，保温箱内的特别监护提供了适宜酵母菌生长的环境。

　　阴道内定居的酵母菌，菌种有十余种之多（表 5-1），引起人类假丝酵母菌病主要是白假丝酵母菌，假丝酵母菌外阴阴道炎主要也是白假丝酵母菌所引起，以往均认为致病菌 85%～90% 是白假丝酵母菌，其余为非白假丝酵母菌，故又称白假丝酵母菌外阴阴道炎。目前已鉴别出 200 多种白假丝酵母菌，所有菌株似乎具有寄居或引起阴道炎的同等能力。白假丝酵母菌从接种阴道至发病其潜伏期为 24～96h，但是随着时代的变迁，假丝酵母菌耐药性增加，假丝酵母菌的菌种发生改变，白假丝酵母菌在外阴阴道炎中的比例有所下降，目前占 70% 左右，而其他假丝酵母菌所致外阴阴道炎增加。所以，妇产科学中原称的白假丝酵母菌外阴阴道炎似太绝对和肯定，目前称为假丝酵母菌外阴阴道炎为宜，但其致病菌种仍以白假丝酵母菌为主。

表 5-1　假丝酵母菌菌种分布情况

假丝酵母菌菌种	口腔（%）	胃肠道（%）	肛门、直肠（%）	阴道（无阴道炎）（%）	阴道（有阴道炎）（%）
白假丝酵母菌	69.6	56.5	50.9	69.7	84.2
光滑假丝酵母菌	6.6	16.1	9.1	11.7	5.5
季也蒙假丝酵母菌	0.4	0.5	0.7	0.5	0.5
乳酒假丝酵母菌	1.0	0.7	0.1	0.4	1.7
克鲁斯假丝酵母菌菌	1.7	2.6	2.9	2.6	1.7
近平滑假丝酵母菌	1.9	6.1	5.4	1.9	1.2

☆ ☆ ☆ ☆

续表

假丝酵母菌菌种	口腔(%)	胃肠道(%)	肛门、直肠(%)	阴道（无阴道炎）(%)	阴道（有阴道炎）(%)
热带假菌丝酵母菌	6.9	9.7	2.3	4.7	5.3
其他酵母菌	4.5	6.4	21.7	6.4	0.7

中国医学科学院皮肤病研究所吴绍烈教授在 1998 年医学真菌学研讨会上报告了"中国致病真菌十年动态流行病学研究"，指出白假丝酵母菌从 1986 年的第 5 位跃居为 1996 年的第 2 位，近平滑假丝酵母菌也跃居为第 8 位，其他假丝酵母菌也明显上升至第 4 位。还指出在 21 世纪，白假丝酵母菌和其他酵母菌有后来居上趋势。这也提示妇产科学中假丝酵母菌感染问题应引起临床医师的重视。

2020 年范林媛等报道 544 例 VVC 患者阴道微生态与菌种药物敏感性分析结果：544 株假丝酵母菌菌株中白假丝酵母菌占 76.5%，非白假丝酵母菌（主要为光滑假丝酵母菌、克柔假丝酵母菌、热带假丝酵母菌，少数为非典型假丝酵母菌）占 23.5%。白假丝酵母菌和非白假丝酵母菌对常用的五种抗真菌药物敏感性不一，对制霉菌素均敏感，但白假丝酵母菌对氟康唑、克霉唑、咪康唑和伊曲康唑的敏感度分别为 80%、96%、48% 和 58%；非白假丝酵母菌对上述四种药物的敏感度分别为 18%、38%、77% 和 42%，以上也是在一定地域内患者在选用药物治疗上可供参考的资料之一。认为白假丝酵母菌感染与菌群密集度、细菌多样性较非白假丝酵母菌感染更为复杂，且优势菌中乳杆菌比例下降，加德纳菌比例升高。白假丝酵母菌感染者镜检下假菌丝较多，而非白假丝酵母菌则芽生孢子较多。

近年有学者新提出阴道微生态与 VVC 的发病、诊断、治疗有关的理论，阴道微生态包括阴道解剖结构、阴道内定植的微生物菌群、阴道局部免疫系统、局部内分泌调节功能五方面内容。当上述任何一部分内容有异常时即可引起阴道微生态失衡，即可引发 VVC；行阴道微生态检测可诊断 VVC；恢复和维持 VVC 患者阴道微生态的平稳是治疗 VVC 的措施之一，也可防止 VVC 的复发。

《2018 欧洲国际性病控制联盟 / 世界卫生组织关于阴道分泌物（阴道炎症）管理指南》指出，超过 60% 的健康生育年龄女性存在阴道假丝酵母菌定植，妊娠期比例更高，青春期和未接受雌激素替代治疗的绝经后女性较低。VVC 常见诱因包括大剂量抗生素治疗、妊娠、糖尿病和应用免疫抑制剂等。因此，在询问病史时应注意是否合并相关诱发因素，从而给出合适的治疗建议。

与美国预防与疾病控制中心（CDC）指南相比，欧洲新版指南强调了 VVC 的并发症，特别是对不良妊娠结局的影响。一项 2017 年的回顾性研究显示，与妊娠早期相比，妊娠中期假丝酵母菌定植者早产儿和低出生体重儿发生率更高。

在妊娠晚期，阴道内治疗无症状的假丝酵母菌病可减少经阴道分娩的新生儿发生假丝酵母菌定植，进而减少新生儿期鹅口疮和尿布区皮炎的发生。近期多项研究同样认为，克霉唑治疗假丝酵母菌定植或感染可降低早产率，但需要更多的研究证实。

二、临床表现

假丝酵母菌外阴阴道炎主要表现为外阴瘙痒、灼痛，严重时坐卧不安，异常痛苦，常伴有尿频、尿急及性交痛。

急性期白带增多，白带特征是白色稠厚呈凝乳块或豆渣样。若有外阴炎时外阴可见界线清楚的红斑，并且在大的红斑周围，可见小的卫星病灶，有时可见到外阴部的抓痕或外阴皮肤的皲裂，也有分泌物无味而呈黄白色。环境温暖时，如在床上或空气流通受限时，或患者穿紧身衣裤或合成织物时症状会加重。

阴道黏膜可见不同程度的水肿、红斑，红斑可延续至子宫颈外口，阴道内分泌物常呈块状黏附于阴道壁，当将块状分泌物擦除后可露出红肿的黏膜面。急性期还可见到白色块状物下有受损的糜烂面及表浅的溃疡。

有时炎症边缘也有小结节和水疱，如果周围大片组织均已受累，则可见感染区干鳞屑状，边缘清楚（湿疹样变）。裂伤和溃破处常有抓痕。

症状的严重程度取决于感染菌属及菌株，以及患者的易感性，症状轻者可仅有轻度瘙痒而没有其他的临床症状。与其他感染细菌不同，假丝酵母菌不会沿宫颈管上升，因此不会引起假丝酵母菌移行相关的继发病症；但假丝酵母菌感染易合并其他病原体感染。

假丝酵母菌感染常发生在排卵周期的晚黄体期，即月经来潮以前的 1 周内。

妊娠期白假丝酵母菌外阴阴道炎的临床特点是阴道分泌物特别多，几乎所有病例均有严重的外阴瘙痒，且常伴有外阴烧灼感，甚至出现阴道疼痛及刺激感。典型分泌物为乳酪液样。小阴唇多有水肿、红斑，阴道充血明显且常附有白色膜状物体，剥去白膜，可露出红肿黏膜面。急性期能见到糜烂面或浅表溃疡。

儿童假丝酵母菌外阴阴道炎的症状和体征与成人没有区别，但常可见到外阴白斑或花纹（左诸磊，2000）。

三、诊断和鉴别诊断

VVC 典型病例不难诊断。根据有关病史，诱发因素、症状、体征和实验室诊断较易诊断。实际患者的诊断有临床诊断、实验室诊断和临床结合实验室诊断这几种情况。

☆☆☆☆

阴道假丝酵母菌感染的大体和镜下病理相对简单，红斑、水肿、黏膜颗粒和血管增生，以及豆渣样阴道分泌物与患者的症状是相一致的。干酪样物可见于无症状的妇女，看起来像白色病变，但很易剥离，固有膜内常有中度水肿和慢性炎症浸润。镜下在阴道分泌物中很易查到病原体，最常见于脱落的阴道上皮细胞之间。

临床上将 VVC 分为单纯性和复杂性两大类，一般单纯性 VVC 是指白假丝酵母菌引起的、偶发的，临床表现为轻度的外阴阴道炎。带菌无症状的健康妇女也暂归入此类。复杂性 VVC，系指由白假丝酵母菌或非白假丝酵母菌引起的严重的，或反复发作，或宿主有未控制的糖尿病，免疫功能低下，妊娠期 VVC 感染者。

临床上也按患者瘙痒、疼痛、外阴和（或）阴道充血、水肿、抓痕、皲裂或阴道糜烂及分泌物量等感染的程度制定外阴阴道假丝酵母菌感染评分标准，具体见表 5-2。

表 5-2　外阴阴道假丝酵母菌感染评分标准

项目	评分			
	0	1	2	3
瘙痒	无	偶有发作，可被忽略	能引起重视	持续发作、坐立不安
疼痛	无	轻	中	重
充血、水肿	无	＜ 1/3 阴道充血	1/3 ～ 2/3 阴道充血	＞ 2/3 阴道充血
抓痕、皲裂、糜烂	无			有
分泌物量	无	较正常稍多	量多，无溢出	量多，有溢出

注：若评分≥ 7 分，为严重 VVC

无症状的阴道寄居及有症状的外阴阴道炎在病原菌种类及病原菌的特征上并无差别。另外，采用 10% 氢氧化钾悬滴法玻片检查无症状寄居者的阳性率为 10%，而有症状的阴道炎阳性检出率为 70%～ 80%；但培养阳性率几乎均可达 100%。

在实验室诊断时，正确的取材也十分重要，常用的方法是加温 10% 氢氧化钾或生理盐水 1 小滴，置于玻片上，取少许阴道分泌物混于其中，在光镜下寻找孢子和假菌丝。大多数无症状的阴道寄居为酵母相，表现为芽孢及出芽；而在有症状的阴道炎多为菌丝相，表现为芽管及假菌丝，只有带假菌丝的假丝酵母菌才能在阴道黏膜附着并侵入阴道，导致炎症的发生。无症状的阴道寄居者分泌物中菌量少，并且用 10% 氢氧化钾作显微镜涂片检查 90% 为阴性。

由于假丝酵母菌在无症状的阴道寄居时往往仅见到芽孢而很少见菌丝，因此在有症状患者的分泌物中找到芽孢和菌丝即可做出假丝酵母菌外阴阴道炎的诊断。用 10% 的氢氧化钾或生理盐水作涂片法镜检时，阳性率仅为 30%～50%，而用生理盐水法则能提高阳性率，阳性率可高达 70%～80%，故临床上多用生理盐水法，但也应注意假阴性问题。

通常临床怀疑有假丝酵母菌外阴阴道炎，而 10% 氢氧化钾悬滴法为阴性，通过革兰氏染色或通过特殊的培养基进行培养可对诊断有帮助。革兰氏染色显示假菌丝及芽孢均呈革兰氏染色阳性，芽孢较白细胞稍大。

中国和美国指南指出，对有阴道炎症的患者，若在阴道分泌物中找到芽生孢子和假菌丝即可确诊为 VVC。

国内外均有根据显微镜下从不同的真菌形态（芽生孢子或假菌丝）初步判断真菌的菌种分类以及其他各种药物敏感度，对于正确指导临床选择性用药将有很大的帮助。国内范琳媛等对芽生孢子组真菌对于咪康唑最为敏感，其次为伊曲康唑和克霉唑对氟康唑最不敏感，此差异可能与不同形态的真菌中白假丝酵母菌和非白假丝酵母菌的比例不同有关，镜检不同形态真菌对真抗真菌药物的敏感度不同。对于临床为 VVC 患者的诊断，能够第一时间得到检查结果往往只有革兰染色后的镜检结果，即有无真菌，真菌是孢子，芽生孢子还是假菌丝状。真菌培养及药物敏感试验，并不是每个患者都需要，也不能及时的到结果。当不具备真菌培养和药物敏感试验条件时，或者不能及时得出结果时，可以根据镜检后真菌形态选择性进行抗真菌药物治疗，从而 VVC 达到临床首次诊断的规范化用药，以及患者的个体化治疗。同时也提示我们应重视 VVC 患者阴道分泌物真菌培养且有敏感度的结果，合理选用抗真菌药物，以防止盲目治疗及耐药的发生。所有真菌对制霉菌素均敏感，可以成为难治性 VVC 可靠的选择。菌丝相的 VVC 患者合并细菌性阴道病的概率增加，并且阴道炎症程度加重。有菌丝的真菌多为白假丝酵母菌，仅芽生孢子多为非白假丝酵母菌，两者对克霉唑、氟康唑和咪康唑敏感度具有很大的差异。

分泌物真菌培养在诊断中意义较大。但由于在无症状的阴道寄居时也可出现阳性，因此培养并不常规应用，只有在出现阴道炎的临床症状，而显微镜检查阴性或反复复发，以及怀疑耐药菌株或非白假丝酵母菌感染时，采用培养方法可以提高诊断的准确性。常用的固体培养基包括尼克森（Nickerson）培养基、沙保（Sabouraud）培养基、Kimming 琼脂和包含有肉汤或麦芽的培养基等。

由于真菌感染不是呈均匀状态分布，而是呈巢式分布，因此涂片或作培养的取材时应包括大范围的阴道壁。涂片法采用的溶液主要是生理盐水或 10% 氢氧化钾，也有人采用亚甲基或羟基四乙胺，但 10% 氢氧化钾和羟基四乙胺仅在以角化上皮获取标本需要溶解角质时才加用，因 10% 氢氧化钾也可使正常细胞成分溶解。在镜检时，当放大倍数达 250～400 倍时，可以将酵母菌细胞与气泡、细胞核、精子头部及大的球菌区分开来。

☆☆☆☆

通常如果患者有典型的临床表现，且在显微镜下见到芽孢和假菌丝即可作出诊断，不需要再做培养，以减少不必要费用支出。但是，由于显微镜检查并非是一种很敏感的方法，因此也常需做真菌培养来确诊。

上述有关实验室对外阴阴道炎的诊断步骤，可用如下图解表示（图 5-1）。

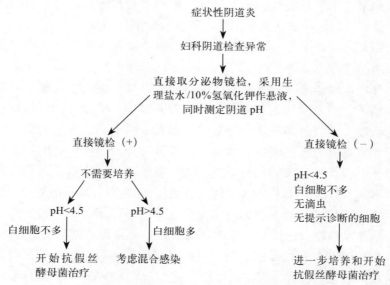

图 5-1　假丝酵母菌阴道炎诊断步骤和治疗的思考

图 5-1 中测定阴道 pH，通常假丝酵母菌外阴阴道炎的阴道 pH ＜ 4.5，若阴道 pH ＞ 4.5，涂片背景中的细胞较多，提示混合感染，常合并细菌性阴道病、滴虫性阴道炎等。同时在治疗后也应测定阴道 pH，只有阴道 pH 恢复到正常范围，症状消失，白带涂片检查也为阴性，才算真正治愈。若症状消失，白带涂片检查为阴性，阴道 pH 未恢复到正常范围（如 pH 为 4），则仍易复发。

若做假丝酵母菌培养主要是观察菌落形态、颜色、气味及显微镜下的表现，先放大 10 倍下检查整个培养板，这已足够能分辨酵母菌细胞、假菌丝体及原壁孢子。进一步可通过生化法检测糖、含氮化合物及维生素的消耗量来分辨不同种属。例如，利用典型的表面抗原检测这一血清学试验来区分血清型 A 型或 B 型的白假丝酵母菌。一般假丝酵母菌培养及分型流程如图 5-2 所示。

在临床和实验室对假丝酵母菌感染也须做鉴别，因为有外阴瘙痒、灼热感及白带增多等并非均是假丝酵母菌感染，许多病原体均可引起几乎相似的症状或体征，所以必须进行鉴别，具体可参考图 5-3、图 5-4。

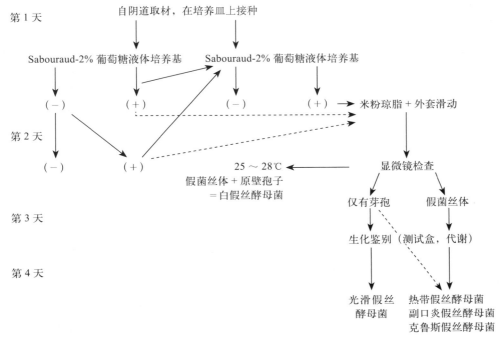

图 5-2 假丝酵母菌培养及分型示意图

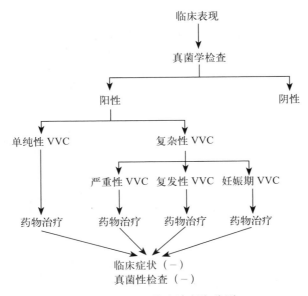

图 5-3 VVC 临床诊断和分型

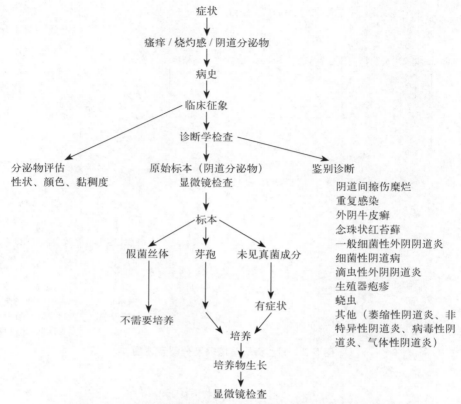

图 5-4　外阴阴道假丝酵母菌病的鉴别诊断（临床与实验室）

具体而言，诊断 VVC 要注重下列三方面：

1. 医生和患者注意上述诸多诱因（详见本书高危因素章节），通过询问和交谈可以了解。

2. 医生侦查检查过程：医生除要倾听患者的诉说，更要医生仔细询问，患者也要真实的回答。医生检查根据患者的瘙痒、疼痛、分泌物的增多及性状等，作出轻重评分。医生为患者取白带要正确，并且要及时地送化验室检查。必要时还要做细菌培养和药物敏感试验。以上有关培养和药物敏感事件，并不是每位患者均需要做的常规处理。中国和美国指南都指出，对有阴道炎症的患者，若在阴道分泌物中找到芽生孢子和假菌丝即可确诊为 VVC。

3. 确定诊断：常依靠患者的诉说，医生对患者的询问和阴道检查所见，白带常规在显微镜下检查，能找到芽生孢子（不是一般孢子）和（或）假菌丝就可临床和实验室确诊本病，这是近年中国和国外等国通常的诊断标准。当然能有培养出何种假丝酵母菌及有药物敏感试验结果，对何种假丝酵母菌感染和选用药物治疗更为有利。

四、治疗

妇科假丝酵母菌感染的药物治疗起始于 20 世纪初，当时只在一些皮肤科局部应用非特殊性的染料溶液进行治疗，仅为对症，其效果也可想而知，这些药物包括甲紫、宝石绿、天竺牡丹紫、高锰酸钾、硼酸等。目前均因其毒性而被弃用，这些药物的作用机制主要是与病原微生物细胞表面的阴离子发生反应，副作用包括难耐受的皮肤不适、皮肤变色，患者对治疗的依从性较差，尤其是甲紫有致癌作用，在医学其他领域中也已摒弃使用。

假丝酵母菌外阴阴道炎的治疗有局部用药、全身用药及联合用药（口服加局部）等。

最早用于治疗阴道假丝酵母菌感染的特异性活性药物是多霉菌素，它是 20 世纪 50 年代早期分离获得的一种聚烯类抗生素，此后又有许多种抗真菌药物被研制出来。阴道假丝酵母菌病的临床用药多数为局部用药，近年来高效短疗程的口服制剂问世，更使患者易于接受，且适用于经期及未婚女性。阴道假丝酵母菌病药物治疗中要求性伴侣做生殖器真菌培养及适当抗真菌治疗，应同时用药；治疗中症状消失后，须每次月经后复查并巩固治疗 1 个疗程。治疗阴道假丝酵母菌病的常用药物见表 5-3。

表 5-3　治疗阴道假丝酵母菌病的常用抗真菌药（详见本书附录 1）

分类	局部用药	用法	口服用药	用法
咪唑类	克霉唑	100mg 阴道片，100mg/d×7d	酮康唑	200mg 片剂，400mg/d×5d
		200mg 阴道片，200mg/d×7d		
		500mg 阴道栓（凯妮汀），500mg/d×1 单剂量		
	咪康唑	200mg 阴道栓，200mg/d×（3～7）d		
	噻康唑	6.5% 阴道软膏，单剂量		
	布康唑	2% 阴道霜，1 次／天 ×3d		
	益康唑	50mg 阴道栓，50mg/d×15d		
		150mg 阴道栓，150mg/d×3d		
	芬替康唑	2% 阴道霜，1～2 次／天		
		600mg 阴道栓，单剂量		

☆☆☆☆

续表

分类	局部用药		用法	口服用药	用法
	硫康唑		1% 阴道霜，1～2 次 / 天		
			100mg 阴道栓，100mg/d×（3～7）d		
	异康唑		300mg 阴道片，单剂量		
多烯类	制霉菌素		10 万 U 阴道栓，10 万 U/d×14d	克霉灵	5 万 U 片剂，10 万 U 片剂，1 次 /12h×3d
	克念霉素		5mg 阴道片，5mg/d×10d		
	美帕曲星（克霉灵）		2.5 万 U 阴道片，2.5 万 U 乳膏 /d×（3～7）d		
三唑类	特康唑		0.8% 阴道霜，1 次 / 天 ×3d	伊曲康唑	200mg 胶囊，200mg/d×3d
吗啉类	阿莫罗芬		50mg，100mg 阴道栓，单剂量	氟康唑	150mg 胶囊，单剂量

（一）咪唑类

咪唑类是近年发展较快的一类抗真菌药，其抗菌作用机制为通过特异性阻断 14α- 羊毛甾醇在细胞色素 P450 酶系作用下脱甲基生成麦角甾醇的过程，改变真菌细胞膜化学成分，使其通透性发生变化，影响真菌生长，导致死亡。咪唑类药物多为局部应用，疗效肯定，副作用少，但复发率较高。咪唑类药物中以克霉唑、噻康唑为临床首选，因其疗效显著而副作用少。

1. 克霉唑　化学名氯三苯甲咪唑，其抗菌作用中对白假丝酵母菌最敏感，最低杀菌浓度 < 2μg/ml，是治疗假丝酵母菌外阴阴道炎的传统用药。早期用法多为克霉唑栓 100mg/d，阴道内塞药，7d 为 1 个疗程。近年普遍采用 500mg 克霉唑的乳酸配方单剂量阴道给药，疗效较前更佳，使用也较前方便，患者对药物的顺从性也好，孕妇也可使用，单剂量 500mg 给药，10d 后真菌治愈率为 85.9%，30d 后复查真菌治愈率为 78%（Austin，1996）。

2. 咪康唑　化学名双氯苯咪唑。随机试验表明咪康唑栓治疗阴道假丝酵母菌病的疗效可达 80% 以上。目前国内广泛使用，更有达克宁霜剂，可用于外阴、男性生殖器假丝酵母菌病及新生儿、婴幼儿皮肤假丝酵母菌感染。孕妇孕 3 个月后，在医生指导下也可使用。

国内硝酸咪康唑栓治疗外阴阴道炎的开放性、随机、平行对照的多中心临床试验结果见表 5-4。

☆ ☆ ☆ ☆

表 5-4　国内多中心总结结果

组别	随访时间	临床疗效（%）	微生物疗效（%）	总体疗效（%）
200mg 组	2 周	95.1	93.4	93.4
	4 周	91.8	91.8	91.8
400mg 组	2 周	96.8	92.1	92.1
	4 周	93.7	87.3	87.3
1200mg 组	2 周	81.3	79.7	79.7
	4 周	85.9	82.8	82.8

结论：硝酸咪康唑 3d（400mg 栓组）与 1d（1200mg 栓组）疗法治疗 VVC 有效、安全，可提高治疗的依从性和可接受性。

国外咪康唑阴道栓 3d 疗法治疗 VVC，从阴道分泌物、外阴瘙痒、排尿困难、性交困难等临床症状，显微镜检查，Nickersoo 培养 3 个方面评价疗效，结果均显示疗效显著，治愈率 90% 以上，并无不良反应。

3. 噻康唑　对假丝酵母菌作用优于克霉唑、咪康唑、益康唑、酮康唑。噻康唑阴道软膏单剂量给药，使用方便，副作用小，疗效显著。一项随机多中心试验表明 6.5% 噻康唑阴道软膏单剂量给药，1 个月后复查，治愈率达 88%（Clark，1993）。

4. 益康唑　化学名氯苯咪唑，对假丝酵母菌有一定抑菌作用。益康唑 50mg 阴道栓，每日用药一次，15d 为 1 个疗程，或 150mg 阴道栓，每日用药一次，3d 为 1 个疗程。两种方法疗效相似，且复发率都较高。益康唑治疗假丝酵母菌阴道炎的另一缺憾是阴道烧灼感明显。

5. 酮康唑　为广谱抗真菌药，其特点是口服后胃肠道吸收良好。一次口服 200mg 后 1～2h 血清峰浓度达 3～4mg/L，半衰期约 8h。对假丝酵母菌作用优于咪康唑。酮康唑使用方便，疗效肯定，但其副作用显著，最主要是肝脏毒性。

6. 布康唑　一种新型咪唑类抗真菌药，布康唑抗菌谱和其他咪唑类化合物相似。通过抑制真菌细胞麦角固醇的生物合成，损伤真菌细胞膜并改变其通透性，从而抑制细菌生长。布康唑还可以通过抑制真菌的三酰甘油和磷脂的生物合成，抑制氧化酶和过氧化酶的活性，引起细胞过氧化氢积聚导致细胞亚微结构变性和细胞坏死。此外，布康唑还可以抑制白假丝酵母菌自芽孢转变为侵袭性菌丝的过程，所以是理想的 VVC 药物的选择。

在 2010 年和 2015 年美国疾病控制中心阴道感染诊断和治疗中，针对单纯 VVC 的治疗，在非处方药阴道用药中首先推荐 2% 布康唑膏（5g）阴道上药，每晚一次，共 3d，而在非处方阴道药中首先推荐 2% 布康唑膏（5g）单次阴道上药。制霉菌素 10 万 U/d，阴道上药，每晚一次，共 14d。然后由于多种因素影响，目前布康唑在国内 VVC 治疗中并未推广使用。耐克霉唑、耐氟康唑和耐咪康唑的患者中，伊曲康唑对白假丝酵母菌作用 24h，MIC 值均高于耐药界定值，则提示耐克霉唑，耐氟康唑，耐咪康唑组对伊曲康唑均存在交叉耐药，即对克霉唑或氟康唑或咪康唑耐药的白假丝酵母菌，对伊曲康唑也耐药。布康唑对耐药氟康唑，耐咪康唑，耐伊曲康唑的白假丝酵母菌 24h MIC 值均低于敏感界定值，提示耐氟康唑或耐咪康唑或耐伊曲康唑的白假丝酵母菌对布康唑仍有很好的敏感度。布康唑作为咪康唑咪米唑类抗真菌药，表现出的良好的抗真菌作用，可能与中国治疗为 VVC 较少有该药应用有关。2% 布康唑阴道霜用药 3d 为 1 个疗程，其疗效略优于克霉唑、益康唑。体外抑菌试验表明对非白假丝酵母菌的其他假丝酵母菌如光滑假丝酵母菌等，布康唑的抑菌作用优于其他咪唑类。

7. 其他咪唑类　芬替康唑、异康唑、硫康唑、奥昔康唑对阴道假丝酵母菌也有一定疗效，但奥昔康唑对黏膜刺激性较强，阴道烧灼感明显。

（二）三唑类

1. 伊曲康唑　其作用机制与咪唑类相同。伊曲康唑抗真菌谱广，口服后吸收快，半衰期长达 17 ～ 24h，抗真菌疗效优于酮康唑 5 ～ 100 倍。在一次随机单盲多中心试验中，伊曲康唑 400mg 口服给药和克霉唑 500mg 单剂量阴道给药比较，10d 后检查，伊曲康唑组治愈率 61%，克霉唑组为 67%；30d 后复查伊曲康唑组治愈率 67.7%，克霉唑组则降为 62%（Austin，1992）。两组疗效相似但伊曲康唑后效应优于克霉唑。伊曲康唑常见不良反应有胃肠不适、头痛、瘙痒和皮疹等，但随伊曲康唑的广泛应用，也发现一些新的不良反应，如肝损害、多发性神经病、白细胞减少症、震颤、胃黏膜出血、味觉缺乏、酒糟鼻样反应、猩红热、麻疹样药疹等，用药量大和使用时间长后可能出现（唐湖泉，2000），提示临床在应用该药时高度重视，并注意观察和防范。

2. 氟康唑　系抗菌谱广的药物，作用机制也类似咪唑类，但其对真菌细胞色素 P450 的结合力远高于哺乳类，故不出现明显肝毒性。药动学特点是半衰期长，分布广泛，在阴道组织、阴道液中浓度可维持 72h，口服胶囊生物利用度高，大于 90%。氟康唑 150mg 单剂量口服治疗假丝酵母菌阴道炎可获取较满意疗效，但须注意肾功能，哺乳期妇女不宜服用。

3. 特康唑　只限于局部应用治疗假丝酵母菌阴道病。体外抑菌试验表明对非白假丝酵母菌中的克鲁斯假丝酵母菌、光滑假丝酵母菌、近平滑假丝酵母菌、热带假丝酵母菌，特康唑优于氟康唑（Cooper，1996）。

（三）多烯类

这是临床上较早应用，且至今仍在广泛使用的一类抗真菌药。其中，制霉菌素、克念菌素、克霉灵对白假丝酵母菌有较强作用，用于治疗假丝酵母菌阴道病。

四烯族的制霉菌素对白假丝酵母菌的最低抑菌浓度为 1.56 ~ 20μg/ml，治疗假丝酵母菌阴道炎为 10 万 U 阴道栓，每日 1 ~ 2 粒，14d 为 1 个疗程，疗程长、用药过频是其缺点，患者对该药的顺从性也差。

七烯族的克念菌素，抗菌谱窄，仅针对白假丝酵母菌有较强作用。

克霉灵为半合成聚烯抗生素，对白假丝酵母菌有较强抑制作用，且对滴虫感染也有效，故可应用于阴道假丝酵母菌或假丝酵母菌、滴虫混合阴道感染，局部给药或口服给药，都有肯定的疗效，口服给药的副作用是胃肠道反应明显。

（四）吗啉类

阿莫罗芬为局部抗真菌药，作用机制也为抑制真菌细胞壁麦角甾醇生物合成的各步酶反应。假丝酵母菌对其敏感，最低抑菌浓度为 0.55 ~ 0.79μg/ml。50mg 与 100mg 阿莫罗芬阴道片单剂量给药，疗效相似，复发率也相当，且和 500mg 克霉唑单剂量作用相似。

综上所述，抗假丝酵母菌药物众多，对假丝酵母菌外阴阴道炎的治疗，可总结为如下几点：

1. 白假丝酵母菌外阴阴道炎可选用的药物有克霉唑、凯妮汀、达克宁、噻康唑（妥善）、益康唑、酮康唑、伊曲康唑（斯皮仁诺）、氟康唑、制霉菌素、克念霉素、克霉灵等，但目前临床上以达克宁、凯妮汀、制霉菌素、伊曲康唑等为主。

白假丝酵母菌阴道感染建议用药：氟康唑类或卡泊芬净等药物，发生位点突变者建议用非唑类药。实际临床上咪唑类药也有一定作用。

2. 光滑假丝酵母菌阴道感染以选用布康唑、伊曲康唑、特康唑、氟康唑等为主，克霉唑、咪康唑也有作用。

3. 热带假丝酵母菌阴道感染可选用特康唑、伊曲康唑、氟康唑等，克霉唑、咪康唑也有作用。

4. 克鲁斯假丝酵母菌感染可选用克霉唑，特康唑作用也较强，咪康唑也有作用。

5. 孕妇假丝酵母菌感染可在医师指导下首选克霉唑、凯妮汀、制霉菌素，也可在医师指导下应用达克宁。

6. 哺乳期妇女不宜使用氟康唑。

（石一复　周怀君）

第 6 章

复发性外阴阴道假丝酵母菌病的诊断与治疗

外阴阴道假丝酵母菌病（vulvovaginal candidiasis，VVC）又称为假丝酵母菌性外阴阴道炎。而大多数复发性外阴阴道假丝酵母菌病（recurrent vulvovaginal candidiasis，RVVC）患者无明显发病诱因或其他明显相关疾病，发病因素常与微生物学、阴道微生态、基因遗传、日常生活行为等有关。

VVC 可分为两大类，一类为单纯性外阴阴道假丝酵母菌病，另一类为复杂性外阴阴道假丝酵母菌病其中包括难治性、复发性和妊娠合并外阴阴道假丝酵母菌病三种。

复发性外阴阴道假丝酵母菌病（RVVC）是引起各阶层妇女发病的最主要的妇科疾病之一，影响全世界数以万计的女性。既往 RVVC 发病随着绝经期的开始而减少，但激素替代治疗的广泛应用已经延长了风险年龄。白假丝酵母菌依然是引起 RVVC 的主要菌原体，但 RVVC 的最优管理需要菌种鉴定，针对菌种特异性的有效治疗是最好的。在明确 RVVC 易感的危险因素方面有很大的进展，特别是在遗传因素和正常阴道防御的免疫机制及其在 RVVC 中的异常方面。尽管，随着氟康唑维持抑制治疗的使用，RVVC 的有效控制卓有成效，但 RVVC 的治愈仍是个难题，尤其是在氟康唑药物已出现耐药的情况下。

第一节　复发性外阴阴道假丝酵母菌病的定义

复发性外阴阴道假丝酵母菌病的定义目前仍未完全统一，因为受到病原体（不同种类假丝酵母菌）、真菌学检查、临床患者对症状的感受和诉述不同、复发和再感染的区别等因素影响。

复发性外阴阴道假丝酵母菌病是指妇女患外阴阴道假丝酵母菌病经治疗后，临床症状和体征消失，真菌学检查阴性后又出现症状，经真菌学检查又为阳性，可称为外阴阴道假丝酵母菌病复发。

如一年内发作 3 次或以上，则称复发性外阴阴道假丝酵母菌病。美国健康妇女中复发性外阴阴道假丝酵母菌病的发病率为 5% 左右（Sobel，1996）。由于对更广泛的有症状和无症状疾病的认知，在英国，将最初由阴道真菌感染引起的称为"急性霉菌性阴道炎"的疾病，更名为"阴道假丝酵母菌病"或"假丝酵母菌病"。继之认识到炎症的主要部位和症状来源于外阴，从而命名为"外阴阴道假丝酵母菌病"。尽管大部分有症状的发作表现为急性外阴阴道假丝酵母菌病的散发致病，一些女性有较长的慢性或长期的日常表现和症状，再发病例中新的假丝酵母菌亚组已经被发现，在发作间期完全无症状，称复发性外阴阴道假丝酵母菌病。复发性外阴阴道假丝酵母菌病被定义为在 12 个月内至少出现有症状的发作 3 次，但也有研究者声称需要一次附加发作，换言之为 4 次发作。这是一个不基于数据或研究的完全主观的诊断。

常规的抗假丝酵母菌药物可使 80% ～ 90% 初发的假丝酵母菌性外阴阴道炎患者症状消失、培养结果转阴，但在数周内 7% ～ 34% 的妇女会再发假丝酵母菌感染甚至出现阳性症状，其中小部分一年内可再发 3 次或 3 次以上假丝酵母菌性外阴阴道炎，成为复发性假丝酵母菌性外阴阴道炎。

据 2001 年美国国际妇产科感染疾病会议资料，VVC 复发率为 5% ～ 20%，其复发与治疗不彻底、阴道内有假丝酵母菌、抗生素应用、性伴侣、环境因素等有关。口服甲硝唑治疗细菌性阴道病（bacterial vaginosis，BV）/ 细菌过多综合征（bacteria excess syndrome，BES）也可诱发外阴阴道假丝酵母菌病。BES 与 BV 诊断标准为具有线索细胞、挥发性胺试验（+）、乳酸杆菌减少和 pH > 4.5。我国尚未见有关确切资料，但临床并不少见。因其经常发作，又久治不愈，对妇女身心健康和工作、学习、生活等均有很大影响。

阴道复发的概念也可指在局部抗真菌治疗后，阴道内的假丝酵母菌数量减少和体征及炎症症状得到减轻，但假丝酵母菌未完全从阴道根除。于是假丝酵母菌少量持续存在于阴道内，以致成为持续假丝酵母菌携带者。当宿主的环境情况允许时，寄居的假丝酵母菌数量将会增加，并形成菌丝和引起临床新的发作。

由上述可知，复发性外阴阴道假丝酵母菌病与阴道假丝酵母菌复发，两者在含义上不同。前者是症状、体征、真菌均消除后，又再现，且一年内发作 ≥ 4 次。后者是症状体征减轻、消失，但真菌学仍阳性，实际是治疗未彻底。

在目前的情况下，以流行学研究确定 RVVC 的发病率是不大可能的。这首先是因为非处方直接销售（OTC）抗真菌剂的广泛可获得性。尽管有争议性，但易得性、大量高效的外用抗真菌剂可以被认为对妇女健康有益。OTC 药物明显使得妇女能快速缓解症状，但同时相应的明确病因的诊断性检验费用仍然较高且不开放。不幸的是，自我诊断并不可靠，常出现过度诊断。很多研究已经显示出抗真菌药 OTC 的缺点。幸运的是，这些外用药的过度使用只有一些不常发生的不良反应，也较少发生耐药。

☆☆☆☆

第二节　复发性外阴阴道假丝酵母菌病发病机制与相关因素

　　RVVC 的发病机制与非复发性假丝酵母菌病的发病机制及相关因素虽然有部分类似，但并不完全一致，因此也是临床难题之一，对此已开展许多研究和探索，尤其在免疫、菌种检测、分子生物学微生物、阴道微生态和微生物学、绝经、临床等方面。

　　1. 阴道微生态和微生物学，从阴道微生态角度看，乳杆菌可产生 H_2O_2，即使是急性 VVC 患者其阴道内乳杆菌仍为优势菌，这一现象早在 1996 年由 Sobel 等发现。此后国内外许多研究者均发现和推测 RVVC 者复发率高、治愈率低，可能与阴道菌群、乳杆菌菌种的比例失调有关。例如，有的以惰性乳杆菌为优势菌病，而卷曲乳杆菌含量明显减少；各种乳杆菌产生 H_2O_2 量的差异，比例失衡，基因表达差异，渗细胞素、黏蛋白，酶的表达多少不一有关。均会影响正常菌群重建和微生态的平衡，与 RVVC 的复发、症状控制、治疗效果及是否治愈有关。

　　上述说明从微生物学角度考虑，阴道内正常和异常菌群，占优势的乳杆菌的种类，各种乳杆菌能否产生 H_2O_2 及其量的多少，各种乳杆菌对不同药物的敏感度，药效浓度与 VVC 或 RVVC 的规范性诊治尚未完全揭示，故对 RVVC 的发病，治疗效果问题尚需探索和研究。

　　2. 宿主的免疫因素，包括阴道局部免疫和全身免疫。有关阴道局部免疫的研究较多，如 Toll 样受体（Toll like receptor，TLR），其中 TLR2 和 TLR4 已被证实是识别真菌细胞壁的病原体相关分子模式，可诱导细胞因子分泌，激活中性粒细胞的抗真菌作用，诱导树突状细胞成熟和活化，启动机体的免疫防御反应。阴道上皮细胞无假丝酵母菌感染后可分泌肿瘤坏死因子 -α（TNF-α）；小鼠阴道内注入白假丝酵母菌时，中性粒细胞很快聚集到阴道局部，即可发生炎症反应，导致阴道 IL-1b，IL-6 以及具有杀灭真菌作用的活性提高。甘露糖结合凝集素（MBL）基因突变率高可能与 RVVC 有关，阴道局部 MBL 降低，MBL 基因突变与 VVC 及复发性有关；阴道冲洗液，采用液相悬浮芯片技术（luminex）检测 IL-10，IFN-γ，IL-22，IL-17A 也称 IL-17 和 IL-23 浓度。结果发现，IL-17 减少可引起慢性皮肤黏膜假丝酵母菌病，表明 IL-17 在宿主抗假丝酵母菌尤其是黏膜假丝酵母菌病中起着重要的保护作用。RVVC 缓解期阴道冲洗液 IL-17 浓度明显低于对照组（健康女性）。考虑 RVVC 缓解期阴道局部抵抗力低下，无法抑制假丝酵母菌生长，导致 VVC 复发。IL-22 是 Th17 细胞分泌的另一个重要的细胞因子，其通过抑制假丝酵母菌生长及维持上皮的完整性防御假丝酵母菌感染。但有报道人类阴道黏膜白假丝酵母菌感染不参与免疫反应。有关 IL-23、IL-10 等研究和检测结果与 RVVC 的关联性有不同结果报道。总之，RVVC 的发病免疫机制仍需进一步研究，目前已知 RVVC 与免疫机制有关，但尚未得出确切结果，所以免疫治疗、免疫干预和疫苗治疗等任重而道远。

3. 菌种检测等相关因素，外阴、阴道酵母菌病及 RVVC 的治疗并不简单，远有不少问题未被深入研究，一般诊断均依靠患者症状、体征、实验室相关检查，实验室检查的正确性因采用检测方法，取材正确性，送检标本量，取材与检测相距时间，检测设备，检测人员技术水平，责任心等而有异，且可能有较大差异。也与微生物学的新进展，如通过某些方法可将感染的假丝酵母菌进一步区分，如传统微生物学方法鉴定的白假丝酵母菌和非白假丝酵母菌可进步区分（表 6-1）。

表 6-1　传统微生物学方法与分子生物学微生物学复检对比

传统微生物学方法	分子生物学微生物学复检
白假丝酵母菌	白假丝酵母菌 都柏林假丝酵母菌 非洲假丝酵母菌
光滑假丝酵母菌	光滑假丝酵母菌 C. nivatiensin C. bracarensis
近平滑假丝酵母菌	近平滑假丝酵母菌 口炎性腹泻假丝酵母菌 秃发假丝酵母菌

上述新命名的假丝酵母菌在表型上与白假丝酵母菌、光滑假丝酵母菌、近平滑假丝酵母菌相似或相同，是采用传统的微生物学方法（如科马嘉显色培养基显色培养，试管实验、厚壁孢子实验及 API 20C AUX 系统方法）无法进行鉴别的，可采用 PCR 及琼脂糖凝胶电泳鉴别。可根据扩增产物的大小鉴定菌株，采用分子方法鉴定假丝酵母菌各生物序列及产物大小。其他少见假丝酵母菌可提取 DNA 对 rDNA D1/D2 区进行扩增，进一步确定不同种类的假丝酵母菌。

在 14 名患有复发性假丝酵母菌阴道炎的妊娠期妇女中，有 12 人（85.7%）检出白假丝酵母菌，经过对这些假丝酵母菌表型和基因型的研究发现，复发性假丝酵母菌阴道炎是由某一持续存在的假丝酵母菌基因型在抗真菌治疗中不同的形态学表现和生物学行为所导致的。

☆☆☆☆

总之，分子方法传染 API 20C AUX 系统鉴定的白假丝酵母菌、光滑假丝酵母菌、近平滑假丝酵母菌进一步区分，上述三种假丝酵母菌是引起 VVC 常见的假丝酵母菌，临床上相同种类假丝酵母菌感染的治愈率和耐药率并不同，提示上述三种假丝酵母菌可能在分子水平上存在未被发现的差异，也是形成 RVVC 的原因之一。也能将 API 20C AUX 系统错误鉴定的少见菌种和不能识别的新菌种鉴定出来，有助于分析临床治疗效果差异和耐药差异的原因。

值得注意的是，一项绝经后妇女扩展人口研究支持，由于激素替代治疗，尤其是阴道局部药物的使用，越来越多的老年妇女仍处于 VVC 和 RVVC 的风险中。据估计，RVVC 每年影响约 1.38 亿的女性。不幸的是，真正基于人口的研究仍然较少。

复发性外阴阴道假丝酵母菌病有免疫致病过程，见图 6-1。图中充分说明复发性外阴阴道假丝酵母菌病的发病与免疫机制有关。T 细胞对假丝酵母菌抗原反应性减弱的原因是巨噬细胞产生前列腺素 E_2，前列腺素 E_2 可能通过抑制 IL-2 的产生阻断淋巴细胞的繁殖。异常的吞噬细胞功能可能是局部 IgE 抗假丝酵母菌抗体或一种血清因子造成的。

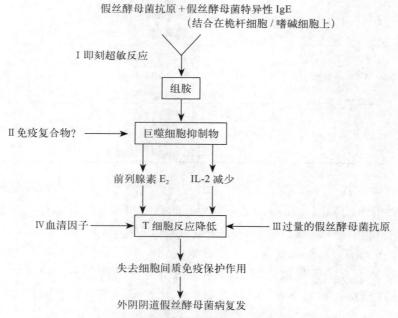

图 6-1　复发性外阴阴道假丝酵母菌病免疫致病过程

所有妇女都可能有酵母菌移生现象，许多移生现象可长达数月以至数年，但在机体的免疫保护下，在共生关系中只保持少量酵母菌。免疫球蛋白 IgE 和 IgA 对维持这种共生关系作用较小，细胞介导的免疫起较大作用，即 Th1 细胞分泌 IL-1、IL-2 及 TNF 等促炎性细胞因子，而 Th2 细胞分泌 IL-4 等抑制细胞免疫。Th1 和 Th2 细胞之间相互抑制、相互拮抗以维持平衡。

复发性外阴阴道炎妇女中，细胞因子有了变化，分泌的是 IL-4、IL-5 和 IL-10。IL-4 有潜在吸引嗜酸细胞的能力，所以在复发性外阴阴道假丝酵母菌病妇女阴道分泌物中很容易找到嗜酸细胞，也能发现肥大细胞所产生的 IgE。以上表明，复发性外阴阴道炎假丝酵母菌宿主，在免疫方面有一种速发型超敏反应，患者对自身的酵母菌过敏，即宿主从 Th1 细胞介导的正常预防性反应转变为 Th2 反应。也有报道用白假丝酵母菌浸渍作皮试液，大部分有即时皮试阳性反应，少数即时皮肤反应阴性，但在 6～8h 后出现皮肤阳性的延缓反应，也说明宿主免疫异常（Rigg，1990）。

4. 微生物因素，已知外阴阴道假丝酵母菌病主要真菌是白假丝酵母菌，占80% 左右，还有非白假丝酵母菌，如光滑假丝酵母菌感染时没有菌丝而只有发芽酵母菌，这种芽生孢子在显微镜下很难识别，易混淆诊断。光滑假丝酵母菌对碱性的环境 pH 的耐受性高于白假丝酵母菌，对咪唑类药不敏感，难以彻底治疗而易反复发作。

常规的抗假丝酵母菌药物可使 80%～90% 的初发的假丝酵母菌性外阴阴道炎患者症状消失、培养结果转阴，但在数周内 7%～34% 的妇女会再发假丝酵母菌感染甚至出现阳性症状，其中小部分一年内可再发 3 次或 3 次以上假丝酵母菌性外阴阴道炎，成为复发性假丝酵母菌外阴阴道炎。

5. 临床上治疗不彻底，或无巩固治疗易复发外阴阴道假丝酵母菌病的彻底治愈是指治疗后症状消失，体征无异常，真菌学检查阴性，且于每次月经后均需复查，连续 3 次阴性。常因治疗不彻底、检查未按正规，或无巩固治疗，所以易复发。

6. 配偶 / 性伴未检查治疗。

7. 再次感染。

8. 阴道 pH 及阴道清洁度未恢复正常，也即阴道微生态及环境未恢复正常，也容易复发。

9. 复发性外阴阴道假丝酵母菌病与宿主肠道和性传播密切相关。真菌是人体正常菌群之一，白假丝酵母菌在口咽部、肠道比例较高，分别为 7.08% 和 6.6%，而阴道占 4.63%（戴钟英，1999），故常认为消化道是病原体藏身之处。其他也有报道肠道内假丝酵母菌比例更高，肛门内阳性率 37%～100%，口腔内阳性率 48%～80%，各家报道不一。几乎 100% 急性假丝酵母菌阴道炎的妇女直肠拭子培养均发现假丝酵母菌，且所得的生物型几乎无变化地属同一菌株。临床上复发性外阴阴道假丝酵母菌病患者口服抗真菌药后全身已达到极高浓度，但并未降低造成复发性外阴阴道假丝酵母菌病的危险概率。

☆☆☆☆

10. 性传播与复发有密切关系。有复发的妇女,其男性伙伴有约20%的阴茎有假丝酵母菌寄居,常无症状。微生物常在男性未做包皮环切的邻近冠状沟处,菌株分型技术指出,感染的双方常携带同一型菌株。

11. 性交频率高的外阴阴道假丝酵母菌病患者其复发率因再感染、重复感染、对方假丝酵母菌带菌或未治疗等而复发率高,但大多数报道在治疗复发性外阴阴道假丝酵母菌病中虽其性伴同时治疗仍不奏效 (Sobel,1998)。

12. 其他因素,如不足量的短期治疗、长期应用广谱抗生素、糖尿病未控制、穿化纤紧身衣裤等有关因素也都是复发性外阴阴道假丝酵母菌病的易感和诱发因素。

13. 2001 年美国国际妇产科感染疾病会议上指出口服甲硝唑治疗细菌性阴道病 / 细菌过多综合征 (BV/BES) 诱发外阴阴道假丝酵母菌病,以往服用甲硝唑 2g 顿服,250mg,3 次 / 天,共 3d 以上者,约50%可并发外阴阴道假丝酵母菌病。

14. 假丝酵母菌芽生孢子(酵母)从下消化道迁移到相邻的前庭和阴道。这与乳酸杆菌有相同的迁移路径。阴道定植菌在假丝酵母菌黏附至阴道上皮细胞后通常维持较低数量,定植阻力没有得到充分研究,但伴随着初潮的雌激素效应定植增强,绝经后定植降低。在不易患 RVVC 的健康人群中,无症状的定植可能持续几个月或几年,因为孢子可与阴道细菌共生。急性有症状的 RVVC 常伴有此共生关系的破坏,并伴有假丝酵母菌受激发过度增殖或宿主防御机制改变,因而出现了阴道定植菌增加,但 RVVC 易感及其原因可能是遗传的、生物的或行为方面的。

第三节　症状、体征、诊断和鉴别诊断

复发性外阴阴道假丝酵母菌病的症状、体征与单纯性外阴阴道假丝酵母菌病相似。在诊断方面采用的方法也与单纯性外阴阴道假丝酵母菌病相同,诊断其为复发性应根据症状、严重程度、发生频率、镜下检查、真菌种类而与单纯性外阴阴道假丝酵母菌病相区别。

临床上单纯性和复发性外阴阴道假丝酵母菌病的区分,见表 6-2。

表 6-2　临床上外阴阴道假丝酵母菌病的分类

	单纯性外阴阴道假丝酵母菌病	复发性外阴阴道假丝酵母菌病
严重程度	轻→中	中→重
发生频率	＜ 4 次 / 年	≥ 4 次 / 年
镜下检查	假菌丝或菌丝	仅有发芽酵母菌
宿主	健康妇女,非孕妇	有不良因素(妊娠、糖尿病、免疫抑制等)

	单纯性外阴阴道假丝酵母菌病	复发性外阴阴道假丝酵母菌病
真菌种类	多数为白假丝酵母菌	可为白假丝酵母菌和（或）非白假丝酵母菌
处理	任何抗真菌治疗	强化方案治疗（避免短期治疗）

复发性外阴阴道假丝酵母菌病患者在长期抗真菌治疗前一定要做真菌学检查，包括涂片及培养，如有条件同时做药敏试验。这样可了解引起复发性外阴阴道假丝酵母菌病的菌种，避免误诊误治。

做阴道分泌物涂片，查出孢子和假菌丝，可确诊大部分外阴阴道假丝酵母菌病，但对无假菌丝的白假丝酵母菌，则需做培养。复发性外阴阴道假丝酵母菌病中白假丝酵母菌仅占 67.5%，而非白假丝酵母菌占 32.5%，其中光滑假丝酵母菌占 15.6%，远较单纯性外阴阴道假丝酵母菌病为高，更有做培养的价值（Nyirjesy，1995）。

在诊断方面也应与其他疾病做鉴别，外阴阴道假丝酵母菌病通常在皮肤病的前后或同时并存，有相似之处。白假丝酵母菌的生物特征为其外表有甘露糖，易黏附在阴道鳞状上皮而致病，但它很难黏附在外阴的角化组织，故健康的外阴皮肤具有抗感染屏障作用。当接触性皮炎、过敏性皮炎、硬化性苔藓或上皮内瘤样病变时，假丝酵母菌黏附于异常上皮表面而导致外阴阴道假丝酵母菌病。有外阴瘙痒、灼痛、局部充血、皮损时，或治疗无效时要想到外阴阴道假丝酵母菌病，同时考虑是否有其他皮肤病，是否为复发性外阴阴道假丝酵母菌病。

2001 年美国国际妇产科感染疾病会议上又提出复发性外阴阴道炎的多病因综合征问题，其认为：①复发性白假丝酵母菌外阴阴道炎培养不是 100% 阳性，因而有不恰当用药现象；②采用革兰氏染色与培养结果近似，所以临床不一定需要培养；③染色琼脂发现部分复发性白假丝酵母菌外阴阴道炎患者中有非白假丝酵母菌菌种存在，遇此情况应做培养；④阴道白假丝酵母菌患者中，4/5 患者的肛门、直肠、口腔部位检测呈阳性，阳性符合率为 90%，生殖道外为白假丝酵母菌菌落的储藏场所；⑤抗真菌治疗时首次发病有效，但不能防止复发性白假丝酵母菌外阴阴道炎的发生，治疗上需同时抗炎及抗真菌治疗才有效。

复发性白假丝酵母菌外阴阴道炎与患者前臂经皮水分丢失、体重也密切有关。前臂经皮水分丢失（foram transepidermal water loss，FTEWL）主要是测定皮肤的脆性，观察复发性白假丝酵母菌外阴阴道炎患者是否全身皮肤脆性增加。应用一种水分蒸发仪，在标准条件下测量复发性白假丝酵母菌外阴阴道炎妇女前臂的经皮水分丢失，结果发现复发性白假丝酵母菌外阴阴道炎者皮肤脆性比无复发者的高，对刺激的反应大，提出皮肤脆性增强可能是复发的原因之一。

复发性白假丝酵母菌外阴阴道炎与患者的体重也有关。研究发现复发者体重高于对照组，复发者平均血糖浓度至少有一次在 95 百分位以上，糖耐量试验高于对照组。此也可理解为体重高及肥胖者、糖尿病患者易出现复发性白假丝酵母菌外阴阴道炎。

第四节　复发性外阴阴道假丝酵母菌病的治疗

复发性假丝酵母菌外阴阴道炎的治疗一直是一个难题，本节所述治疗 RVVC 的方法或方案有些年份已久远，但临床仍较广泛采用。

复发性外阴阴道假丝酵母菌病最理想的治疗方法仍未确立。反复感染的女性急性发作的治疗和首次急性发作的治疗是相同的。复发感染包括局部治疗，也包括维持量口服治疗。但当维持量停用时，会出现复发或再发。

通常在治疗时首先尽量消除所有的诱因或易发因素（但大多数复发者并无糖尿病或使用广谱抗生素或使用固醇类药物），同时应积极治疗局部皮肤病损。

复发性外阴阴道假丝酵母菌病控制症状较容易，但治愈无法保证。易患复发性有症状性阴道炎患者可能有基因缺陷，目前我们无法控制宿主黏膜反应，只能通过促进假丝酵母菌抗原耐受，使得阴道真菌负荷保持在极低水平，这一状态可通过长期抗真菌药维持。

对复发性外阴阴道假丝酵母菌病患者要强化治疗，即选择对该酵母菌最敏感的抗真菌药物，行低剂量长期治疗。治疗前的药敏试验有助于选用药物。

短程治疗是易引起再次复发的危险因素之一，长期治疗至少要 6 个月，以便给宿主阴道重新建立防御性免疫反应机制。一般选用咪唑类药物治疗。口服用药优点是方便，同时避免了外用药偶然发生的化学刺激性反应或过敏反应，其次口服治疗可对全身性的真菌感染有帮助。

1. 1998 年美国 CDC 对复发性外阴阴道假丝酵母菌病的治疗方案推荐的口服药方案如下：

氟康唑：每周 150mg，共 6 个月。

酮康唑：100mg/d，共 6 个月。

伊曲康唑：100mg，每日 2 次，共 1 周；每月 1 次，共 6 个月；或 50 ～ 100mg/d，共 6 个月。

2. 也有报道用凯妮汀（克霉素 500mg 乳酸配方），每周 1 次，共 6 个月；或硝基咪康唑（达克宁），每晚 200mg，每月用 1 周，共 6 个月。

3. 其他推荐的方案：口服酮康唑 400mg/d，共 14d；氟康唑 200mg，每 4 天给药 1 次，共用 3 次，随后维持量 200mg，每周用 1 次，维持 3 个月（Nyirjest，1995）。

　　4. 复发性顽固性病例的治疗主要有定期持续使用克霉唑等局部药控制症状，持续用药 6 个月；口服三唑类药如伊曲康唑、氟康唑连续 3 周；对唑类药耐药者可口服制霉菌素、硼酸或氟胞嘧啶内外联合应用。

　　5. 氟康唑治疗复发性外阴阴道假丝酵母菌病的推荐方案如下：

　　方案一：第 1、4、7 天分别单剂口服氟康唑 150mg，以后为维持治疗，单剂口服氟康唑 150mg/ 月 ×6 个月。

　　方案二：单剂口服氟康唑 150mg/ 月 ×12 个月。

　　6. 2001 年欧洲推荐方案：克霉唑 500mg 阴道内塞药，每周 1 次，共 6 个月，或氟康唑 100mg 每周一次口服，共 6 个月。

　　7. 2002 年美国 CDC 推荐方案

　　治疗：外用药 7 ～ 14d，或口服氟康唑 150mg，3d 后重复治疗 1 次。

　　维持：克霉唑 500mg 阴道栓每周 1 次；或酮康唑 100mg 每日 1 次；或氟康唑 100 ～ 150mg 每周 1 次；或伊曲康唑 400mg 每月 1 次或 100mg 每日 1 次，共 6 个月。

　　8. 2003 年 8 月中华医学会妇产科学分会组织国内有关专家讨论有关复发性外阴阴道假丝酵母菌病诊治规范，草案如下(治疗原则包括强化治疗和巩固治疗，需要根据真菌学培养和药物敏感试验选择药物，在强化治疗达到真菌学治愈后，给予巩固治疗，至少 6 个月)。

　　(1) 强化治疗

　　口服用药：氟康唑　150mg，3d 后重复 1 次；

　　伊曲康唑 200mg 2 次 / 天 ×（2 ～ 3）天。

　　阴道用药：咪康唑栓 400mg 1 次 / 天 ×6d 或 200mg 1 次 / 天 ×（7 ～ 14）d；

　　克霉唑栓 100mg 1 次 / 天 ×（7 ～ 14）d 或 500mg 1 次，3d 后重复 1 次。

　　(2) 巩固治疗

　　阴道用药：咪康唑栓 400mg 3 天 / 月 ×6 个月；

　　克霉唑栓 500mg 1 次 / 周 ×6 个月。

　　口服用药：伊曲康唑 100mg 隔日 1 次 ×6 个月；

　　氟康唑　150mg/ 周 ×6 个月。

　　(3) 氟康唑治疗 RVVC

　　方案一：

　　第 1 日：单剂口服氟康唑 150mg。

　　第 4 日：单剂口服氟康唑 150mg。

　　第 7 日：单剂口服氟康唑 150mg。

　　维持治疗：单剂口服氟康唑 150mg/ 月 ×6 个月。

方案二：

单剂口服氟康唑 150mg/ 月 ×12 个月。

9. 建议对 RVVC 使用抗组胺药或前列腺素合成酶制剂

有报道 60% 的 RVVC 有过敏史，其中有对氟康唑不敏感者加服西替利嗪（cetirizine）后症状缓解。提出常规抗真菌药物治疗无效的 RVVC 可使用抗组胺药与抗真菌药联合使用。真正的 RVVC 治愈者是那些无症状的慢性携带者或阴道真菌仅是定植状态，因此可尝试脱敏治疗，而影响患者对真菌的高敏感性。

10. Sobel 方案：总结国外 RVVC 治疗方案中，目前临床应用较广的是氟康唑治疗方案，安全，简便，疗效尚可。在氟康唑维持治疗期间，有症状阴道炎很少发作，且阴道真菌培养阴性。患者能享有一段时间的正常生活，但 30% ～ 50% 的患者停止治疗 3 ～ 4 个月后无明显诱因再次复发。再次培养真菌株与之前相同，并仍对氟康唑敏感。因此，目前认为氟康唑维持治疗并没有安全杀灭真菌，仅是抑制真菌的复发。

11. 对光滑假丝酵母菌感染的 RVVC，目前可用每晚阴道用硼酸胶囊 600mg 共 14d。制霉菌素对光滑假丝酵母菌感染的 RVVC 的有效率约为 64.3%。

12. 国外有采用孜然芹（*Cuminum cyminum*）以及精油类如薰衣草（*Lavandula binaludensi*）、柠檬香草、天竺葵、茶树和百里香精油等。精油对 RVVC 及白假丝酵母菌有良好的抗真菌活性。

13. 免疫制剂：阴道假丝酵母菌能分泌甘露糖蛋白 MP65，该蛋白有 β- 葡聚糖酸活性，对假丝酵母菌吸附阴道上皮细胞，酵母相向菌丝相转化具有重要意义，还可分泌天冬酰胺蛋白酶（特别是 Sap1、Sap2 和 Sap3），长期以来被认为是重要的致病因子，能降解宿主结构蛋白，如阴道表面的角蛋白等，提示在 VVC 和 RVVC 患者中使用免疫制剂具有一定的应用前景。在大鼠、小鼠实验中，针对 MP65 和 Sap2 蛋白特异性抗体片段、结构域抗体的体外实验能抑制白假丝酵母菌吸附大鼠阴道上皮细胞，抗体疗效与氟康唑相似，对氟康唑耐药菌株，则优于氟康唑。也有结合疫苗干预者，系从褐藻中分离出的 β- 葡聚糖，结合白喉菌素，能在小鼠模型中诱导出抗 β- 葡聚糖抗体，可直接抑制甚至杀伤白假丝酵母菌。此外，还有免疫干预方案，如阴道局部灌注假丝酵母菌所致敏的树突状细胞、B 细胞、T 细胞等，但临床意义尚待进一步研究和证实。

14. RVVC 的维持（巩固）治疗（CDC，2006）

（1）一线治疗方案：口服氟康唑 100mg/150mg/200mg 每周 1 次 ×6 个月。若该方案不可行，则推荐局部用药，克霉唑阴道栓 500mg 每周 1 次 ×6 个月；或克霉唑阴道栓 200mg 每周 2 次 ×6 个月；或间断应用其他局部治疗药物。

（2）对耐药性 VVC 的治疗选择：复发性 VVC 常由非白假丝酵母菌所致，大多数非白假丝酵母菌对咪唑类的药物敏感度下降，目前尚无最佳的治疗方案。

①一线治疗：选择氟康唑以外的其他唑类药物（口服或局部用药），并延长治疗时间（如 7 ～ 14d）。

②每日阴道内放置硼酸栓 600mg 对耐药假丝酵母菌感染有效，治疗至培养阴性的时间通常为 10 ～ 14d，有效率达 70%；对少数顽固、久治不愈的非白假丝酵母菌复发性外阴阴道炎，采用 600mg 的硼酸胶囊，每日 2 次放于阴道内，持续 14d，但大剂量局部用药会严重灼伤阴道前庭，必须严密观察，只能作为最后的方法，使用前要征得患者同意。

③隔日或每周 2 次阴道内放置硼酸制剂用于对 RVVC 进行巩固治疗。

④可选择制霉菌素代替硼酸制剂用于对 RVVC 进行巩固治疗（如 10 万 U，每日 1 次连续应用）。

⑤氟胞嘧啶（flucytosine）治疗耐药假丝酵母菌感染有效。

15. 益生菌：外阴阴道假丝酵母菌病是发病率仅次于细菌性阴道病的阴道感染，包括急性外阴阴道假丝酵母菌病及复发性外阴阴道假丝酵母菌病，多数患者可找到引起外阴阴道假丝酵母菌病的明确病因，如应用抗生素、妊娠、未控制的糖尿病或免疫缺陷。但 1/3 ～ 1/2 的复发性外阴阴道假丝酵母菌病患者无明显的原因。由于抗真菌药物耐药和不规范使用，外阴阴道假丝酵母菌病的治愈率低，并常出现复发，对少数顽固、久治不愈的非白假丝酵母菌复发性外阴阴道炎，可采用 600mg 的硼酸胶囊每日 2 次放于阴道内，持续 14d，但大剂量局部用药会严重灼伤阴道前庭，必须严密观察，只能作为最后的方法，使用前要征得患者同意。

复发性假丝酵母菌外阴阴道病除上述有关因素和原因外，也与阴道菌群失调有关，为此也相继有人采用白带移植方法治疗 RVVC。通常是对患者直系亲属或姐妹行白带常规、宫颈涂片及淋球菌培养、肝功能及艾滋病抗体检查，排除各项异常后，于患者月经干净后 5d，先用生理盐水冲洗阴道，用无菌压舌板取患者直系女亲属或姐妹的健康白带约 2ml，直接涂抹于患者阴道前后壁，1 周后重复一次。经移植后阴道 pH 下降，乳酸杆菌数较移植前增加，肠杆菌、葡萄球菌、酵母菌数减少。此方法主要是调整阴道正常菌群，乳酸杆菌作为生态治疗的活菌制剂，能恢复阴道正常菌群，又能预防和治疗感染。健康妇女阴道中的乳酸杆菌有较强的黏附能力，通过移植健康妇女的白带，即移植了阴道中的乳酸杆菌，可恢复 RVVC 患者阴道的正常菌群，达到治愈或减少复发的目的。

复发性外阴阴道假丝酵母菌病治疗前除做抗真菌培养和药敏试验外，对性伴侣也应做生殖器真菌培养和进行适当抗真菌治疗。

在治疗复发性外阴阴道假丝酵母菌病时应注意非白假丝酵母菌感染引起的阴道假丝酵母菌病比例逐渐上升的问题。近年来对非白假丝酵母菌引起的假丝

☆ ☆ ☆ ☆

酵母菌阴道病，以常规的唑类药治疗无效后，改以氟胞嘧啶（5-FC）治疗可有较好的疗效（Sobel，1997）。

复发性外阴阴道假丝酵母菌病，近来也看作是 RVVC 多病因综合征，50% 有症状者培养阴性，此类患者常自行用药，所以可以说 RVVC 培养不是 100% 阳性，因常有自行不适当用药现象；临床上革兰氏染色与培养结果常相似，所以也不一定要均做培养；但染色琼脂发现部分 RVVC 患者中有非白假丝酵母菌存在，遇此情况应做培养；VVC 患者有 4/5 肛门、直肠、口腔假丝酵母菌阳性，阴性符合率为 90%，证实生殖道外的上述部位是假丝酵母菌菌落的储存场所；一般抗真菌治疗对首次发病有效，但不能防止 RVVC，抗炎 + 抗真菌治疗可有效。

16. 复发性外阴阴道假丝酵母菌病治疗前除做抗真菌培养和药敏试验外，对性伴侣也应做生殖器真菌培养和进行适当抗真菌治疗。

17. 随访、预防、治疗及展望：应重视 VVC 患者治疗后随访，对 VVC 患者在治疗结束后 7 ～ 14d 和下次月经后进行随访，两次阴道分泌物真菌学检查阴性，即为治愈。对复发性 VVC 在治疗结束后 7 ～ 14d、1 个月、3 个月和 6 个月（通常为月经后）各随访 1 次。

RVVC 发生严格掌握抗生素应用的指征和时间；提高机体免疫力；保持良好的生活习惯；顽固性 RVVC 者的性伴侣检查，治疗性伴侣（仍有争议），其他详见本书预防章节。

除进一步开发新型强效的抗真菌药物外，未来的治疗将着眼于非抗真菌药物的开发应用：

（1）黏膜黏附阻断剂将改变传统的 RVVC 治疗观念，如阻断白假丝酵母菌的 Hwpl 胞壁蛋白。

（2）阻碍芽管形成，非甾体抗炎药布洛芬体外有此活性。

（3）局部应用麻醉药可阻断细胞壁的钙离子通道而发挥作用。

免疫制剂：如分泌 aspartyl 蛋白抗体可阻断假丝酵母菌与宿主细胞间的黏附；针对特异性毒素受体的抗体；细胞因子。

选择应用假丝酵母菌的细胞组分生产疫苗，针对这些细胞成分产生的天然和单克隆抗体对于预防和治疗感染均被证明有效。

在治疗复发性外阴阴道假丝酵母菌病时应注意非白假丝酵母菌感染引起的阴道假丝酵母菌病比例逐渐升高的问题。近年来对非白假丝酵母菌引起的假丝酵母菌阴道病，以常规的唑类药无效治疗后，改以氟胞嘧啶（5-FC）治疗可有较好的疗效。

对于艾滋病女性患者，VVC 更是常见的并发症，但目前对这类患者的详细治疗经验尚未见报道。

盆底肌康复治疗对 RVVC 的作用：江苏淮安市淮安区妇幼保健院、北京妇产医院于 2014 ～ 2015 年对平均年龄为 28.3 岁药物治疗效果不满意的非急症期 RVVC 患者行盆底康复治疗，行盆底电刺激＋生物反馈，并要求患者长期坚持 Kegel 锻炼。盆底电刺激采用可调制低频交流电，双相波，肌电刺激频率 8 ～ 33Hz，脉宽 320 ～ 740μs，休息时间为 20min，或频率 20 ～ 50Hz，脉宽 160 ～ 320μs，休息时间为 2 倍治疗时间，因治疗时长为 10min，休息时间为 20min。上述治疗每周 2 次，共 5 次。第 6 次予以电刺激＋生物反馈，先运用上述方法各 5 次，共 10 次，总计 15 次。

对照组行药物治疗：①咪康唑栓 200g 置阴道，每晚 1 次，共 7 ～ 14d，首次口服氟康唑 150mg，72h 加服 1 次。②维持治疗：克霉唑栓 500mg，每周 1 次共 6 个月；氟康唑 150mg，每周 1 次共 6 个月；伊曲康唑 400mg，每月 1 次或 100mg，每周 1 次共 6 个月（口服药两者选一）。

结果：盆底康复治疗组治疗后随访 1 年，患者盆底肌力均有改善，阴道前后壁脱垂和子宫脱垂均有好转，复发率 3.3%。药物治疗组复发率 25%，肝损害发生率 5.12%。作者认为盆底肌康复组改善盆腔组织结构，修复受损黏膜，提高局部抵抗力，可减少 RVVC 复发。文章也称收集病例数少，随诊时间短。对复杂性 VVC 与复发性 VVC 的定义和外文拼写有误，两者不能等同。此外，文中未说明原有孕产次；未说明原产后阴道前后壁及子宫脱垂程度；未说明 RVVC 是产后多久开始诊治和采用什么药物方案诊疗，且效果不佳；未说明依从性；无治疗经济学对比；未设置有说服力的对照组；所以，尚有许多可作为探索研究之处，不宜任意使用。

（石一复　李娟清）

第 7 章
假丝酵母菌阴道混合感染

在常见的各种阴道炎中常有混合感染。阴道炎混合感染是指由两种或两种以上病原体引起的阴道感染。病原体都可造成异常的阴道局部环境，引起相应的症状和体征，均需要治疗以完全根治急性症状和体征。混合型感染的诊治均较单一病原体引起的阴道炎困难。因实验室检测水平、设备条件或临床医师诊断水平，或因使用药物不及时或不恰当，或患者未及时去医院诊治，仅自行购买 OTC 药物等，可导致诊治延误，感染迁延，反复发作，影响治疗或诊断，甚至导致治疗失败。

阴道混合感染的真实发病率，可因上述因素而不明确，文献报道阴道混合感染为 20% ～ 50%。假丝酵母菌阴道炎易发生混合感染，常见的可与细菌性阴道病（BV）、需氧菌阴道炎（AV）、滴虫性阴道炎（TV）、萎缩性阴道炎（SV）、支原体、衣原体、人乳头瘤病毒（HPV）等混合感染。

第一节　常见的假丝酵母菌阴道混合感染

有学者对门诊 6982 例不同阴道炎微生态进行调查后发现，阴道微生态失调占 89.26%，其中能明确诊断的 BV、VVC 及 BV 合并 VVC 为多。

在 VVC 中混合感染的复发率更高，一个 7000 多例的病例资料，分别对 BV、VVC、VVC+BV 做了研究，发现 VVC+BV 更容易复发，治疗时 2 年内的复发情况达到 50%，单纯的感染复发率并不高。VVC 混合感染中 VVC+BV 是最常见的类型，复发风险高，治疗时间长、成本高。含 VVC 的阴道混合性感染是最常见的。另一个是 25 000 多例白带常规检查检验分析，发现假丝酵母菌 + 纤毛菌占到 38%，滴虫 + 纤毛菌占到 33%，也就是说假丝酵母菌合并的感染是最常见的。一个 500 多例 VVC 患者的研究中，27.4% 为混合感染，以 BV+VVC 最为常见。

阴道混合感染的临床表现各异，虽均以阴道分泌物增多，外阴痒、灼热、疼痛为主，根据以哪种病原体感染为主，其症状及体征也有差异。有时混合感染可成隐匿性,症状和（或）体征并不明显,由于实验室诊断方法及设备等原因,常会漏诊或误诊，所以若能常规进行阴道微生态检查则肯定能诊断出较多的阴道混合感染，临床应结合观察白带性状，正确取阴道分泌物，做白带常规，包括阴道清洁度、pH、胺试验，寻找线索细胞、滴虫、孢子体、菌丝、白细胞计数、需氧菌阴道炎评分（AV 评分）、分泌物革兰氏染色、Nugent 评分、阴道菌群密集度多样性、优势菌、机体炎性反应、H_2O_2、酶测定（白细胞酯酶、唾液酸苷酶、乳酸脱氢酶、门冬酰胺酶等），对阴道炎及混合性阴道炎可做出诊断，分清是哪些病原体引起的混合感染，便于正确有效地治疗。

阴道炎混合感染目前国内外均无统一的诊治规范。通常混合感染诊疗困难，治疗时间长，易复发，易漏诊或误诊是其特点。所以，治疗时应考虑混合感染的所有病原体，不能单一针对某一病原体。注意选用针对混合感染病原体的药物。减少相关异常菌群，重建和恢复阴道微生态（有关阴道微生态检测详见本书第 16 章）。

有关假丝酵母菌合并其他病原体的混合性阴道炎治疗，国内外尚无统一治疗方案，主要根据药理作用、用药途径、医生经验、小范围的临床对比试验等而使用。目前主张依据主要的病原体的种类进行相应的治疗，《VVC 诊疗规范》推荐针对各种病原体感染进行治疗，如 BV+VVC 是抗细菌治疗与抗真菌治疗联合，滴虫 +VVC 是硝基咪唑类药物配合抗真菌治疗。VVC+AV 是较难决定的组合，AV 的治疗是广谱抗生素，如果广谱抗生素全身使用会增加 VVC 的风险，所以目前局部用杀菌剂 + 口服抗真菌药。VVC+BV 是最常见的混合感染类型，VVC 混合感染的复发风险会显著增加。针对不同病原体的至少两种药物的联合用药是肯定的，现介绍如下。

一、墨西哥资料介绍

2003 ～ 2004 年盐水湿片，Amsel 标准和分泌物培养诊断 VVC、BV、TV 两两混合感染者随机分 A 和 B 组。A 组采用氟康唑 150mg 和替硝唑 2g 联合口服，每日 2 次，共 1d；B 组采用塞克硝唑 166.66mg 和伊曲康唑 33.3mg 口服，每日 2 次，共 3d。结果 A 组和 B 组微生物学和临床治愈率分别为 86.6% 和 82.1%，无统计学差异。A 组因 1d 疗法依从性好可为短期治疗阴道混合感染的良好替代治疗，其远期效果、复发等尚未说明。

二、巴西资料介绍

一项临床研究 92 例阴道炎（VVC、BV 和 TV）中，混合感染占 34.7%，采用含有甲硝唑 750mg 和硝酸咪康唑的联合阴道栓剂，每日 1 次，共 7d。临床治愈率为 87.7%。显微镜检和真菌培养率分别为 81.8% 和 73.9%。

三、VVC 合并细菌性阴道病或需氧菌阴道炎

口服甲硝唑 2g 顿服或 0.4g，每日 3 次，共 5d，或 0.2g 每日 3 次，共 7d，另加口服氟康唑 150mg，1 次顿服或 3d 后重复 1 次。

阴道用药：500mg 克霉唑栓塞阴道单次，第 4 日或第 7 日使用乳酸杆菌胶囊 0.25g，每日 1 次，共 10d；或 500mg 克霉唑栓塞阴道每 3 天 1 次，共 2 次，每次于 500mg 克霉唑栓使用结束第 4 日起使用乳酸杆菌胶囊 0.25g，每日 1 次，共 10d，或第 2 次 500mg 克霉唑栓使用结束第 4 日起使用乳酸杆菌胶囊 0.25g，每日 1 次，共 10d。严重 VVC 在强化治疗 / 巩固治疗间隙，每月使用乳酸杆菌胶囊 0.25g，每日 1 次，共 10d。

四、VVC 合并萎缩性阴道炎

口服甲硝唑 2g 顿服，或 0.4g 每日 3 次或 0.2g 每日 3 次，再加服氟康唑 150mg 一次或 3d 后重复口服一次。

阴道用药：500mg 克霉唑栓 + 乳酸杆菌胶囊（方法同 BV 或 TV 合并 VVC）。

五、VVC 合并滴虫性阴道炎

口服甲硝唑 2g 顿服；或 0.4g 每日 3 次共 5d；或 0.2g 每日 3 次，共 7d，再加氟康唑 150mg 一次或 3d 后重复口服一次。

阴道用药：500mg 克霉唑栓 + 乳酸杆菌胶囊（方法同前）。

六、有关乳酸杆菌在混合阴道感染中的应用

此类报道少见，2010 年 Ehrstrom 等报道 BV 和 VVC 混合感染 11 例，采用克林霉素阴道栓 100mg+ 克霉唑阴道片 200mg 每日 1 次，共 3d，再加阴道乳杆菌胶囊（LN 菌株）5d，检测到乳杆菌定植，在一定程度上可减少异味分泌物和复发，但样本量少，缺乏统计价值。Martinez 等 2009 年也报道氟康唑治疗同时预防性使用乳杆菌活菌制剂后可提高治愈率。其他虽也有少量报道，包括国内研究，但确切长期效果尚需进一步研讨。

七、常见混合感染阴道炎治疗方案

（一）细菌性阴道病或滴虫性阴道炎合并 VVC

1. 口服　甲硝唑 2g 顿服，或 0.4g 每日 3 次，共 5d；或 0.2g 每日 3 次，共 7d+ 口服氟康唑 150mg 顿服，或 3d 后重复服一次。

2. 阴道用药　500mg 克霉唑栓 + 乳酸杆菌胶囊。

500mg 克霉唑栓塞阴道单次，第 4 日或第 7 日使用乳酸杆菌胶囊 0.25g，每日 1 次，共 10d；或 500mg 塞阴道每 3 日 1 次，共 2 次，每次于 500mg 克霉唑栓使用结束第 4 日起使用乳酸杆菌胶囊 0.25g，每日 1 次，共 7d；或第 2 次 500mg 克霉唑栓使用结束第 4 日起使用乳酸杆菌胶囊 0.25g，每日 1 次，共 10d。

严重 VVC 在强化治疗 / 巩固治疗间隙，每月使用乳酸杆菌胶囊 0.25g，每日 1 次，共 10d。

（二）萎缩性阴道炎合并 VVC

1. 口服　甲硝唑 2g 顿服或 0.4g 一日 3 次，共 5d；或 0.2g 一日 3 次，共 7d+ 口服氟康唑 150mg 顿服，或 3d 后重复口服一次。

2. 阴道用药　500mg 克霉唑栓 + 乳酸杆菌胶囊，方法如 BV 或滴虫性阴道炎合并 VVC 方案。

（三）滴虫性阴道炎合并 VVC

1. 口服　甲硝唑 2g 顿服或 0.4g 一日 3 次，共 5d；或 0.2g 一日 3 次，共 6d+ 口服氟康唑 150mg 顿服，或 3d 后重复口服一次。

2. 阴道用药　500mg 克霉唑栓 + 乳酸杆菌胶囊（方法如 BV 或滴虫性阴道炎合并 VVC 方案）。

八、国内混合感染用药方案

1. BV+VVC　甲硝唑口服 + 克霉唑阴道栓剂，同时阴道内使用乳酸杆菌胶囊 10d（阴道用乳杆菌活胶囊菌），与抗生素早晚分开使用。

2. BV+VVC+TV　甲硝唑口服 + 克霉唑阴道栓剂，同时阴道内使用乳酸杆菌胶囊 10d（阴道用乳杆菌活胶囊菌），与抗生素早晚分开使用。

3. AV+TV　甲硝唑 2g 顿服 + 广谱抗生素口服，同时阴道内使用乳酸杆菌胶囊 10d。

4. AV+VVC　氟康唑 150mg 口服 + 头孢地尼 0.1g 一日 3 次，共 6d，继续阴道内使用乳酸杆菌胶囊 10d。

5. AV+TV+BV　甲硝唑口服 + 莫西沙星口服，继续阴道内使用乳酸杆菌胶

☆☆☆☆☆

囊 10d。

（李娟清　石一复）

第二节　外阴阴道假丝酵母菌病与
细胞溶解性阴道病

　　VVC 的临床表现主要是外阴阴道瘙痒、灼痛、性交痛、尿痛以及阴道分泌物增多，常为白色稠厚呈凝乳或豆渣样，但是这些临床症状与体征只有相对特异性，仅凭这些临床表现并不能确诊 VVC，这些症状也可以是其他外阴、阴道疾病的临床表现，如细胞溶解性阴道病（cytolytic vaginosis，CV）。CV 的病因在近年逐步被认识。CV 的临床症状与 VVC 的临床症状相似，故较易误诊为VVC；当大量的乳酸杆菌附着于上皮细胞表面时，湿片镜检又易于与阴道加德纳菌附着上皮细胞的线索细胞相混淆。现在国内外对此疾病的认知不足，相关报道也不多。CV 可有与 VVC 类似的临床表现，需经实验室的检验方可鉴别与确诊。在阴道炎治疗中重视阴道微生态平衡失调的治疗时，必须提高对 CV 的认识与诊断，了解其发病机制、诊断与治疗。

一、CV 的病因

　　健康育龄女性的阴道微生物组成有 30 ～ 50 种，其中以乳酸杆菌属为主，多是卷曲乳酸杆菌、惰性乳酸杆菌、嗜酸乳酸杆菌、发酵乳酸杆菌、格氏乳酸杆菌和詹氏乳酸杆菌，此外还有少量的葡萄球菌、链球菌及肠球菌等革兰氏阳性球菌和大肠埃希菌、假丝酵母菌、阴道加德纳菌等。乳酸杆菌属可通过分泌活性成分如乳酸杆菌素、乳酸和过氧化氢以直接方式抑制病原体的生长，亦可通过刺激黏液分泌和调节免疫应答等促进上皮细胞的完整性等间接方式抑制病毒和其他细菌的过度生长。例如，乳酸可以抑制各种阴道病原体的生长，如沙眼衣原体、大肠埃希菌、淋病奈瑟菌，乃至灭活各种阴道病原体，如单纯疱疹病毒 2 型和 HIV。此外，乳酸杆菌通过与宿主细胞黏附的方式阻止金黄色葡萄球菌、大肠埃希菌、阴道加德纳菌、铜绿假单胞菌、肺炎克雷伯菌、B 族链球菌等病原体的定植。阴道内的乳酸杆菌与其他微生物与机体之间，形成阴道微环境的平衡，保持阴道自净作用。通常情况下，维持产 H_2O_2 的乳酸杆菌在阴道菌群中的优势地位是阴道菌群生态平衡的关键，产 H_2O_2 乳酸杆菌减少，阴道微生态平衡遭破坏，可引起不同病因的阴道感染。VVC 的治疗中抗生素虽然抑制或杀灭了致病菌，但阴道微生态未恢复，常是感染复发率高的原因，合适的阴道微生态评价与必要时的生态治疗应作为阴道炎诊治的组成部分，临床上也有以乳酸杆菌作为益生菌治疗阴道菌群平衡失调的情况。然而，若乳酸杆菌过度生长又有何种临床结果呢？乳酸杆菌过度生长会造成乳酸过量产生，过酸的环境可使阴道鳞状上皮细胞溶解破裂，这可以看作是阴道微生态平衡失调的另一种表现。此时会引起性交疼痛，阴道灼烧感，外阴瘙痒，排尿时外阴不适，阴道分泌物乳状、糊状乃至干酪样改变等一组临床综合征，故又被称为乳酸杆菌过度生长综合征或 Doderlein 细胞溶解病。

二、CV 的发病机制及临床表现

乳酸杆菌过度生长会打破阴道内的微生态平衡，阴道上皮内的糖原分解加速，造成乳酸和过氧化氢过量生成，过量的乳酸使得阴道内 pH 降低，继而促使阴道上皮细胞的溶解。H^+ 刺激机体产生外阴瘙痒、阴道灼烧感、性交疼痛、排尿时外阴不适等症状。月经周期常常影响症状、体征，排卵期及黄体期前期，雌激素水平高，阴道上皮细胞内糖原含量高，以大量的糖原为基础物质，乳酸杆菌产生的乳酸更多，临床症状最为严重，随着月经来潮，雌激素的水平下降，经血的冲刷，阴道 pH 升高等，临床症状得以缓解。妊娠期，孕妇体内的雌激素、孕激素水平迅速增高，阴道内大量糖原蓄积，在大量乳杆菌的生长及其产生的发酵作用下，阴道内 pH 显著低于非妊娠女性，这些成为 CV 的发病基础，妊娠期 CV 发病率明显高于非妊娠期。这种发病的周期性特点与 VVC 也较为相似。

CV 典型的症状为外阴瘙痒、阴道灼烧感、性交疼痛、排尿时外阴不适等，月经来潮前（黄体期）症状加重，月经来潮后症状减轻。体征为妇科检查可见外阴因 H^+ 刺激形成水肿或红斑，阴道黏膜红肿、小阴唇内侧及阴道黏膜附有白色块状物，偶尔可见白色干酪状分泌物，阴道及外阴或可闻及酸性分泌物。

三、CV 的诊断及鉴别诊断

（一）CV 的诊断

诊断 CV 需要临床表现结合实验室检查。临床表现如前所述，有时难以与 VVC 相鉴别，实验室检查是诊断 CV 的关键，特征是乳酸杆菌过多增殖，以及过酸环境造成的阴道上皮细胞的溶解。重要的是应采用形态学检查与功能学检验相结合。形态学检验建议采用湿涂片加干涂片联合检测。阴道分泌物标本取样后添加生理盐水制备湿涂片，镜检未见有滴虫、菌丝、孢子及线索细胞等，白细胞< 10/HP，清洁度分级为 1 ～ 2 度，多以 1 度为主，pH 在 3.5 ～ 4.5。当大量的乳酸杆菌附着在上皮细胞表面时较难与阴道加德纳菌附着在上皮细胞时形成的线索细胞相区别，即所谓形成假线索细胞，此时需综合涂片染色镜检以进一步区别。经革兰氏染色的涂片标本，镜检可见大量乳酸杆菌和破碎的上皮细胞、裸核，乳酸杆菌黏附于上皮细胞，镜下无菌丝、孢子、阴道加德纳菌及线索细胞，白细胞< 10/HP，Nugent 评分通常为 0 ～ 1 分。功能学检验：致病微生物定居、条件致病菌增殖等标志物如唾液酸苷酶、门冬酰胺蛋白酶、糖苷酶、酯酶、短链脂肪酸等测定通常为阴性。

（二）CV 的鉴别诊断

需要与 CV 鉴别诊断的疾病主要是 VVC，因为两者有相似的临床表现，妇科检查可见阴道黏膜附有白色干酪状分泌物。Demirezen 等收集 2947 名有外阴瘙痒、阴道灼烧感、性交疼痛等临床表现，疑似 VVC 的患者，进行实验室检查后，54 名（1.83%）患者被诊断为 CV。Cerikcioglu 等对 210 例临床诊断为 VVC 的患者做进一步实验室检查后，发现其中 15 例实际为 CV 患者，误诊率为 7.1%。CV 可有与 VVC 类似的临床表现，易于误诊为 VVC。且 CV 与 VVC 的治疗方法不同，若未能及时准确诊断，可误认为 VVC 反复发作。CV 与 VVC 鉴别诊断的关键在于诊断不能仅仅依靠临床表现，必须结合实验室检查。VVC 诊断需要湿涂片或涂片染色中发现芽生孢子和（或）菌丝，而 CV 的实验室检查湿涂片或涂片染色检查假丝酵母菌的芽生孢子和菌丝均为阴性。

四、CV 的治疗

VVC 的诊治中应重视鉴别诊断 CV。对 CV 的治疗方案，目前尚未形成较为权威的共识。理论上，减少乳酸杆菌的数量，避免产生过多的乳酸，从而可避免 CV 的反复发作，是有效的治疗途径。所以，一方面可通抑制乳酸杆菌增殖进行治疗，但抑菌的程度较难把握。另一方面 CV 的临床表现主要是因为过高浓度的 H^+ 刺激机体而产生，治疗上可通过提高阴道 pH 以缓解上述症状的发生。可将 30 ～ 60g 小苏打和 1L 温水混合溶解后制备洗液进行阴道冲洗，每周2 次，2 ～ 3 周，待临床症状缓解，复查阴道微生态状态，评估阴道内菌群情况，待阴道上皮细胞增多，破碎的上皮细胞、裸核及乳酸杆菌黏附在上皮细胞上的假线索细胞消失时治疗结束。阴道冲洗的治疗，无论是基于抑制乳杆菌的增殖，还是为了改变阴道的 pH，都会对阴道菌群产生较大影响，有增加致病菌大量生长及诱发盆腔炎的风险，亦可采用较为温和的坐浴的方式进行治疗。治疗中要及时作阴道微生态评价，避免过度治疗。

五、总结

　　阴道微生态平衡失调与各类阴道炎常互为因果，与各类阴道炎复发有关，阴道微生态评价有助于阴道炎的诊治。VVC 的治疗中抗生素虽然抑制或杀灭了致病菌，但阴道微生态未恢复，常是感染复发率高的原因，合适的阴道微生态评价与必要时的生态治疗应作为阴道炎诊治的组成部分。临床上也常以乳酸杆菌作为益生菌治疗阴道菌群平衡失调。虽然阴道微生态平衡的核心是维持乳酸杆菌在阴道菌群中的主导地位，但是阴道内乳酸杆菌与其他细菌之间、阴道微生物与机体之间的动态平衡是保持阴道环境健康的关键因素，任何一种微生物过多生长都可导致临床疾病的发生，即使是有益于阴道微生态平衡的乳酸杆菌，过多增殖也会造成一系列临床表现。目前，国际上对 CV 的研究和报道较少，临床对 CV 的认识远远不够，仍有很多问题尚待进一步研究和解决，比如发病机制需要进一步探究、益生菌——乳酸杆菌占据怎样的优势是合适的、诊断和治疗标准需要进一步规范和统一等。对经过抗真菌治疗效果不佳、反复发作的 VVC，应注意鉴别诊断，以排除 CV。临床应重视 CV 疑似患者，完善实验室检查，建议采用湿片镜检与干片染色联合检测分析。目前，一些医院通过阴道微生态综合评价系统可以快速准确地进行 CV 实验诊断，极大地降低误诊率。

（吕时铭）

第 8 章

妊娠与外阴阴道假丝酵母菌病

真菌感染是妇科的常见病之一，约 15% 的非孕妇、30% 的孕妇阴道有真菌感染，孕妇中又有 10% 为中、重度假丝酵母菌感染，且易复发。

一、妊娠期假丝酵母菌外阴阴道炎感染报道

假丝酵母菌属于胃肠道和女性下生殖道的正常共栖菌，是一种条件致病菌，白假丝酵母菌是大多数假丝酵母菌感染的致病菌。1999 年 Prerich 报道普查 243 名孕妇，假丝酵母菌感染率高达 66%，其中妊娠早期 23.5%，妊娠中期 22.6%，妊娠晚期 18.1%，全期妊娠 2.1%。妊娠期妇女的假丝酵母菌感染率高于非妊娠期妇女，在妊娠的末期，25%～ 30% 的孕妇可在阴道分泌物中找到白假丝酵母菌，其中有 70%～ 85% 可感染分娩的新生儿。

在一项对 481 名孕妇产前生殖道感染的检查中，有 46.6 % 被发现有假丝酵母菌性阴道炎，但即使有明显的生殖道症状，她们中也只有很少的一部分寻求医疗帮助。

也有报道在妊娠期妇女中假丝酵母菌的检出率约为 10%，其中白假丝酵母菌占 68.2%～ 83.0%，约比非孕妇女多 30%，该趋势在妊娠 36 周以后更加明显。

在一项对巴西妇女进行的研究中，假丝酵母菌的培养阳性率为 72.7%，其中白假丝酵母菌占 86.4%，其次为光滑假丝酵母菌（4.5%）、平滑假丝酵母菌（3.9%）、热带假丝酵母菌（2.7%），其他假丝酵母菌占 1.4%，使用口服避孕药、抗生素、怀孕的妇女更易获得假丝酵母菌培养阳性结果，阴道红斑在这些妇女中非常普遍。

波兰孕妇中白假丝酵母菌感染者在所有假丝酵母菌感染孕妇中占 81.97%，光滑假丝酵母菌同样居于第二位，占 11.06%，克柔假丝酵母菌占 2.16%，热带假丝酵母菌和吉利业假丝酵母菌均为 1.20%，有 2.41% 的菌株未能确定类型；两种菌株在同一妇女检出的比率为 6.94%，同一宿主的相同或不同部位可以感染多种假丝酵母菌或存在同一假丝酵母菌属的多种不同基因型，这一现象说明

女性的假丝酵母菌感染是一个动态的过程。

与此类似，南亚妊娠妇女检出的假丝酵母菌也以白假丝酵母菌为最多，占51.3%，其次为光滑假丝酵母菌，占 17.9%。假丝酵母菌的检出与滴虫性阴道炎、B 族链球菌、需氧性乳酸杆菌阳性相关，乳酸杆菌或加德纳杆菌的存在显著影响白假丝酵母菌的分离率，B 族溶血性链球菌（GBS）感染的妊娠妇女有54.5% 合并白假丝酵母菌感染。

二、妊娠期的 VVC 发病机制和易感性

（一）激素作用

妊娠期是 VVC 的好发阶段，孕妇在妊娠期间特别是在妊娠中、晚期易罹患假丝酵母菌阴道炎。VVC 是常见的妊娠合并症，其发病率约为 15%，而非孕妇的发病率不足 5%（石一复，2001），但 20% 以上的妊娠期妇女阴道内可检测到白假丝酵母菌，较非妊娠期健康妇女高 3 倍。妊娠是假丝酵母菌外阴阴道炎的易感因素，如前已述，其与雌激素升高、阴道上皮细胞糖原增加、阴道微环境改变、pH 变化和免疫因素等有关。

妊娠期由于雌激素的增加，阴道黏膜充血、水肿，通透性增强，同时宫颈腺体的分泌明显增加而导致阴道分泌物明显增多，这种高水平的雌激素导致高糖含量的阴道环境，从而为白假丝酵母菌的生长、黏附提供了丰富的糖原，所以妊娠期是 VVC 的好发阶段。雌激素增加使阴道上皮内糖原积聚，高糖原含量的阴道环境为白假丝酵母菌生长、出芽、黏附提供了条件。

另外，雌激素通过某种复杂的机制增强了阴道上皮细胞的白假丝酵母菌附着的亲和力，而且雌激素既能与酵母菌结合又能促进它的生长，提高它的独立性，使得妊娠期的 VVC 非常难治而且容易复发。雌激素增加阴道上皮对假丝酵母菌的亲和力，雌激素在体外能与假丝酵母菌结合、促使其发芽、提高其毒性。在 Sabourand 培养基内加入雌激素可使假丝酵母菌生长旺盛。

（二）免疫因素

阴道上皮细胞的抗假丝酵母菌活性为机体提供了天然的抗假丝酵母菌机制，该活性不随月经周期的不同阶段而改变，阴道上皮这种防御机制的减弱可能导致 VVC 的反复发生。

（三）妊娠合并糖尿病

妊娠期妇女容易产生和合并糖尿病，对假丝酵母菌与正常妇女、普通妊娠期妇女、糖尿病妇女、妊娠合并糖尿病妇女阴道上皮黏附能力的研究表明，假丝酵母菌对妊娠合并糖尿病妇女阴道上皮的黏附率最高，达 47%，其次是对普通妊娠期妇女和糖尿病妇女阴道上皮的黏附率（39%），但普通妊娠期妇女阴道

上皮黏附的假丝酵母菌数目多于糖尿病妇女（1400 ∶ 1000），提示妊娠期妇女对假丝酵母菌感染具有天然的易感性，这可能与妊娠期免疫抑制使阴道上皮抗假丝酵母菌活性减低有关。

（四）其他因素

妊娠期妇女中可产生过氧化氢的乳酸杆菌似乎是阴道菌群保持稳定的最重要因素，细菌性阴道病和白假丝酵母菌性阴道炎在这类乳酸杆菌缺乏的妇女中更加常见，说明局部菌群失调可能是妊娠期妇女 VVC 的患病原因之一。

某些社会因素也可以影响假丝酵母菌的感染率，对 10 825 名单胎、足月妊娠期妇女的研究提示，这一人群中假丝酵母菌培养阳性的相关因素包括居住在乡村（23.55%）、年龄小于 20 岁（24.56%）、离异或丧偶（23.88%）、失业（22.82%）、初等教育（22.44%）、分娩 3 次或 3 次以上（21.26%）、早发的妊娠合并症（22.46%），以上影响因素同时存在的妇女假丝酵母菌培养阳性率可大幅度增加，如年龄小于 20 岁并且有早发的妊娠合并症时培养阳性率可达 42.31%。

三、妊娠期假丝酵母菌感染与围生保健的关系

妊娠期假丝酵母菌感染与围生保健关系密切。相关研究国外早在 1870 年，德国柏林的 Haussmann 已提倡通过预防性的阴道治疗并相继提出母亲生殖道感染妊娠期应采取治疗。1985 年德国医生联合会修正产科常规"在分娩前的最后一周产前检查时进行预防性治疗，防止新生儿假丝酵母菌感染（单一剂量抗真菌制剂）"。1994 年德国妇产科感染及免疫组一致同意，建议在妊娠期用抗真菌药治疗阴道假丝酵母菌，以防止新生儿假丝酵母菌感染，特别是未成熟儿。因为体重在 1500g 以下的新生儿目前可以存活且健康生长。匈牙利报道妊娠期治疗假丝酵母菌阴道炎，使孕妇孕龄延长，降低早产治疗组平均孕龄较非治疗组明显为长（$P < 0.001$），防止早产，且因孕龄延长，对男性婴儿防止睾丸未下降有保护作用。

胎膜早破的病例分析：对胎膜早破的患者常规行阴道分泌物培养，有很多病例培养出假丝酵母菌，有相当一部分患者胎膜早破与假丝酵母菌感染有关系。

（一）妊娠期假丝酵母菌感染对母婴影响

妊娠期合并 VVC 的病菌可以发生逆行性感染，导致子宫内膜炎，尤其是妊娠期间的绒毛膜炎，增加了胎膜早破的发生概率，并且认为与流产、死胎、早产、低出生体重有关，另外还可以引起产褥期的感染，增加会阴切口愈合不良的概率，而且胎儿通过产道时也容易发生新生儿感染。

VVC 的主要症状是外阴瘙痒，而且急性期白带增多，呈豆腐渣样，但是有些妊娠合并 VVC 的患者并没有症状，只是在产前检查阴道分泌物时才被发现。

医院尤其是产科的患者住院后，并未做常规检查阴道分泌物，很多患者到院以后是没有症状的，只是我们常规做入院检查的时候发现假丝酵母菌是阳性的。因此，产前门诊要进行常规的阴道分泌物假丝酵母菌的检测，对于高危的人群，如肥胖的孕妇，而且怀疑有妊娠期糖尿病的，更应该进行这种分泌物的检查，注意假丝酵母菌的感染，积极进行治疗，这样对于预防分娩时候的感染、并发症起到了非常好的作用。

妊娠期 VVC 的临床症状也会影响妊娠期妇女的生活、心理，增加妊娠期及产褥期上行性感染危险，特别是在胎膜早破及阴道操作时，也容易发生宫内感染，尤其是胎膜早破的患者，常规行阴道分泌物培养，会发现很多病例培养出假丝酵母菌，有相当一部分患者胎膜早破与假丝酵母菌感染有关系。

妊娠期假丝酵母菌胎膜完整与否均可引起假丝酵母菌感染，主要感染途径：①经胎膜破口感染；②通过细小胎膜破口进入宫腔，以后愈合，临床未能及时诊断胎膜破裂；③胎膜完整，但假丝酵母菌穿透或感染绒毛膜可杀伤胚胎或侵犯胎体，隐匿寄生于胎儿器官内，或使胎盘感染再侵犯胎儿。

假丝酵母菌上行经早破胎膜进入羊膜腔内，胎儿吞咽含假丝酵母菌的羊水引起胎儿宫内感染；假丝酵母菌上行可穿透胎膜而使胎儿发生宫内感染，但总的来说仍属少见。绝大多数仍是经阴道分娩的胎儿通过阴道时经产道感染。孕妇无阴道假丝酵母菌感染者经阴道娩出的新生儿，或孕妇患假丝酵母菌阴道炎经剖宫产娩出的新生儿，均极少发生口腔真菌感染——鹅口疮和真菌性皮炎，而罹患假丝酵母菌阴道炎的妇女，特别是在妊娠后 3 个月患病，又未经阴道局部治疗者，其新生儿发生鹅口疮和真菌性皮炎的概率明显增加，因胎粪污染引起肛门周围皮炎多发生在放置尿布的皮肤区域。

新生儿假丝酵母菌感染率可达 5%～ 30%，正常情况下不致病。新生儿感染主要是分娩时经母亲产道感染或宫内感染后经胎盘上行播散引起新生儿先天性假丝酵母菌感染、新生儿鹅口疮、新生儿因胎粪污染引起的肛门周围皮炎、新生儿尿布皮肤区域皮炎，也可引起臀部、腹股沟、腋窝、颈前、下颌部皮肤假丝酵母菌感染。新生儿 NICU 医源性感染——工作人员手、抗生素使用、中心静脉导管、肠道外高营养、静脉脂肪乳剂。

新生儿特异高危因素——低出生体重儿、气管插管、周围静脉插管、先天畸形、胃肠道疾病。

（二）妊娠期假丝酵母菌外阴阴道炎诊断

若单纯依靠妇女的自觉症状和体征，只能做出初步诊断而难以确诊。目前能辅助诊断孕妇假丝酵母菌阴道炎的手段基本与非妊娠期相同。在胎膜未破时，用硝嗪试纸（nitrazine paper）测试阴道 pH，患病者 pH 为 4 ～ 5，当 pH > 5 时提示可能为细菌性阴道病、滴虫性阴道炎或混合感染。对临床可疑者需要进

☆ ☆ ☆ ☆

行假丝酵母菌培养。常用 Sabourand 培养基，最适宜 pH 为 4 ～ 5，最适宜温度为 35 ～ 37℃，分离菌落后是确诊的最可靠依据。

四、妊娠期外阴阴道假丝酵母菌感染的治疗

（一）妊娠期治疗的原则

1. 应选择对胎儿影响小而且用药次数少、起效快、效果好、持续时间长的药物。

2. 局部治疗有显著的安全性、系统吸收少，可用于孕妇整个妊娠期的治疗。由于 VVC 的突出特点是复发率非常高，因此对于首次患病者要进行及时、规范的治疗。

3. 治疗时必须考虑的首要问题是药物对胎儿有无损害。

4. 治疗一定要在医生指导下进行正规治疗，避免不正规的治疗，绝不能仅根据主观症状而用非处方（OTC）抗真菌药治疗。

5. 治疗仅限于假丝酵母菌外阴阴道炎有症状和体征者。

6. 治疗以局部用药为主，不用全身用药。

7. 产后治疗应考虑药物是否能通过乳汁排出而影响乳儿。

（二）药物对孕妇和胎儿的安全级别

20 世纪 60 年代初的沙利度胺（反应停）事件（60 年代初在欧美风行，孕妇为治疗妊娠早期的早孕反应而服用反应停，结果大多娩出畸形的海豹儿），使得人们对妊娠期药物应用安全性高度重视,为此美国食品药品监督管理局（FDA）于 1980 年颁布了妊娠期药物应用安全级别规定。联邦记录（Federal Register）1980:44:37434:67 对所有药物规定了其危险因素，分为 A、B、C、D、X 五类。

A 类：在妊娠初 3 个月的孕妇对照研究中未显示对胎儿有危险（在妊娠末 3 个月也无胎儿危险的证据，对胎儿损害的可能性极小）。

B 类：动物生殖研究未显示有胎儿危险，但无孕妇的对照研究；或者动物生殖研究显示有不良作用（生殖力下降除外，但在妊娠初 3 个月的孕妇对照研究中未得到证实，在妊娠末 3 个月也无胎儿危险的证据）。

C 类：动物生殖研究显示对胎儿有不良作用（致畸胎或死胎，或其他），但无孕妇的对照研究，或孕妇及动物研究未及，该类药仅在证实对胎儿的潜在利益大于潜在危险时方可使用。

D 类：存在人类胎儿危险的肯定证据，尽管如此，孕妇应用药物的益处仍可被接受（如在危及生命或严重疾病时需该药物，而更为安全的药物不能用或无效时）。

X 类：人类及动物研究均已显示胎儿致畸；或基于临床经验具有胎儿异常

证据；或上述两种情况同时存在，孕妇应用该药的危险性明显超过任何可能的益处，故该类药物禁用于孕妇或育龄妇女。

根据药物对孕妇和胎儿的安全度，即 FDA 颁布的级别，目前临床用于孕妇的抗假丝酵母菌药物，咪唑类中的克霉唑片，克霉唑 500mg 的乳酸配方栓或霜剂，多烯类中的制霉菌素栓或霜剂，米可定泡腾片（每片含制霉菌素 10 万 U）为 B 类药物；咪唑类中的咪康唑（达克宁栓或霜剂），三唑类中的伊曲康唑（斯皮仁诺）和氟康唑（大扶康）属 C 类（表 8-1）。

表 8-1　FDA 批准的治疗假丝酵母菌外阴阴道炎的常用抗真菌药妊娠期分类标准

克霉唑	咪康唑	氟咪唑
B	C_M	C_M

注：M 制造厂商

①厂商与学者意见不统一；②不同妊娠期应用有不同结果；③应用时期长短不一，治疗结果不同。

（三）妊娠期假丝酵母菌感染的局部用药

妊娠期局部治疗不宜使用药物阴道冲洗，可在局部清洗后于外阴及阴道口涂凯妮汀霜或达克宁霜，每日 2～3 次，另可用栓剂塞入阴道，妊娠期采用清洗的手指将药物尽量塞入阴道，而不使用硬质的送药器放入阴道置药。因妊娠期妇女的宫颈阴道充血，且妇女患宫颈炎症者较多，若使用硬质送药器易造成损伤而引起出血，也可与是否引起早产或产科其他出血混淆。

1. 制霉菌素　制霉菌素（nystatin）栓，自 20 世纪 50 年代问世，成为当时治疗假丝酵母菌外阴阴道炎的有效药物而广泛应用于临床。该药对深部假丝酵母菌感染无效，但对体表及阴道感染有效，对外阴阴道假丝酵母菌的感染口服无效，只有采用局部用药才有效。常用的制剂为米可定泡腾片，放入阴道内，连用 15d 为 1 个疗程，也有早晚各 1 片，连用 7d。但制霉菌素治疗妊娠期假丝酵母菌外阴阴道炎，其效果远不及克霉唑、咪康唑。

本药只能局部给药（口服、静脉给药具有毒性），采用皮肤、黏膜给药，其全身吸收小，可忽略不计。孕初 3 个月阴道用本药安全。动物、人体均未见致畸作用。

2. 咪唑类　咪唑类局部治疗孕妇阴道假丝酵母菌感染比制霉菌素有效且复发率低。目前，咪唑类中的克霉唑和咪康唑大量取代制霉菌素成为抗真菌首选药。克霉唑、咪康唑均为 OTC 药物，活性好、疗程短、顺从性好。克霉唑阴道用药可有 3%～10% 的吸收率。妊娠期用克霉唑大量对照，与胎儿先天性异常无相关性，且可减少隐睾发生率。妊娠期用克霉唑可减少早产率、胎膜早破、产褥

☆☆☆☆

感染。

克霉唑是属于咪唑类的药物，它可以特意性地阻断 14α 羊毛甾醇，在细胞色素 P450 酶系统水平改变真菌细胞膜的化学成分，改变它的通透性，抑制真菌细胞的生长和增殖，影响真菌的生长导致其死亡。凯妮汀中的克霉唑除了具有杀灭真菌的作用以外还可以杀灭部分的细菌，同时因为凯妮汀除了有克霉唑成分以外还有乳酸的成分，这个乳酸的成分给予局部酸性环境，注重微生态环境的修复，局部用药既可以抑制阴道黏膜深层 VVC 的感染而且能够较好地治疗反复发作的病例，避免了孕妇的全身用药。

妊娠期宜选用克霉唑片，克霉唑 500mg，睡前放阴道内 1 片。单剂量，使用方便，属 FDA 药物安全度的 B 类，起效快，可很快缓解症状。有极佳的安全性，使用后血清药物浓度低于 0.01μg/ml，无全身性副作用，乳酸配方，局部耐药性好，单剂量治疗，减少阴道刺激次数，目前没有数据证明该药对胚胎的毒性。

美国密歇根州医保患者 1980 ～ 1983 年在密歇根医院分娩的 104 339 例妇女，74 例曾在妊娠早期应用凯妮汀，而分娩正常的 97 775 例中，有 1012 例曾在妊娠早期应用凯妮汀，其先天性出生缺陷的相对危险度为 1.09%（95% CI：0.9 ～ 1.4），所以也均说明孕妇使用该药是安全的。孕妇在分娩前每日用凯妮汀阴道片克霉唑 100mg，共 7 ～ 21d，分娩后产妇的静脉血和脐血中药物浓度均低于 0.5μg/ml，因极微量的吸收可予忽略不计，因而局部应用凯妮汀无全身性副作用。

孕妇使用凯妮汀的临床治愈率平均在 84% 左右，也无明显的不良反应。10 101 例孕妇在分娩前 4 周用凯妮汀预防性治疗，分娩前阴道假丝酵母菌寄生率由 28.4% 下降到 8.4%，在出生后的 4 周内，新生儿的感染率从 10% 下降到 1% ～ 2%。

凯妮汀治疗用药常是连续使用 2 ～ 3 个疗程（即每周用药 1 次，连用 2 ～ 3 次）；预防用药常在孕 34 周后使用 1 ～ 2 个疗程（即每周用药 1 片，使用 1 ～ 2 个疗程）。假丝酵母菌外阴炎，可外涂凯妮汀霜。

3. 硝酸咪康唑栓　含咪康唑（miconazole）200mg，栓剂放入阴道后，血、尿中未能检出原型咪康唑，提示阴道黏膜吸收有限。咪康唑是临床广泛和常用的抗假丝酵母菌药，虽属 FDA 药物安全度的 C 类药，但目前也是局部治疗妊娠期假丝酵母菌外阴阴道炎的有效药物，在医师指导和监护下仍可应用。为慎重起见，减少不必要的医患纠纷，孕妇在妊娠初 3 个月内因属胎儿分化发育时期，仍应权衡利弊之后再由医师决定是否可使用，妊娠 4 个月以后可以使用，但也需在医师指导下应用。该药使用 7 ～ 10d 为 1 个疗程。外阴假丝酵母菌感染可外涂咪康唑霜。

535 例妊娠期假丝酵母菌外阴阴道炎的治疗中同样采用硝酸咪康唑（达克

宁）治疗，分别在妊娠早期、妊娠中期和妊娠晚期治疗，治愈率均在 90% 以上。用药后 85.8% 为正常分娩，无合并症，14.2% 有合并症，但经观察分析没有 1 例合并症与药物治疗有关。围生结局中咪康唑组有 6 例围生儿死亡，所以强调在妊娠早期用药有关并发症的发生，应在医师指导下为宜。国内多中心协作组中 46 例妊娠中、晚期妊娠者因假丝酵母菌外阴阴道炎使用咪康唑治疗，追踪至分娩均未见药物有关的产科并发症及新生儿疾病。

咪康唑动物实验高剂量无致畸作用，但有胚胎毒性，临床资料显示妊娠期使用咪康唑对母婴均无不良作用（仅有一篇报道反对孕初 4 个月使用咪康唑，认为自然流产率增加）。咪康唑现已广泛用于妊娠期真菌感染，安全、有效。

布康唑、特康唑：孕后 6 个月使用布康唑无不良结局，但报道资料少；特康唑阴道用药 5%～ 16% 被吸收，孕初 3 个月使用 1167 例中有 2.9% 的出生缺陷。

CDC 早先推荐孕初 3 个月可用的药物只有制霉菌素，最近还支持应用咪康唑类药物，尤其是克霉唑、咪康唑，可在整个妊娠期阴道使用。

Stein 等也认为每周 1 次使用 0.8% 特康唑软膏，连用 26 周，对防止复发性假丝酵母菌阴道炎是有效而易于接受的，该方法在妊娠期应亦可使用。

（四）妊娠期假丝酵母菌感染的全身用药

1. *两性霉素 B*　孕妇全身用药治疗的抗真菌药物中，以两性霉素 B 为经验最多。1956 年来一直用于临床，但不良反应多，包括发热、发冷、血栓性静脉炎、肾毒性。

2. *吡咯类*　包括咪唑类、三唑类。吡咯类毒性小，常代替两性霉素治疗深部真菌感染。

咪唑类：包括咪康唑静注和酮康唑口服。

三唑类：包括氟康唑静注或口服，伊曲康唑口服。

酮康唑口服对复发性阴道假丝酵母菌效果最好，但副作用大。酮康唑可抑制黄体酮合成，减少血清黄体酮水平，直接影响子宫功能，危及早期妊娠，故妊娠期禁用。

氟康唑浓度 ≥ 125μmol/L 时显示致畸作用，人体氟康唑致畸呈剂量依赖性，妊娠期氟康唑使用每日剂量达 400 ～ 800mg，曾报道 3 例胎儿颅缝早闭、胫骨 / 股骨弯曲、腭裂等多种畸形，而每日 150mg 治疗是安全的。妊娠前及妊娠期服单剂量氟康唑不引起先天性异常，但低出生体重儿及早产儿危险率升高。

伊曲康唑（斯皮仁诺）动物实验有胚胎毒性，高剂量鼠后代出现骨骼及软组织缺陷，也有致畸部位在肾上腺。人体治疗剂量伊曲康唑不会产生肾上腺效应。尽管以上吡咯类药物包括咪唑类、三唑类药物在抗局部浅表真菌感染方面有效，但不推荐于妊娠期全身性治疗。

两性霉素 B 仍是治疗全身性真菌感染的药物。

☆ ☆ ☆ ☆

灰黄霉素口服治疗癣，高剂量动物实验具胚胎毒性和真菌作用，可通过人体胎盘，脐血中浓度是母血中的48%～100%，要避免妊娠期使用。

特比萘芬动物实验不显示对胎儿有毒性，目前在人体妊娠期使用尚缺乏资料。

硝呋拉太（麦咪诺）无致畸作用，妊娠期可使用，是用于滴虫、假丝酵母菌、支原体、衣原体、BV等混合感染的基本用药，治疗尿路和泌尿生殖系感染也十分有效，包括口服片200mg/片，阴道片250mg/片×10d，10%的阴道油膏。

小结：没有哪一种药物在妊娠期使用是绝对安全的，对孕妇使用必须权衡对母儿的利弊，孕妇假丝酵母菌感染治疗必须慎重，美国FDA根据药物对胎儿可能的危害分为A、B、C、D、X五级。

制霉菌素——B类，也有归为A类。

克霉素——局部用药为B类。

凯妮汀——局部用药为B类。

咪唑类、三唑类——局部用药为B类。

已推荐妊娠期阴道使用克霉唑制剂（凯妮汀）、硝呋拉太（麦咪诺）。特比奈芬生产厂家归为B类，但缺乏资料，应避免使用。

全身用药除两性霉素B以外，其他妊娠期不推荐使用。

妊娠期机体免疫力降低，假丝酵母菌阴道炎治疗后容易复发，需要重复治疗。假丝酵母菌阴道炎产妇经阴道娩出的新生儿应予以重视和监护。产后假丝酵母菌阴道炎治疗时使用药物应注意有关药物能否通过乳汁排出，如氟康唑（大扶康）妊娠期和哺乳期均不能使用。伊曲康唑（斯皮仁诺）系三唑环的合成唑类抗真菌药，属C类药，孕妇一般禁服，唑类抗真菌药还有酮康唑（商品名里素劳），妊娠期也禁用。

妊娠期抗假丝酵母菌药物的使用需要特别注意其安全性，两性霉素B有较好的抗假丝酵母菌活性，且少有对胎儿的毒性作用，是治疗假丝酵母菌感染的首选药物，该药属于B类药物，是全身性抗假丝酵母菌治疗的推荐药物，使用最大耐受剂量效果较好，但应注意随药物剂量增加的不良影响。曾有27周妊娠因宫内假丝酵母菌感染发生胎膜早破的患者，经宫颈羊膜腔注射两性霉素B获得较好效果的报道。C类药物氟康唑也可以在妊娠期口服系统性治疗假丝酵母菌性阴道炎或其他真菌感染，经研究显示妊娠前或妊娠期单一剂量氟康唑治疗不会增加胎儿先天畸形，低出生体重儿或早产的风险，大剂量氟康唑有致畸作用和胚胎毒性，因而只用于危及生命而又无其他抗假丝酵母菌药物可选择时。氟胞嘧啶也属于C类抗假丝酵母菌药，但它会影响细胞DNA的合成，其有效性和安全性的报道极少，因而在妊娠期的抗假丝酵母菌治疗中应用较少。另外，

妊娠期使用克霉唑治疗假丝酵母菌感染不会对胎儿有致畸影响，还可减少男性
胎儿睾丸不下降的发生，由于克霉唑治疗后感染控制，还可以显著减少早产的
发生。酮康唑可通过胎盘，有影响胎儿性腺分化的作用，大剂量酮康唑有胎儿
致畸作用，应避免在妊娠期使用。

（五）免疫治疗

免疫因素参与了妊娠期 VVC 的发生，对于难治性 VVC 或 RVVC 可考虑采
用免疫治疗法。Magliani 等提出可用以下几种方法对假丝酵母菌性阴道炎进行
免疫治疗：①使用针对细胞膜表面已明确的黏附因子或酶的抗体；②诱导产生
杀真菌毒性物质，类似抗真菌免疫球蛋白或者它们的分子衍生物（如单链、肽）；
③生产治疗性疫苗或免疫调节剂。目前，对这种全身性的治疗是否能用于妊娠
期妇女还需进一步的研究。

有关新生儿假丝酵母菌感染请参见第 9 章"新生儿假丝酵母菌感染"部分。

（石一复　陈丹青　舒淑娟）

第 9 章
胎儿及新生儿假丝酵母菌病

第一节　新生儿假丝酵母菌感染

一、概况

孕妇有假丝酵母菌外阴炎症感染，与围生期母体和新生儿的关系十分密切。新生儿假丝酵母菌感染大多因母体妊娠时外阴阴道假丝酵母菌感染。胎儿经阴道分娩，使新生儿易发生假丝酵母菌感染，当然也有后天感染。早在 1870 年就提出通过预防性的阴道治疗可预防新生儿假丝酵母菌感染的论述，1924 年有研究显示母亲假丝酵母菌感染与新生儿感染之间的关系，为此提出产前应对母体假丝酵母菌感染进行治疗。母亲产前治疗有利于降低新生儿感染，20 世纪八九十年代均对分娩前最后一次产前检查时进行预防和治疗，采用单一剂量抗真菌治疗，以防止新生儿假丝酵母菌感染，特别是对于未成熟儿、早产儿、小样儿或极低出生体重儿，目前可以存活且健康生长，尤应引起重视。

健康小儿有 5%～30% 携带假丝酵母菌，正常情况下不致病。新生儿假丝酵母菌感染主要来自分娩时经母亲产道感染，也可来自宫内感染。经阴道引起宫内感染，这类新生儿患病时病情较轻，预后也好。在宫内经胎盘上行播散者可引起新生儿先天性假丝酵母菌感染，这类病情重，常可在生后数天内死亡。1984 年英文文献中首次报道侵袭性新生儿假丝酵母菌感染的死亡率高达 54%（Johnson，1984），20 世纪 90 年代新生儿研究网络中心报告新生儿假丝酵母菌血症死亡率为 28.1%（Stoll，1996）。

新生儿鹅口疮多见于新生儿舌、颊内及腭部，可见口腔黏膜白苔，初起白苔附着于黏膜，融合后可成大片白膜，不易擦除。

新生儿因胎粪污染引起肛门周围皮炎，多发生在放置尿布的皮肤区域。

通常新生儿假丝酵母菌感染分为两种：一种为与导管相关的白假丝酵母菌血症，另一种为播散性或侵袭性假丝酵母菌炎。前者常因使用中心静脉导管的

☆ ☆ ☆ ☆

部位感染，当导管迅速拔除或开始治疗后白假丝酵母菌血症很快缓解，而后者导管拔出后白假丝酵母菌感染可持续存在，白假丝酵母菌可累及身体正常无菌的部位。

也有学者将新生儿假丝酵母菌感染分为新生儿先天性假丝酵母菌病和新生儿皮肤假丝酵母菌病，前者临床罕见，常表现为假丝酵母菌支气管炎，呼吸困难，弥漫性斑疹，肠炎及皮肤感染，后者临床多见，假丝酵母菌可通过母体生殖道感染，分娩时传给新生儿；或由产后密切接触传给新生儿。感染部位以肛门周围、臀部、腹股沟、腋窝、颈前及下颌部等部位多见。75%的新生儿假丝酵母菌感染常累及 2 个或 2 个以上器官，单一病灶的骨髓炎、脑膜炎及肾性假丝酵母菌病是最常见的存在形式，其次是血液、肾脏、脑膜、心脏、眼、骨关节感染的任意组合形式。

1968 年 Schweid 及 Hopkins 报道了首例妊娠 13 周假丝酵母菌感染致流产，此后 Aterman 报道放置宫内节育器（IUD）后妊娠，假丝酵母菌感染致流产，胎膜完整时假丝酵母菌感染少见，胎膜已破则胎儿感染机会增多，有 2/3 新生儿出生后即刻培养（＋），分娩时直接传播使 10%新生儿在出生后 15d 内真菌感染——口腔、生殖道、外阴皮肤、肠、肺、脑等发生炎症，生后护理过程中使婴儿感染，新生儿死亡中有 0.8%～3.4%是因严重真菌感染。

二、新生儿假丝酵母菌感染的高危因素

新生儿通过垂直传播或医源性感染均可感染假丝酵母菌（Reef 等，1998；Waggnoner-Fountain 等，1996）。垂直传播可在妊娠期间或在分娩过程中获得，两者都与母体阴道的上行性感染有关。

新生儿中假丝酵母菌的携带率波动性大，但孕龄越小，假丝酵母菌感染似乎越高。

在新生儿重症监护病房（NICU）中医源性假丝酵母菌感染是一个重要的途经（Reef 等，1998），已有在 NICU 中暴发假丝酵母菌血症的报道，在美国的 7 个外科 ICU 中，健康工作人员手的假丝酵母菌携带率约为 30%（Rangel-Frausto 等，1999）。新生儿假丝酵母菌感染的高危因素见表 9-1。

表 9-1　新生儿假丝酵母菌感染的高危因素

高危因素	备注
经典高危因素	
多种抗生素的使用	抗生素使用时间及具体抗生素使用方案
中心静脉导管	

☆☆☆☆

续表

高危因素	备注
肠道外高营养及静脉脂肪乳剂	
假丝酵母菌寄居和（或）黏膜皮肤假丝酵母菌发作史	
年龄组的特异高危因素	
出生时低体重	约90%感染的新生儿体重低（< 1500g）
气管插管及气管造口术	许多新生儿患有某一类型的呼吸功能不全
周围静脉插管	
先天性畸形：胃肠道、心脏畸形多见	最常见于 > 2500g 的婴儿在 NICU 长期住院期间
胃肠道疾病	坏死性小肠结肠炎及需要手术的吻合畸形

　　新生儿假丝酵母菌初期报道均为白假丝酵母菌感染，随着在成人中假丝酵母菌流行方式的改变，新生儿假丝酵母菌感染的菌种也发生改变，其变化为白假丝酵母菌明显下降，而非白假丝酵母菌菌种增多。而近平滑假丝酵母菌（*C. parapsilosis*）成为最流行的菌种，在一些医疗中心已取代了白假丝酵母菌。

　　1. 经典高危因素
　　（1）多种抗生素的使用。
　　（2）中心静脉导管。
　　（3）肠道外高营养及静脉脂肪乳剂。
　　（4）假丝酵母菌寄居和（或）黏膜皮肤假丝酵母菌发作史。

　　2. 年龄组的特异高危因素
　　（1）出生时低体重：约90%感染的新生儿体重低（< 1500g）。
　　（2）气管插管及气管造口术：多见新生儿患有某种呼吸功能不全。
　　（3）周围静脉插管。
　　（4）先天畸形：胃肠道、心脏畸形多见，最常见于 < 2500g 的婴儿在 NICU 长期住院期间。
　　（5）胃肠道疾病：坏死性小肠结肠炎。

　　3. 人类免疫缺陷病毒（HIV）感染　HIV 感染者也易合并假丝酵母菌感染，儿童及成人一样，应予以重视。HIV 母婴感染的高危因素除女性本身 HIV 感染严重程度外，还包括产科因素，如经阴道分泌、外阴阴道切开和（或）裂开、器械助产、绒毛膜活检、羊水穿刺、胎膜早破、绒毛膜羊膜炎、低出生体重儿、早产等，使婴儿皮肤暴露于阴道分泌物中或皮肤损伤等，增加感染概率。

三、妊娠期治疗的必要性

对于有假丝酵母菌外阴炎症感染的孕妇予以治疗有利于母婴健康。

1. 降低阴道内酵母菌的寄生率。根据 1975 年和 1984 年相关数据统计，1010 例孕妇治疗后阴道酵母菌寄生率从 28.4% 下降到 8.4%，其中 34 例虽然有阴道内寄生，但无临床症状。

2. 降低由假丝酵母菌感染造成的流产、早产、胎膜早破及宫内感染，以及产后感染。

3. 改善母婴预后。

4. 治疗后可减少新生儿感染。经治疗后，孕妇阴道内培养阳性率由 26.8% 下降为 9.0%，产后阴道内培养阳性率由 18.6% 下降为 3.2%，新生儿感染阳性率由 12.7% 下降为 4.4%。

四、新生儿假丝酵母菌感染的临床表现

新生儿假丝酵母菌感染多在出生后第 1 周或第 2 周出现临床症状，感染发生率的最高峰为出生后 2～4 周，可影响 10% 的健康新生儿。据临床统计，婴儿出生后 1d 感染率为 1.4%，6d 为 1.75%～3%，10d 为 2.5%～16.6%，14d 为 6.1%，21d 为 10.7%～25%，28d 为 13%～24.6%，30d 为 9.5%。从上述时间可见住院 7d 期间新生儿感染率并不高，临床医务人员应告知家长在出院后，尤其是出生后第 2～4 周是新生儿假丝酵母菌感染的高峰期，但此时产妇及婴儿通常均已出院，在家护理，所以应引起重视，切勿大意。

新生儿假丝酵母菌感染的典型临床表现与细菌性脓毒血症难以区分，可见血压波动、低血压、腹胀、呼吸困难及窒息、大便性状改变、对糖不耐受等，其中以呼吸困难和窒息最常见，约占 70%（Anker 等，1995）。

1. 皮肤和黏膜　新生儿黏膜皮肤假丝酵母菌感染可表现为鹅口疮、尿布疹和（或）不同形式的红色丘疹，以及通常发生于湿润黏膜表面的脓疱及皮肤脓肿，以会阴假丝酵母菌最为常见。通常黏膜皮肤假丝酵母菌感染出现在全身症状之前，但也有例外。前瞻性的研究表明有 44% 的新生儿侵袭性假丝酵母菌病没有皮肤病灶，但患有黏膜皮肤假丝酵母菌感染的新生儿具有深部器官假丝酵母菌感染的危险性。

2. 中枢神经系统　在新生儿侵袭性假丝酵母菌病中，假丝酵母菌性脑膜炎是最常见的表现之一，死于侵袭性假丝酵母菌病的新生儿有 64% 伴有中枢神经系统病变，多于 2/3 的患儿脑脊液培养阳性。

假丝酵母菌性脑膜炎表现为颅内压增高相关的囟门膨出、骨缝增宽等。本病死亡率高，即使幸存，常有严重的后遗症如脑积水、精神运动性阻滞等。

3. 新生儿眼炎　是指发生在出生后 28d 内的化脓性结膜炎，病原体有很多，主要与性传播疾病有关，病原体通过母体产道上行性感染。病原体以淋病双球菌、沙眼衣原体为多见，也有假丝酵母菌等其他病原体。

检眼镜（眼底镜）检查被认为是早期诊断的手段之一，假丝酵母菌性内眼炎的发生率可高达 50%。

4. 心脏　新生儿心内膜炎中，假丝酵母菌性心内膜炎占第二位，临床表现有心脏杂音、瘀点、皮肤脓肿、关节炎、肝大、脾大等。右心的真菌性团块可表现心力衰竭，甚至脑栓塞。

5. 肾脏　新生儿泌尿系假丝酵母菌感染是新生儿重症中最常见的病因（Phillips 等，1997），将近 50% 的患儿伴有假丝酵母菌菌血症。新生儿特别易患肾脏假丝酵母菌病，表现为肾脏真菌性脓肿。新生儿重症同时患有假丝酵母菌病的患者有 35%～42% 会患有肾脏假丝酵母菌病，且大部分为肾脏曲霉肿（indeed fungus balls），可表现为单侧或双侧肾脏梗阻，肾功能不全，此也可是侵袭性假丝酵母菌病的最初临床表现。

6. 骨和关节　SPP 假丝酵母菌曾被多次报道是引起新生儿关节炎的 3 种病因之一，新生儿假丝酵母菌性骨髓炎和（或）关节炎的典型表现是下肢温热，梭形肿胀。在 X 线片上可表现为骨质溶解和骨皮质缺损区（Weisse 等，1993）。

五、特异性诊断

对侵袭性假丝酵母菌感染，应常规行血、尿及脑脊液微生物学检查，行眼部视网膜检查、超声心动图、肾脏超声及关节的 X 线检查等。

胃液抽取物、胎粪、皮肤脓疱或脐带病灶刮出物的涂片或培养，以及胎盘的显微镜检查可发现真菌性绒毛膜羊膜炎等。

六、新生儿假丝酵母菌感染的治疗

新生儿及儿童的侵袭性假丝酵母菌病的治疗原则与成人相似，但是两者在治疗方案上的差异性也日益受到重视，如抗真菌药物的药物动力学尤其是毒理方面的不同。例如，两性霉素 B 和 5- 氟胞嘧啶，两者在新生儿中使用副作用最小，现两者的联合应用已被广泛用于治疗新生儿假丝酵母菌病。

假丝酵母菌病一般发生于新生儿出生后 1～2 周，主要发生于体重低于 1000g 者，由于免疫系统尚未成熟，即使一般的假丝酵母菌感染对早产儿也有相当的危险性，有学者报道 4 例先天性假丝酵母菌感染的早产儿均发生了严重的肺泡炎和特征性绒毛膜羊膜炎，白细胞计数显著升高，虽然用两性霉素 B 和氟康唑治疗控制住了感染，其中 2 例还是因进行性脑室周围白质软化症而预后不良。

对有假丝酵母菌感染可能的新生儿，Blaschke 建议可用以下方案预防感染：①在妊娠末期经阴道给予感染孕妇多烯类（polyene）或偶氮类抗真菌药物；②对有危险因素而易于感染假丝酵母菌，特别是有发生全身性假丝酵母菌病倾向的新生儿，可口服多烯类抗真菌药做预防性治疗，预先口服制霉菌素可以大幅度降低以后新生儿发生假丝酵母菌感染的风险。

（一）两性霉素 B

两性霉素 B 在新生儿中使用的最初报道是较为负面的，特别是在 Bala 等报道之后：在 10 例患有侵袭性假丝酵母菌病婴儿中使用两性霉素 B 后，新生儿死亡率很高，更引起了新生儿学专家对此药的怀疑。然而，这些病例并没有排除诸如本来就已存在的肾功能不全及同时合并使用其他肾毒性药物等干扰因素。

侵袭性假丝酵母菌病患儿（出生体重 < 1500g）使用两性霉素 B 后，没有发现有明显的肾毒性副作用。而且，与输液有关的副作用如发热、寒战、恶心及呕吐也很少见。尽管两性霉素 B 可抑制红细胞生成素的生成，但是发生贫血者并不多见。

考虑到 5- 氟尿嘧啶没有经静脉的剂型以及新生儿胃肠道的不完善性，一些专家主张单独使用两性霉素 B 来治疗新生儿假丝酵母菌病。回顾性分析表明，近 50% 的病例可出现暂时性的氮质血症、血清肌酐值升高及低血钾等，但所有这些并发症在停药后或调整用药间歇后均可很好地得到控制。而且，将单独使用两性霉素 B 与联合使用 5- 氟尿嘧啶两组病例进行比较表明，两组死亡率近似，甚至前一组死亡率较后者低。

（二）5- 氟尿嘧啶

5- 氟尿嘧啶对骨髓和肝脏没有毒副作用，剂量为 20 ～ 200mg/（kg·d）。正是基于此发现，许多人喜欢联合使用两性霉素 B 和 5- 氟尿嘧啶进行治疗。

（三）氟康唑

有关氟康唑在新生儿中应用的报道很少。最近对 23 例假丝酵母菌病患儿进行的随机化研究，将患儿分为氟康唑治疗组和两性霉素 B 治疗组，但两组的平衡因素不一，因此不能从该研究中做出重要推断。所以，氟康唑的应用还有待进一步研究。

单独使用两性霉素 B 或联合应用 5- 氟尿嘧啶仍是治疗新生儿假丝酵母菌病的标准方案，然而最适使用期限和最佳治疗方案目前仍不清楚。对于无并发症的导管相关假丝酵母菌血症者，两性霉素 B 应使用最小剂量 10 ～ 15mg/kg，对于侵袭性假丝酵母菌病者则用 25 ～ 30mg/kg，而 5- 氟尿嘧啶则为 100mg/（kg·d），

☆ ☆ ☆ ☆

均分成 4 次给药。

在极低出生体重儿，侵袭性假丝酵母菌感染常会致命，或常导致严重的神经发育障碍。新生儿治疗中心选择的治疗药物一直是氟康唑和两性霉素。现棘白菌素是相对较新的一类抗真菌药。该药与含氨基的纽莫康定类似物均为环六肽药物，通过非竞争性抑制 3-β-D- 葡萄糖合成酶而干扰真菌细胞壁的生物合成。该药可抑制菌丝顶端生长，将菌丝体转换成小细胞团块，最终可使真菌发生形态学变化。在体外对假丝酵母菌通常为杀菌作用，对曲霉菌也有抑菌作用。

意大利 8 个新生儿监护室前瞻性、随机双盲、临床对照研究对体重 < 1500g 的早产儿采用氟康唑预防，剂量为 3 ～ 6mg/kg，每周数次，使用 4 ～ 6 周，结果表明预防性应用氟康唑可使假丝酵母菌定植发生率和侵入性真菌感染的发病率及相关死亡率减少。

现在对早产儿、新生儿脑、播散性假丝酵母菌病的难治病例等采用 3 种棘白菌素类药物治疗，详细见本书附录 1 抗假丝酵母菌药物。

早产儿免疫系统不完善，易受假丝酵母菌感染而产生严重影响，阴道假丝酵母菌感染，其出生体重 < 1000g 的婴儿，在出生后 1 ～ 2 周易发生假丝酵母菌败血症。

出生后新生儿应尽快清洁眼睑和使用抗菌剂。抗菌药物直接滴入双眼，不必对眼冲洗。对妊娠期母体阴道有假丝酵母菌感染者出生的新生儿可用 2.5% 聚维酮碘溶液滴新生儿眼，因聚维酮碘有治疗皮肤黏膜的假丝酵母菌作用，抗菌谱较其他局部用药抗菌谱广，且无耐药性。其他新生眼炎常用 1% 硝酸银渗液或红霉素软膏。

（石一复）

第二节　新生儿先天性假丝酵母菌感染

先天性假丝酵母菌病在临床罕见，指宫内假丝酵母菌感染在胎儿出生时即表现出来，它与阴道分娩、胎膜早破、早产儿、孕妇年龄及产程时间均无关（Rudolph 等，1997），而常与宫内节育器有关（Darmstadt 等，2000）。临床表现通常为假丝酵母菌支气管炎、呼吸困难、弥漫性斑疹、肠炎及皮肤感染。

以面讨论该病的两种形式：先天性皮肤假丝酵母菌病和先天性全身性假丝酵母菌病。

一、先天性皮肤假丝酵母菌病

出生 12h 内出现大面积的皮疹，从脓疱、丘疹或水疱期逐渐演变为斑状丘疹、小疱、斑丘疹、大面积脱屑，多见于躯干、颈、面部及四肢，最终表现为大面积的脱屑，常伴有甲沟炎及甲根营养不良。这种皮疹常可自发缓解或在短期服用制霉菌素后缓解。

二、先天性全身性假丝酵母菌病

（一）胚胎、胎儿及新生儿假丝酵母菌感染

1968 年 Schweid 及 Hopkins 报道了首例妊娠 13 周假丝酵母菌感染致流产，Aterman 报道 IUD 后妊娠，假丝酵母菌感染致流产。

胎膜完整时假丝酵母菌感染少见，但仍可有发生，胎膜已破则胎儿感染机会增多，有 2/3 新生儿出生后即刻培养（＋）。

分娩时直接传播可使 10% 的新生儿在出生后 15d 内真菌感染——口腔、生殖道、外阴皮肤、肠、肺、脑等炎症；出生后护理过程中也可使婴儿感染。

新生儿死亡的 0.8%～3.4% 是因严重真菌感染。

（二）先天性全身假丝酵母菌病——全身性感染

1. 新生儿先天性假丝酵母菌病　罕见，常表现为假丝酵母菌支气管炎、呼吸困难、呼吸窘迫的肺炎，其他表现为假丝酵母菌性脑炎、假丝酵母菌尿和（或）菌血症、弥漫性斑疹、肠炎及皮肤感染。

最常见为伴有呼吸窘迫的肺炎，其他为假丝酵母菌性脑炎、假丝酵母菌尿和（或）假丝酵母菌血症。胎儿皮肤或脐带表面有黄色或白色溃疡、针尖大小、扁平灶；胎儿血管内见到白细胞浸润，形成假丝酵母菌肉芽肿；胎儿胸腺、肾上腺及心脏出血性瘀斑，镜下肺内有假丝酵母菌炎性灶。

2. 先天性皮肤假丝酵母菌病　皮疹、脓疱、丘疹、小疱、斑丘疹、大面积脱屑，多见于躯干、颈、面部及四肢，特别在低出生体重新生儿，该病可发展成全身性感染甚至导致死亡，所以此形式死亡率高。而且≥ 50% 的患儿可不经以上的皮肤病变演变过程。全身性假丝酵母菌病的最常见临床表现是伴有呼吸窘迫的肺炎，其他表现包括假丝酵母菌性脑膜炎、假丝酵母菌尿和（或）假丝酵母菌血症。

假丝酵母菌宫内感染可经胎膜破口，通过细小胎膜破口进入宫腔，以后细小胎膜破口胎膜愈合，临床未能及时诊断胎膜破裂，若胎膜完整，但假丝酵母菌穿透或感染绒毛膜可杀伤胚胎或侵犯胎体，隐匿寄生于胎儿器官内，或使胎盘感染再侵犯胎儿。

（石一复）

第 10 章
婴幼儿外阴阴道假丝酵母菌病

外阴阴道假丝酵母菌病（vulvovaginal candidiasis，VVC）是女性生殖道感染最常见的原因之一，在婴幼儿的特异性阴道炎中也常可以见到。因婴幼儿年龄特点，激素水平和生活习惯与成人不同，婴幼儿外阴阴道假丝酵母菌病有其独特性。本章就婴幼儿 VVC 的特点、诊断及治疗做一阐述。

一、婴幼儿 VVC 的发病率

近年来，儿童阴道炎的发生呈上升趋势，成为小儿妇科门诊中的主要疾病之一，其中 VVC 在婴幼儿中发病率较低，但也常有发现，但其具体发病率尚不明确。而在成年女性常见的阴道炎症中，相对于其他的特异性阴道炎，VVC 有较高的发病率和复发率，通常认为 VVC 是女性阴道感染的第 2 个最常见的原因，仅次于细菌性阴道炎。现有资料表明，70% ～ 75% 的女性一生中至少患 VVC 1 次，40% ～ 50% 患有 VVC 的女性会有复发感染，生育期年龄的女性发病最频繁。由于年龄等特殊因素，婴幼儿的 VVC 确切发病率尚不明确，梁肖云、邓秋等检测就诊的 853 例有阴道炎症状的女性儿童，其中真菌 28 例，占 3.3%。钱华等分析观察 1936 例患有外阴阴道炎儿童的临床表现，取外阴阴道分泌物进行革兰氏染色涂片、支原体培养、淋病奈瑟菌培养、假丝酵母菌培养和沙眼衣原体抗原检查，发现 157 例（占 8.1%）假丝酵母菌培养阳性。其中 146 份白色凝乳状阴道分泌物中检出假丝酵母菌 126 例（占 86.3%），其中 6 例合并支原体感染。相对于其他较大年龄段儿童，婴儿组检出的特异性病原体中假丝酵母菌较多（检出率 19.7%），可能与不正确使用尿布、纸尿裤而导致外阴局部高温潮湿，适合假丝酵母菌生长有关。各年龄组的假丝酵母菌培养主要检出白假丝酵母菌，和成人假丝酵母菌性阴道炎主要感染白假丝酵母菌一致。

二、婴幼儿 VVC 的易感因素

临床上 VVC 的诱发因素是多方面的。根据各项研究，VVC 的复发与宿主因素、行为因素、遗传因素等多种因素相关。其中，宿主因素主要包括一些病理和生理状况，如妊娠、过敏体质、人类免疫缺陷病毒（human immunodeficiency virus，HIV）感染、未控制的糖尿病、使用抗菌药物、激素、外阴皮肤病、会阴裂伤、肛门阴道距离短小（< 3cm）等；行为因素主要包括避孕药物和避孕器具的使用、性交过频、会阴脱毛等。Chaim 等发现非洲裔女性 VVC 和 ABO 血型刘易斯非分泌表型相关，提示遗传因素也可能使这类个体较容易发生假丝酵母菌定植或假丝酵母菌性阴道炎，与 BabuLla 等报道 VVC 复发的基因遗传的易感性相一致。另外，复发性外阴阴道假丝酵母菌病患者可能存在一定的免疫缺陷，各类细胞因子的表达异常，但其中的具体机制尚未研究清楚。有研究发现，与 VVC 疾病严重程度相关的独立危险因素包括过敏体质如对食物、药物或花草过敏，致病菌为白假丝酵母菌感染等因素。

婴幼儿患者由于自身的解剖生理特点及卫生习惯等影响，存在一定的易感因素，具体包括以下几个方面：①婴幼儿独特的生殖管道解剖特点：这个时期婴幼儿的大阴唇比较平，小阴唇薄且细，两侧小阴唇在阴道口不能合拢，对阴道前庭保护作用小，外阴阴道覆盖上皮组织菲薄、娇嫩，脂肪垫薄，无阴毛覆盖，容易被损伤和受到外界各种病原体或化学物质的刺激，而且处女膜开口小而不利于阴道内分泌物的引流。②体内雌激素水平低：婴幼儿卵巢未发育，体内缺乏雌激素影响，阴道 pH 呈中性或碱性（6.0 ～ 8.0），乳酸杆菌不是优势菌而有利于病原微生物生长。③阴道皱襞少，伸展性极差，抗感染和创伤的抵抗力极差，又由于肛门和阴道口之间距离短，非常接近，尿液和粪便易污染局部。④婴幼儿卫生习惯较差，玩耍时外阴与地面或脏手接触，也易发生外阴阴道炎。⑤除上述婴幼儿解剖、生理和行为特征外，也可能与肥胖、全身性疾病、其他外阴皮肤病和免疫功能受抑制有关。另外，婴幼儿长期使用尿布或者穿衣过紧，局部容易潮湿或者出现接触性皮炎，也容易导致外阴阴道炎的发生。

三、婴幼儿 VVC 的临床特征

因婴幼儿年龄小，临床通常不能从患儿口中直接获得病史和主诉，往往必须依靠父母或监护人的注意和观察，并且，家长容易忽视生殖系统的病变，所以诊断有一定困难。临床上，婴幼儿外阴阴道炎的临床表现常多种多样，婴儿可表现为如不明原因的哭闹不安，易激惹，搔抓阴部，可伴排尿不适，甚至排尿困难。幼儿可述说外阴疼痛、瘙痒，但假丝酵母菌感染的特点为外阴奇痒，白带似豆腐渣样，临床症状比其他阴道炎症更为明显。检查可见外阴红肿，分泌物有臭味，严重时外阴皮肤或黏膜破溃，分泌物呈凝乳样；用中、示指轻轻分开阴唇，可见阴道前庭黏膜红肿，阴道有凝乳样或者豆腐渣样分泌物流出；如发现血性或脓血性白带，应注意有无阴道异物或其他异常。婴幼儿急性期后可造成小阴唇粘连，此时婴幼儿可出现排尿尿线改变，甚至排尿困难等。对于婴幼儿，问诊态度要亲切、耐心，还需要注意有无其他诱因存在，如发热、阴部潮湿、摩擦或细菌污染、不良的卫生习惯等。了解家族中有无糖尿病、接触性皮炎、湿疹等病史。

另外对婴幼儿，妇科检查也很重要，检查必须轻柔，应同成年妇女一样强调对分泌物的检查，但应注意无创。妇科检查的内容包括大小阴唇、阴道口、处女膜、阴蒂、尿道口、肛门和阴道的视诊，检查时要注意保持处女膜完整。注意分泌物的持续时间、量、黏稠度和颜色，如在分泌物中找到假菌丝和孢子可确诊。可取阴道分泌物检查或做细菌培养。直肠、腹部双合诊检查可了解阴道内有无异物、子宫大小及盆腔情况，将肛诊手指向前挤压阴道后壁，如有分泌物排出，可同时取分泌物送检。当阴道分泌物为血性或脓血性而又未排除阴道异物时，可用支气管镜或鼻镜做阴道检查，以了解有无宫颈息肉、葡萄状肉瘤等病变，如发现异常增生物应即取活检，以防误诊。

四、婴幼儿 VVC 的治疗

婴幼儿外阴阴道炎的诊治水平近年有很大提高，以全身治疗为主，对于严重的外阴阴道炎可采用抗生素阴道灌洗，目前主张短期应用。VVC 主要由白假丝酵母菌感染引起，目前治疗常用的是制霉菌素，制霉菌素具有抑菌和杀菌作用，其作用机制主要是作用于真菌细胞膜，与膜中甾醇结合，损伤膜的完整性，使真菌内的一些生理物质（钾离子、核苷酸、氨基酸等）漏失，破坏正常代谢而达到抑菌作用。该药抗真菌谱广，局部用药不被皮肤和黏膜吸收，具有较高的安全性。可使用 2% ～ 4% 碳酸氢钠溶液擦洗外阴阴道后局部涂咪康唑软膏，每日 2 ～ 3 次，连续 2 周。口服药物可选用制霉菌素 10 万 U，每日 4 次，连续3d，或伊曲康唑200mg，每日 2 次，用 1d，重复治疗 2 ～ 3 个疗程。治疗后经3 次真菌检查阴性者为治愈。也有学者考虑到幼女生理的特殊性，对分泌物培养出白假丝酵母菌的患儿均予制霉菌素甘油混悬液外涂或用滴管从处女膜孔滴入阴道内，取得良好疗效。若反复多次培养为真菌感染，临床医师应注意检查患儿免疫功能状态、是否使用免疫抑制剂及糖代谢是否异常。而支原体感染可能为幼儿或家属间接传播。新生儿的感染多由母体传播，因出生后 1 ～ 2 周内阴道分泌物呈酸性，假丝酵母菌易生长，妊娠期有真菌性阴道炎者必须在产前治愈，减少传染给新生儿的可能性。对所有患母阴道分娩的新生儿予以制霉菌素混悬液口腔喷雾或放入奶中预防性应用。另外，婴幼儿 VVC 常与不良的卫生习惯有关，应予以改正。

总而言之，婴幼儿 VVC 有独特的发病因素及生理学特点，诊断和治疗应依据患儿的生理特点使用合适的检查和治疗方法，并去除病因。

（张帝开　秦成路）

第 11 章
外阴阴道非白假丝酵母菌病

外阴阴道假丝酵母菌病主要由白假丝酵母菌引起，其他为非白假丝酵母菌。以往报道外阴阴道假丝酵母菌病 80%～90% 系由白假丝酵母菌引起，故也称白假丝酵母菌外阴阴道炎。随着时代的变迁，外阴阴道假丝酵母菌病中致病原也逐渐发生变化，即白假丝酵母菌所占比例减少，而其他非白假丝酵母菌所占比例增加。如中国致病真菌 10 年动态流行病学研究中指出：白假丝酵母菌从 1986 年的第五位上升到第四位（温旺荼，2001）。北京医科大学第一医院报道 VVC 白假丝酵母菌占 82.11%，其次为近平滑假丝酵母菌和热带假丝酵母菌（各占 4.88%）。另有 2468 例深部真菌感染者的报道为白假丝酵母菌占 65.92%，其次为近平滑假丝酵母菌占 1.62%，热带假丝酵母菌占 1.09%，光滑假丝酵母菌占 0.28%（章强强，2000）。广州报道女性患者白假丝酵母菌占 60.53%，近平滑假丝酵母菌占 13.16%，光滑假丝酵母菌占 15.79%，热带假丝酵母菌、克柔假丝酵母菌、乳酒假丝酵母菌各占 2.63%（李季，2000）。

不同的非白假丝酵母菌感染表现不一：①光滑假丝酵母菌感染：光滑假丝酵母菌是人体的一种腐生菌，可导致泌尿生殖道感染，也是新生儿的条件致病菌。镜下为芽生孢子，无真假菌丝。近年来光滑假丝酵母菌阴道炎逐渐增加。②热带假丝酵母菌感染：是生殖道假丝酵母菌中常见非白假丝酵母菌阴道炎之一，也是先天性免疫缺陷者的条件致病菌，可引起皮肤黏膜、内脏假丝酵母菌病的病原菌之一。在人体无症状时是酵母型，入侵黏膜组织致病时呈菌丝相。③克柔假丝酵母菌感染：可引起系统性假丝酵母菌病，尤其先天性免疫缺陷患者和接受大量抗生素治疗者。

据浙江大学医学院附属妇产科医院材料（2002），报告门诊疑诊 VVC 1033 例，培养确诊假丝酵母菌感染 1004 例，培养阳性率 97.1%。共分离出 1013 株假丝酵母菌，鉴定出菌株 6 种，其中白假丝酵母菌 867 株，占 85.59%；光滑假丝酵母菌 96 株，占 9.48%；热带假丝酵母菌 34 株，占 3.35%；近平滑假丝酵母菌 12 株，占 11.8%；克柔假丝酵母菌 3 株，占 0.3%；郎比可假丝酵母菌 1 株，占 0.1%。初发与再发 VVC 假丝酵母菌菌种鉴定分类见表 11-1。

☆ ☆ ☆ ☆

表 11-1 初发与再发 VVC 假丝酵母菌菌种鉴定分类

	初发 VVC		再发 VVC	
	菌株数	占比 (%)	菌株数	占比 (%)
白假丝酵母菌	380	89.62	487	82.68
光滑假丝酵母菌	21	4.95	75	12.73
热带假丝酵母菌	15	3.54	19	3.23
近平滑假丝酵母菌	5	1.18	7	1.19
克柔假丝酵母菌	2	0.47	1	0.17
郎比可假丝酵母菌	1	0.24	0	0
总数	424	100.00	589	100.00

非白假丝酵母菌涂片假阴性率为 26.03%，白假丝酵母菌涂片假阴性率为 9.48%。初发病例非白假丝酵母菌占 10.38%，再发病例非白假丝酵母菌占 17.32%。

再发组白假丝酵母菌、非白假丝酵母菌对益康唑、酮康唑、咪康唑耐药率高于初发组（$P < 0.01$）；非白假丝酵母菌对益康唑、酮康唑、咪康唑耐药率高于白色假丝酵母菌（$P < 0.01$）。

非白假丝酵母菌外阴阴道炎病原菌为光滑球拟酵母菌、热带假丝酵母菌、近平滑假丝酵母菌、克柔假丝酵母菌、高里假丝酵母菌。

光滑球拟酵母菌（T. glabrata）也称光滑假丝酵母菌（C. glabrata），光滑假丝酵母菌没有菌丝（或称假菌丝），而只有芽生孢子，在显微镜下很难鉴别，只有靠真菌培养才能确诊。

与白假丝酵母菌相比，光滑假丝酵母菌患者有较多的性交痛的主诉，外阴瘙痒可能并不严重，阴道分泌物也可能不是典型的干酪样。光滑假丝酵母菌性外阴阴道炎多发生在社会经济地位低下、受教育较少、性伙伴较多及性生活频繁、经常阴道冲洗或经期使用阴道栓者，年龄也较大。本病患者有较高的 HIV 血清阳性（与 AIDS 有关）和较高的糖尿病患病率。光滑假丝酵母菌较白假丝酵母菌的毒力小，但对唑类，尤其是咪唑类常表现出耐药。本病也易反复发作，病程迁延为慢性外阴阴道炎，对传统和常用的药物不敏感，治疗上比较困难。

非白假丝酵母菌的增加可能与不正确使用抗真菌药有关。短期不彻底的治疗或长期低剂量预防用药，都会导致对咪唑类耐药的非白假丝酵母菌增多。免疫功能低下的患者预防性应用酮康唑会出现光滑假丝酵母菌；中性粒细胞减少的癌症患者预防性应用氟康唑会导致克柔假丝酵母菌和光滑假丝酵母菌感染。在接受氟康唑治疗的 HIV 阳性患者中也有类似情况发生。上述事实说明，光滑假丝酵母菌感染可能与其对唑类药物的原发耐药性有关。多数学者认为光滑假丝酵母菌为单倍体，易于发生点突变，其中一些点突变可能导致对唑类药物产生耐药性。

对光滑假丝酵母菌和白假丝酵母菌做真菌培养＋药敏试验，其结果为光滑假丝酵母菌对咪唑类仍有一定敏感性，但较白假丝酵母菌的敏感性差，但对氟康唑耐药明显，对氟胞嘧啶较敏感，两性霉素 B 次之。

对光滑假丝酵母菌外阴阴道炎的治疗也与其他假丝酵母菌的外阴阴道炎治疗一样，首先要去除诱因及易发因素。药物治疗仍以传统的咪唑类药物作为第一线治疗药，可口服或阴道用药，直到症状缓解及真菌培养阴性，在下次月经后再巩固治疗 1 个疗程，连续 3 次月经后真菌培养阴性方为治愈。

如果发展为慢性或者复发性外阴阴道炎，则选择敏感的抗真菌药物进行低剂量、长期治疗，至少 6 个月时间，可参阅第 6 章"复发性外阴阴道假丝酵母菌病的诊断与治疗"。

治疗光滑假丝酵母菌应用氟胞嘧啶可取得较好效果。新药 Ly303366 是一类葡聚糖合成抑制剂，而葡聚糖是真菌细胞膜必要成分之一，因此该药对真菌细胞有较大杀伤力，可能对光滑假丝酵母菌外阴阴道炎有较好的治疗效果。

美国 CDC 对于非白假丝酵母菌所致 VVC 认为目前无特效治疗，非氟康唑类药物延长应用 7 ～ 14d，如出现复发，可局部应用硼酸胶囊 600mg 每日 1 次，共 2 周，持续复发者可给予制霉菌素阴道片 10 万 U 每日 1 次，维持治疗。

1. 宿主免疫缺陷合并 VVC：短疗程不敏感，纠正患者原发病同时延长疗程 7 ～ 14d。HIV 感染者的 VVC 患病率较未感染者高，与免疫缺陷程度有关，治疗与 HIV（－）相同。不提倡对 HIV 感染者预防性使用唑类药物。

2. VVC 患者性伴侣治疗：VVC 通常不由性交传播，因此对患者性伴侣不做常规治疗，反复发作者需对性伴侣治疗，少数男性有阴茎头发红、刺痒、不适症状，可局部用抗真菌药物。

3. 抗真菌替代治疗

（1）乳酸杆菌：常用乳酸及含乳酸杆菌的胶囊，阴道假丝酵母菌由肠道移生，故采用口服活性乳酸杆菌治疗，口服或局部应用乳酸杆菌的疗效与阴道细胞的黏附力有关，人阴道分离出的乳酸杆菌株与阴道上皮细胞的亲和力高于经口服者。口服酸乳：每日食用 240ml 含活性乳酸杆菌的酸乳或每日摄入含嗜酸乳酸杆菌的乳制品连续 6 个月，结果发现阴道和肠道内假丝酵母菌感染发生率为未食用者的 1/3。

（2）阴道冲洗：体外试验表明，冲洗液可选择性杀死病原微生物，含抗菌药物和碘的冲洗液可杀死阴道内包括乳酸杆菌在内的所有菌群。乳酸杆菌通过产生过氧化氢可降低阴道 pH，维持阴道酸性环境，不利于病原微生物生长。将 75 例 VVC 患者分为 2 组，给予 0.1% 苄达明盐水和安慰剂，同时口服抗真菌药物，结果未显示冲洗治疗阴道炎的优越性。但阴道冲洗可增加盆腔炎（PID）发生率，每月冲洗 3 次或以上者，PID 发生率是不冲洗者的 3 倍，因此不提倡阴道冲洗治疗阴道炎。

4. 硼酸：常用硼酸治疗对抗真菌药物耐药的复发性及慢性阴道炎。用法：硼酸胶囊 600mg 每晚，共 2 周，或硼酸胶囊 600mg，每周 2 次，可预防复发，多个疗程抗真菌治疗无效，改用硼酸胶囊栓每日 2 次，共 2 周，2 周后仍未正常者于月经期后给予硼酸每日 1 次，5 次，共 4 个月，所有患者随访 6 个月，治愈率为 98%，光滑假丝酵母菌所致 VVC 合并 BV 者，用硼酸治愈率为 81%。

5. 茶树油：最初茶树油用于 BV 的治疗，后发现茶树油对假丝酵母菌感染有效，具有抗多种真菌作用——对白假丝酵母菌、光滑假丝酵母菌、近平滑假丝酵母菌有效。剂型包括阴道栓、霜、软膏等，每晚 1 次，放置阴道，共 6 次。

6. 大蒜素：可全身或局部用药，有抗真菌作用。用法：阴道栓，每晚 1 次，放置阴道，共 6 次。

7. 免疫治疗：VVC 的发病和复发均与免疫机制有关，VVC 有免疫应答及细胞因子方面的改变。

（1）IL-4 基因转变，使有防御作用的 Th1 型反应转换成无防御作用的 Th2 型，影响酵母菌免疫应答质量。

（2）IL-10 在防御中的作用仍有争议。

（3）IL-12 在抗假丝酵母菌反应中占核心地位。

（4）γ 干扰素基因、巨噬细胞集落刺激因子、CD4、CD8、自然杀伤细胞释放的主要活性细胞因子，在体外表现出杀假丝酵母菌活性。

8. 免疫接种：细胞介导免疫反应（CMI）在 VVC 防御中占重要地位，通过免疫接种诱导体液免疫或 CMI，可有效清除入侵的假丝酵母菌，达到预防感染目的，接种后产生保护性抗体，可识别抗原，使机体免疫假丝酵母菌感染。目前用于免疫接种的研究，分泌型天冬氨酸蛋白酶家族，65kDα 甘露聚糖蛋白，杀伤性真菌毒素受体，假丝酵母菌接种后产生特异性 IgA、IgG、IgM 抗体，在局部防御中起作用。真菌免疫治疗将不再是遥远的事情，将成为有希望的治疗方法之一。

9. 通过培养和药敏试验后，建议参考用药如下，可提高治疗效果，精准选择抗真菌药物，避免滥用抗真菌药。

光滑假丝酵母菌（CG）：推荐两性霉素 B 或棘白菌素等药物。

☆☆☆☆

克柔假丝酵母菌（CK）：推荐两性霉素 B 或棘白菌素或优立康唑等药物。

热带假丝酵母菌（CT）：推荐氟胞嘧啶或两性霉素 B 等药物。

近平滑假丝酵母菌（CP）：推荐氟康唑、优立康唑或两性霉素 B 等药物。

季也蒙假丝酵母菌（Cgu）：推荐两性霉素 B、氟胞嘧啶或优立康唑等药物。

曾在国内尚无或少有药物的情况，现已逐步改善和好转，多种药物可应用于治疗。

（石一复）

第 12 章
妇产科手术及计划生育与外阴阴道假丝酵母菌病

第一节 妇产科手术与外阴阴道假丝酵母菌感染

妇产科手术与外阴阴道假丝酵母菌感染关系密切，但仍未引起相关的足够重视：手术前未常规白带检查，或白带检查中无内容；产科也有不做白带常规检查等情况。妇产科手术易致上行性感染发生，应给予充分重视。

妇产科手术包括妇科手术、产科手术、计划生育手术、辅助生育手术。

1. 妇科手术　凡经阴道进入宫腔或腹腔的手术，凡阴道与盆腔有贯通的手术，包括：各种子宫切除术、腹式手术，如广泛子宫切除术、子宫次广切除术、筋膜外子宫切除术、子宫全切术和（或）附件切除术等；阴式手术，如阴道内子宫切除术、LEEP、CKC、阴道前后壁修补等；各种阴道手术；宫腔镜检查和（或）手术；宫腹腔镜联合检查和（或）手术；诊断性刮宫等。

2. 产科手术　阴道与宫腔有贯通的手术或操作，包括阴道分娩（自然分娩或手术助产）、各种剖宫产、胎膜早破 - 原有 VVC 者、多次阴道检查或多次肛查 - 原有 VVC 者、会阴破裂等。

3. 计划生育和生殖医学手术有阴道与宫腔或盆腔贯通的手术　包括人工流产、药物流产、放入或取出宫内节育器、不孕不育诊治手术（子宫输卵管造影等）。

4. 辅助生育手术　包括通过阴道穿刺取卵、胚胎移植、人工授精，以及近年来提出的对反复种植失败患者采用经阴道，通过子宫颈置管宫腔灌注治疗等辅助生育手术，操作前应常规做阴道分泌物检测有无假丝酵母菌和（或）混合感染，并采用快速有效的抗真菌治疗，然后及时手术为宜。

妇产科手术前常规需做白带检查，若检查阳性需治愈方能手术。因为术前感染不治愈，术中感染蔓延，术后易发生并发症。

阴道解剖：阴道与外界相通，前壁与尿道、膀胱相邻，后壁与肛门紧邻，通过宫颈、子宫腔、输卵管与盆腹腔可相通，极易受感染。

☆ ☆ ☆ ☆

女性阴道极易受肠道和阴道内菌群感染。肠道内主要有乳杆菌、大肠埃希菌、产气杆菌、变形杆菌、双歧杆菌、假丝酵母菌等；阴道内主要常驻菌有乳杆菌、葡萄球菌、棒状杆菌、链球菌、粪杆菌、支原体、假丝酵母菌（念珠菌）以及消化球菌等。

生殖器官感染蔓延途径：黏膜上行性感染、淋巴性感染、血行感染。妇产科手术可使阴道自然防御功能破坏，机体免疫力下降，阴道病菌易上行感染，术后并发症发生。术前感染若不治愈，术后易致并发症发生，包括尿路感染、消化道感染、盆腔感染，影响阴道残端、阴道创面愈合，术前感染不治愈，易致感染进入盆腔，引起盆腔感染。

1. 术前未感染人群术后感染发生率为 0.5%，术前已感染人群术后感染发生率为 22.7%，两者相比相差几十倍。

2. 术前感染不治愈，易致感染进入盆腔，影响阴道残端愈合，术后阴道残端愈合不良发生率为 2%，阴道残端愈合不良，增加患者痛苦，延长痊愈时间。

3. 术后盆腔感染，人工流产术后未感染妇女继发不孕发生率为 2%，人工流产术后感染妇女继发不孕发生率为 10%，结论：人工流产术后感染妇女继发不孕发生率明显增加。

妇科阴道小手术常在月经净后 3 ～ 7d 进行，也即月经周期的卵泡期进行，此时盆腔也较少充血，操作不易引起出血等。宫颈物理治疗，因术后接近下次月经，创面未愈合，易造成经血中的子宫内膜在宫颈上种植而造成宫颈子宫内膜异位症，这些特有的妇科特点，若月经后 3 ～ 7d 及术前阴道辅助生育手术，操作前应常规做阴道分泌物检测有无假丝酵母菌和（或）混合感染，并采用快速有效的抗真菌治疗，然后及时手术为宜。

有假丝酵母菌感染则需停止手术，经治疗后于下次月经净后 3 ～ 7d 内再检查白带分泌物阴性后才能手术，因此而延迟到下次月经后复查，常因此而影响手术，或增加患者痛苦可能。

对计划生育患者，术前治疗还要及时，否则将贻误手术时机：因 VVC 而使原来可行吸刮手术者需要治疗而影响或错失手术最佳时机，由此而必须行扩刮术，增加了患者痛苦和出血机会。如原可计划做电吸人工流产者，因有假丝酵母菌感染，需要治疗后才可手术，使孕周增加，超出电吸人工流产的范围而变成需中期妊娠引产或造成手术级别提升，常会使患者感到不便或增加手术痛苦。原可放置或取出宫内节育器者，因治疗阴道假丝酵母菌感染等又将推迟到下个月后进行。国外人工流产术前生殖道感染筛查报告显示在人工流产女性中，24% 的人存在 VVC 感染。术前 VVC 治疗是针对病原——假丝酵母菌，快速有效，杀灭假丝酵母菌，确保患者及时手术，尽量避免手术后盆腔感染。

为了减少术后并发症，应严格掌握手术指征，在妇科手术、计划生育手术及辅助生育手术操作前应常规做阴道分泌物检测有无假丝酵母菌和（或）混合感染，并采用快速有效的抗真菌治疗，然后及时手术为宜。

在计划生育有关术前发现阴道假丝酵母菌感染的问题，北京协和医院妇产科医院和宣武医院进行了多中心对比性研究，分别采用 500mg 克霉唑乳酸配方片和克霉唑 150mg 3 片，用药后均于第 4 天随访，询问主诉，进行妇科检查和阴道分泌物复查假丝酵母菌，若假丝酵母菌检测阴性则可预约手术，若阳性者重复或继续治疗，另于术后 14d 复查，结果 500mg 克霉唑乳酸配方片组第 4 天痊愈率为 58.33%，显效率为 31.67%，总有效率为 90%，而克霉唑组痊愈率为 40%，显效率为 26.67%，总有效率为 66.67%。两组治疗效果经统计学处理有差异显著（$P < 0.01$）。术后 14d 结果为，500mg 克霉唑乳酸配方片总有效率为 92.98%，克霉唑组总有效率为 79.59%。上述结果提示用药后的第 4 天 500mg 克霉唑乳酸配方片能使 90% 患有假丝酵母菌外阴阴道炎者能及时手术，克霉唑组仅 55.56%，因而 500mg 克霉唑乳酸配方片使大多数患者缩短疗程，使阴道手术得以及时进行。单剂量 500mg 克霉唑乳酸配方片用药治疗假丝酵母菌外阴阴道炎可使阴道内有效的抗真菌浓度至少维持 3d 并增加 500mg 克霉唑乳酸配方片阴道片的组织渗透率，乳酸和克霉唑具有协同作用，乳酸使阴道 pH 酸化，可明显增加克霉唑的局部生物利用度，同时乳酸配方可帮助恢复并维持阴道的正常生理环境（Mendling，1995）。因而，使用 500mg 克霉唑乳酸配方片单剂量与对照组克霉唑多次用药治疗阴道手术前假丝酵母菌阴道炎的效果相比，具有较好的临床疗效，它不仅能缩短疗程，加速手术的进程，而且药物作用及疗效持久，复发率低，是妇科、计划生育和辅助生殖手术前合并假丝酵母菌外阴阴道炎患者的首选药物，若使用其他药物则疗程较长，一般需 7d，甚至需 $10 \sim 14d$。

（石一复　李娟清）

第二节　避孕措施与阴道微生态

放置宫内节育器（intrauterine device，IUD）的最大忧虑是潜在感染风险，IUD 的存在为细菌依附和生物被膜形成提供了一个固体表面，生物被膜形成导致感染是慢性的、难治的。放置带铜 IUD Cu-380A 后，阴道厌氧菌群，尤其是 G^+ 球菌和 G^- 杆菌分离阳性率增高，需氧菌相对较少。放置 IUD 者阴道内厌氧菌数量明显增高，将取出的 IUD 培养，也发现容易见到葡萄球菌、大肠埃希菌、粪球菌、放线菌等生长。

放置 IUD 者细菌性阴道病（BV）检出率为 11.7%，口服避孕片（OCP）者检出率为 5.7%，IUD 组慢性子宫颈炎比 OCP 组增加 14.7%，IUD 组大肠埃希

☆☆☆☆

菌菌落较正常妇女组增加 5 倍，放线菌菌落检出率增加 11.7%。以上均说明 IUD 避孕会改变正常阴道菌群。

IUD 与 BV 相互关系：IUD 放置＞ 4 年者中 3/4 感染 BV。

IUD 与 VVC 相互关系：妊娠、IUD、抗生素是 VVC 最常见的危险因素。

长期使用 IUD 要考虑 VVC。VVC 显示出产生生物被膜的高容量性，表明假丝酵母菌黏附在 IUD 的不同部位及其生物被膜的形成可能对 VVC 及 RVVC 的发生起重要作用。扫描电镜、激光共聚焦显微镜扫描观察附着在 IUD 不同部位上的白假丝酵母菌和非白假丝酵母菌的超微结构和活力，发现 IUD 不规则的表面导致了假丝酵母菌的黏附过程，特别是尾丝部位高浓度酵母细胞的滞留，导致生殖道感染的发生。

放置曼月乐 7 年的妇女，宫颈涂片和阴道菌群检查发现 VVC 发生频率增加。IUD 使阴道内厌氧菌数量增加，可增加 BV、VVC、滴虫性阴道炎发生率，OCP 对阴道菌群影响小，避孕套能降低 BV 发生率、减少阴道菌群的改变，阴道避孕环能改善阴道菌群，但比较少见，阴道避孕杀精子药对阴道菌群的影响尚有一些争议。

（石一复）

第三节　宫内节育器与外阴阴道假丝酵母菌感染

宫内节育器（IUD）是最普遍的避孕方式之一，在世界范围内普遍使用，但使用中最大的忧虑是潜在的感染风险。尤其是左炔诺孕酮宫内节育系统（LNG-IUS 曼月乐）近年大量应用于非避孕目的的妇科疾病，如月经过多、月经紊乱、子宫内膜增生、子宫内膜异位症、子宫腺肌症、某些宫腔或子宫矫形手术后宫内放置等，也必须注意外阴阴道假丝酵母菌感染问题。

IUD 及 LNG-IUS 的存在为细菌依附和生物被膜形成提供了一个固有表面，生物膜形成导致的感染是慢性的，难以消除的，尤其是带有尾丝的 IUD 或 LNG-IUS 更是增加了病原体上行性感染的概率。以往的观念认为女性生殖道菌群的研究大都是集中在阴道菌群，2017 年我国吴瑞芳首次发现女性子宫颈及上生殖道同样分布众多菌群，且女性生殖道自下而上存在着菌群类型的差异及一定的相关转化关系。菌群由下生殖道的原壁菌门的优势类型逐步演变为上生殖道的变形菌门、放线菌门和拟杆菌门等；子宫颈菌群相比阴道菌群表现为乳杆菌属减少，菌群多样性增加。所以，IUD 或 LNG-IUS 放置后除异物刺激增加阴道分泌物等，可影响阴道微生态外，还会增加病原体上行性感染的概率。

置入 IUD 或 LNG-IUS 过程中可能使位于阴道内及子宫下段的各种病原体

☆ ☆ ☆ ☆

进入宫腔，该处的病原体可黏附在子宫内膜及 IUD 或 LNG-IUS 或尾丝上，但又认为依靠正常机体的免疫功能可抑制或杀灭进入子宫腔内的细菌而不引起子宫内膜炎，但像是否会引起 PID 一样存在不同的意见。

Kanat-Pektas 等（2008）观察 100 例放置普通带铜 IUD Cu-380A 后阴道厌氧菌群阳性率明显增高，显示带铜 IUD 引起宫颈阴道菌群的厌氧菌过于优势，也有将取出的 IUD 取样培养，提示葡萄球菌、大肠埃希菌、粪球菌和放线菌样细胞生长。Ocak 等（2007）将口服避孕药与放 IUD 者比较，发现 IUD 组 BV 检出率 11.7%，而口服避孕药组仅 5.0%，与正常妇女相比，IUD 组阴道大肠埃希菌菌落较正常妇女增加 5 倍，放线菌落检出率也增加到 11.7%。研究均认为 IUD 避孕会明显改变阴道正常菌群。Donders 等（2011）检查 286 例放置曼月乐前及放置后 1～2 年的阴道分泌物，发现放置后 BV、需要菌（AV）和 VVC 发生率较放置前增加。

2009 年 Neale 等将曼月乐和一般 IUD 放置后生殖道症状和阴道菌群相比，目前无足够病例显示两者在阴道菌群方面的显著差异，一般 IUD 在放置初 4～6 周易产生阴道分泌物，但 6 个月左右并不明显。

IUD 使用已被证实是 VVC 的最常见危险因素。2005 年 Demirezen 等分析 IUD 使用与 VVC 之间关系，56 例 IUD 使用者中 8 例（14%）有假丝酵母菌感染，544 例未使用者中 44 例（8%）检出真菌。2008 年 Chassol 等发现白假丝酵母菌牢固地黏附在 IUD 不同部位及尾丝部分，此表示假丝酵母菌在 IUD 不同部位黏附及其生物膜形成可能与 VVC 及 RVVC 发生起重要作用。2010 年 Paiva 等用扫描电镜和激光共聚焦显微镜扫描发现附着在 IUD 不同部位的阴道白假丝酵母菌和非白假丝酵母菌有高浓度的滞留，导致生殖道感染。2008 年 Lessard 等对 187 例放置 7 年曼月乐妇女宫颈涂片细胞学检查和阴道菌丛检查发现，放置曼月乐第 4～7 年与第 1 年相比，VVC 发生率较高。放置 7 年内对宫颈细胞学无明显影响，只是增加了 VVC 发生率。

放置宫内节育器与盆腔感染性疾病 [常称盆腔炎（PID）] 的报道有很多，大多认为 PID 风险与长期使用 IUD 关系不大。关于 IUD 发生 PID 后是否要取出 IUD 结论不一致，2003 年国际计划生育联合会不建议取出，2009 年 WHO 结果为继续放置和取出 IUD 在治疗 PID 效果方面无差别，与之相反，2012 年英国健康和艾滋病协会建议治疗 PID 要取出 IUD。2014 年 SOGC 关于减少放置 IUD 感染发生风险的指南中建议要取出 IUD，但合理使用抗生素 72h 临床无缓解，或严重 PID 开始合理抗生素治疗后应考虑取出。

放置 IUD 术前应对生殖道感染进行评估，严格操作无菌规范，同时避免子宫探针或其他器械触碰到阴道壁或窥器，宫颈在放置 IUD 前进行宫颈消毒，用洗必泰或聚维酮碘阴道准备，此措施可能会降低 PID 风险。

☆ ☆ ☆ ☆

　　总之，IUD 避孕会明显改变正常阴道菌群。至于 IUD 与 BV、滴虫性阴道炎（CV）的升高等也有不少报道，其他避孕方法（激素避孕药、避孕套、阴道避孕环、阴道避孕用杀微生物剂）等对阴道微生态也有影响的内容，不属本章主要内容，均不予以赘述。

（石一复）

第 13 章
国内外主要外阴阴道假丝酵母菌病治疗方案

近 20 年来，国内外有关治疗外阴阴道假丝酵母菌病（VVC）的指南，方案不少，但大同小异。有些看来似乎年份已久，但临床仍在应用（受新药进展缓慢或药效不理想、医生用药习惯或药物供应、医疗保险等因素影响），所以本章将国内外治疗 VVC 的指南、方案、有关进展等作专门叙述，以供参考。可结合患者病情、实验室检测结果、药理作用、医生经验、药物供应等情况，因地制宜和个体化选用。

一、欧洲、美国和 WHO 推荐方案

欧洲、美国和 WHO 推荐 VVC 治疗方案见表 13-1。

表 13-1　国外推荐 VVC 治疗方案

	欧洲（2001）	WHO（2001）	美国（2002）
局部用药	克霉唑 500mg 阴道内用药单剂	咪康唑或克霉唑 200mg 阴道内 Qd×3d	克霉唑 100mg 阴道内 Qd×7d
	克霉唑 200mg 阴道内用药 Qd×3d	克霉唑 500mg 阴道内单次给药	咪康唑 200mg 阴道内 Qd×3d
	咪康唑栓 200mg 阴道内单次给药	制霉菌素 10 万 U 阴道内 Qd×14d	咪康唑 100mg 阴道内 Qd×7d
	咪康唑栓 400mg 阴道内 Qd×3d		制霉菌素 10 万 U 阴道内 Qd×14d
口服	氟康唑 150mg 单次口服伊曲康唑 200mg Bid×1d	氟康唑 150mg 单次口服	氟康唑 150mg 单次口服孕妇仅阴道给药

注：Qd. 每日 1 次；Bid. 每日 2 次

☆ ☆ ☆ ☆

二、中华医学会推荐方案

2003 年 8 月中华医学会妇产科学分会组织国内有关专家讨论有关 VVC（单纯性及妊娠期）方案，具体见表 13-2。

表 13-2　中华医学会妇产科学分会推荐方案

单纯性 VVC	妊娠期 VVC	哺乳期 VVC
阴道用药	阴道用药	阴道用药同单纯性 VVC，
咪康唑栓 400mg Qd×3d	咪康唑 400mg Qd×3d	不宜使用口服药
200mg Qd×7d	200mg Qd×7d	
克霉唑栓 100mg Qd×7d	克霉唑 500mg Qd×1d	
500mg Qd×1d	100mg Qd×7d	
制霉菌素栓 10 万 U Qd×14d	制霉菌素 10 万 U Qd×14d	
或口服用药		
伊曲康唑 200mg Bid×1		
氟康唑 150mg Qd×1d		

注：Qd. 每日 1 次，Bid. 每日 2 次

三、中国、美国、加拿大三国 VVC 诊治异同

（一）出台时间

1. 中华医学会妇产科学分会先后于 2004 年出台 VVC 诊治草案，2012 年出台 VVC 诊治规范修订稿。

2. 美国 CDC 于 1985 年起定期更新性传播疾病（STD）诊治指南，其中有 VVC；2015 年发布新的 STD 诊治指南，替代 2010 年版。

3. 加拿大妇产科学会 2015 年发布阴道炎筛查及管理指南。

（二）分类

1. 三国指南基本一致，仅细分上有所不同。

2. 单纯性 VVC：指正常健康宿主中由白假丝酵母菌所致偶发性的轻、中度 VVC。

3. 复杂性 VVC：包括复发性 VVC（RVVC）、重度 VVC、非白假丝酵母菌所致 VVC 和特殊宿主 VVC（如妊娠期 VVC、未控糖尿病、免疫抑制等）。

4. 单纯性和复杂性 VVC 分类的描述中"和"与"或"（and，or）应有正确和严格的认识，否则会影响诊断标准、治疗及其效果。单纯性 VVC 的诊断需满足定义中的四个基本条件，各条件间的关系是"和"（and）而非"或"（or），

但 2010 年美 CDC 的指南将其错误标注为"or"，2015 年指南更正为"and"。同样，2012 年我国规范中将其错误地定义为满足"以下单种或多种情况时"需引起重视。复杂性 VVC 则只要能符合定义中情况之一即可诊断，即"或"（or）。

（三）特殊宿主的定义

有一定差异，我国指南指妊娠期、未控糖尿病、免疫抑制等。美国 CDC 为糖尿病、免疫力低下（如 HIV 感染）、虚弱或免疫抑制治疗（如使用肾上腺皮质激素）。

（四）评分

我国 2012 年 VVC 评分是在 2004 年基础上作了改进，如评分大于等于 7 分为重度 VVC，评分小于 7 分为轻、中度 VVC，实践中轻、中度 VVC 治疗上无明显差异，实际可统称为轻度 VVC。

（五）诊断

常用 10%KOH 悬滴法、涂片法及培养法。前两者准确率相似，菌丝阳性率 70%～80%。对 RVVC 或有症状但多次显微镜检查阴性者应做培养和药敏试验，培养也可提高非白假丝酵母菌的检出率。

指南提出，有 20% 正常妇女阴道中存在酵母菌寄生，因此单纯实验室检查阳性但无阴道炎症状或体征，并非治疗指征（本书作者意见：应重复检查，定期观察、随访，密切注意）。

（六）VVC 治疗原则

有症状的 VVC 一经诊断即应治疗。

我国 VVC 诊治规范中的治疗原则：①积极去除 VVC 诱因；②规范化应用抗真菌药物；③性伴侣不需要常规治疗；④不常规进行阴道冲洗；⑤ VVC 急性期避免性生活或性交时使用避孕套；⑥同时治疗其他 STD；⑦强调治疗的个体化；⑧长期口服抗真菌药要监测肝、肾功能及其他毒性反应。与 2004 年不同的是，将"不主张阴道冲洗改为不常规进行阴道冲洗"，因部分 VVC 症状与人体对酵母菌菌丝的过敏反应有关。行阴道冲洗可减少过敏原，缓解症状，不能全部否定阴道冲洗的治疗作用和价值。（本书作者指出：由医务人员帮助以棉签去除豆渣样分泌物，或再用碘伏涂擦阴道后，帮助患者将阴道用药置入阴道深部，不用阴道冲洗也可较患者单纯自行阴道置药者效果为佳。）

急性期避免性生活的基础上或性交时使用避孕套。美国 CDC 指南中强调因治疗药物的基质多为油脂，可破坏乳胶类避孕工具的效果。

VVC 患者的性伴侣不需常规治疗，但 RVVC 患者的性伴应同时检查，必要时给予治疗。

（七）单纯性 VVC 治疗

2004 年我国规范提出单纯性 VVC 首选阴道用药，重度 VVC 首选口服治疗，

☆☆☆☆

但 2012 年规范将其删除。美国、加拿大指南中均未指出阴道用药或口服用药的优势。美国 CDC 指南推荐单纯性 VVC 采用短期、局部用药（单剂或 1～3d 方案），可获有效治疗，咪唑类药物足疗程治疗后 80%～90% 的患者症状缓解及培养转阴。

　　口服治疗方案中，三个国家指南均推荐氟康唑 150mg，顿服，而阴道用药方案各指南药物有多种方案。我国 2012 年规范推荐方案：①咪康唑软胶囊 1200mg，单次用药；②咪康唑栓或咪康唑软胶囊 400mg，每晚一次，共 3d；③咪康唑栓 200mg 每晚一次，共 7d；④克霉唑栓或克霉唑片 500mg，单次用药；⑤克霉唑栓，100mg，每晚一次，共 7d；⑥制霉菌素泡腾片，10 万 U，每晚一次，共 14d；⑦制霉菌素片，50 万 U，每晚一次，共 14d。

　　美国和加拿大指南中均未推荐使用制霉菌素，推荐使用特康唑和噻康唑。

　　美国指南认为单纯性 VVC 治疗后一般不需要随访，除非症状持续或复发者。重度 VVC 治疗：短疗程局部或口服药物治疗对重度 VVC 临床效果差，需在单纯性 VVC 治疗基础上延长疗程。

　　美国建议局部用药 7～14d。

　　口服用药：我国和美国指南均推荐氟康唑 150mg，顿服，第 1、4 日服用；我国还推荐使用伊曲康唑，建议服用 5～7d。

（八）RVVC 治疗

三个国家指南均指出对 RVVC 应包括强化治疗和巩固治疗两部分。

1. **强化治疗**　必须是在开始巩固治疗前达到真菌学治愈，口服治疗三个国家均推荐氟康唑 150mg，顿服，第 1、4、7 日应用。局部用药参考单纯性 VVC 用药，但疗效延长，加拿大指南还推荐硼酸阴道制剂。

2. **巩固治疗**　巩固治疗的目的是在强化治疗的基础上以进一步减少 RVVC 的发作。

（1）中国规范建议每月规律性发作一次者，可在每次发作前预防用药一次，连续 6 个月；无规律性发作者采用每周用药一次，连续 6 个月，但无具体用药方案。

（2）美国 CDC 指南推荐氟康唑（100mg、150mg 或 200mg）口服，每周一次，连续 6 个月作为巩固治疗的一线方案。若该方案不可行者，也可间隙地局部用药，但无具体用药方案。

（3）加拿大指南除同样推荐氟康唑外，还推荐硼酸阴道制剂，300mg，每日一次，共 5d；或酮康唑口服，100mg，每日一次，但无用药疗程数。巩固治疗停药后仍有 30%～50% 的 RVVC 会复发。

（九）非白假丝酵母菌 VVC 的治疗

我国规范在分类中将非白假丝酵母菌 VVC 归属复杂性 VVC，但无具体治疗方案，约 50% 非假丝酵母菌 VVC 培养虽阳性的女性可症状轻微或无，但仍难以治愈。

美国 CDC 指南指出，非白假丝酵母菌 VVC 的最佳治疗方案尚不明确，现仍推荐一线治疗为更长疗程（7 ～ 14d）的非氟康唑类方案（口服或外用）。如复发推荐 600mg 的硼酸明胶胶囊阴道用药，每日一次，共 2 周。此方案临床及真菌治愈率约为 70%。

加拿大指南提出四种方案：①硼酸阴道制剂 300 ～ 600mg/ 次，每晚 1 次，共 14d；②氟胞嘧啶霜，5g/ 次，每日一次，共 14d；③两性霉素 B 栓，50mg/ 次，每日一次，共 14d；④制霉菌素栓 10 万 U/ 次，每日一次，共 3 ～ 6 个月。同时也指出硼酸阴道制剂，氟胞嘧啶霜剂、两性霉素 B 栓剂可组合使用。

也有通过培养和药敏试验后建议参考用药如下，可提高治疗效果，精准选择抗真菌药物，避免滥用抗真菌药。

光滑假丝酵母菌（CG）：推荐两性霉素 B 或棘白菌素等药物。

克柔假丝酵母菌（CK）：推荐两性霉素 B 或棘白菌素或优立康唑等药物。

热带假丝酵母菌（CT）：推荐氟胞嘧啶或两性霉素 B 等药物。

近平滑假丝酵母菌（CP）：推荐氟康唑、优立康唑或两性霉素 B 等药物。

季也蒙假丝酵母菌（Cgu）推荐两性霉素 B、氟胞嘧啶或优立康唑等药物。

白念珠菌阴道感染建议用药：氟康唑类或卡泊芬净等药物，发生位点突变建议用非唑类药物，实际临床咪唑类药也有一定作用。上述推荐用药中的药物我国尚未使用。

（十）妊娠期 VVC 治疗

2012 年我国规范中提出对妊娠期 VVC 须权衡利弊慎用药物，但无具体建议。由于口服抗真菌药可能会增加胎儿法洛四联症风险，因此三大指南均强调妊娠期 VVC 不选用口服抗真菌药，只推荐对胎儿无害的唑类药局部使用。

美国 CDC 指南建议局部用药时间为 7d。

加拿大指南认为妊娠期 VVC 使用咪唑乳膏和阴道栓需 14d，且要重复用药。

有研究指出妊娠前 4 个月使用阴道硼酸，新生儿的出生缺陷会增加 2 倍，因此孕初 4 个月应避免使用。

（十一）其他特殊情况的治疗

2012 年我国规范中提出"再发"概念，即曾有过 VVC，再次确诊发作，由于 1 年内发作次数未达 4 次，不能诊断为 RVVC。对此类 VVC 由于尚无明确分类，建议仍按症状和体征评分，分为轻度、中度、重度 VVC。诊疗上根据发作严重程度，按单纯性或重度 VVC 治疗，可适当在月经后巩固 1 ～ 2 个疗程。

美国指南指出存在潜在免疫缺陷的女性（血糖控制不佳糖尿病、免疫力低下、免疫抑制剂治疗者）对短疗程治疗反应差，应尽量改善免疫缺陷状态，并延长疗程（7~14d）。HIV感染女性，假丝酵母菌在阴道内定植率高；HIV感染者症状性VVC更常见，目前治疗单纯性及复杂性VVC与HIV阴性者相同。

具体治疗中必须强调的是初次发生VVC者应强调首次治疗的规范化和彻底性；治疗期间避免性生活，或使用避孕套。阴道用药置药宜深，要求药物推入一指深，切勿置药于阴道中部或阴道口，使药物脱落而未起治疗作用，豆渣样分泌物多时宜用大棉签去除阴道内分泌物再置药或由医务人员置药则效果为好，治疗过程中也强调患者年龄、有无性生活、疾病轻重、发作次数、是否妊娠、对药物治疗反应等个体化处理。对复发性VVC必须强调巩固治疗，有混合感染时必须同时治疗。

四、《2018欧洲国际性病控制联盟/世界卫生组织关于阴道分泌物（阴道炎症）管理指南》

VVC通常由白假丝酵母菌引起，偶尔还可由其他假丝酵母菌引起，如光滑假丝酵母菌等。超过60%的健康生育年龄女性存在阴道假丝酵母菌定植，妊娠期比例更高，青春期和未接受雌激素替代治疗的绝经后女性较低。VVC常见诱因包括大剂量抗生素治疗、妊娠、糖尿病和应用免疫抑制剂等。因此，在询问病史时应注意是否合并相关诱发因素，从而给出合适的治疗建议。

与美国CDC指南相比，欧洲新版指南强调了VVC的并发症，特别是对不良妊娠结局的影响。一项2017年的回顾性研究显示，与妊娠早期相比，妊娠中期假丝酵母菌定植者早产儿和低出生体重儿发生率更高。在妊娠晚期，阴道内治疗无症状的假丝酵母菌病可减少经阴道分娩的新生儿发生假丝酵母菌定植，进而减少新生儿期鹅口疮和尿布区皮炎的发生。近期多项研究同样认为，克霉唑治疗假丝酵母菌定植或感染可降低早产率，但需要更多的研究证实。

在诊断方面，与欧洲旧版指南和美国CDC指南基本一致，欧洲新版指南亦推荐显微镜检查和培养法用于VVC的诊断，但指出目前诊断VVC的最佳检测方法为显微镜检查（推荐强度：1级；证据等级：B级），而美国CDC指南认为真菌培养法是诊断VVC的金标准。但欧洲指南未将VVC分为单纯性VVC和复杂性VVC。阴道分泌物湿片镜检（生理盐水或10%~20% KOH溶液）检测酵母菌或假菌丝的敏感度为40%~60%；若镜检见到芽生孢子，需结合临床症状和体征诊断；阴道分泌物革兰氏染色涂片发现酵母菌或假菌丝的敏感度达65%。若阴道分泌物假丝酵母菌培养阳性，应确定是白假丝酵母菌还是非白假丝酵母菌；若反复培养均为同一种非白假丝酵母菌（通常为光滑假丝酵母菌），则提示患者对唑类抗真菌药的敏感性降低。

欧洲新版指南与旧版指南及美国CDC指南关于治疗指征基本一致：对显微

镜检查或真菌培养检测到假丝酵母菌的有症状女性均需要治疗；无症状女性不需要治疗；无症状男性性伴侣不需要治疗。

欧洲新版指南删去了旧版指南推荐的制霉菌及含制霉菌素栓剂治疗 VVC 的治疗方案，认为应用单剂量（口服或阴道）唑类药物是治疗单纯性 VVC 的最佳方法（推荐强度：1 级；证据等级：A 级）；而美国 CDC 认为，短疗程局部唑类用药方案能有效治疗单纯性 VVC。欧洲新、旧两版指南均强调阴道和口服用药治疗 VVC 疗效相同，效果好；标准单剂量和长疗程治疗疗效相同；妊娠合并 VVC 采用阴道局部制剂；对于重度患者，3d 后再次口服 150mg 氟康唑可更好地缓解症状。对于口服用药，美国 CDC 指南仅推荐氟康唑治疗 VVC。与美国 CDC 指南相比，欧洲新版指南可能考虑到乳膏为油基质会削弱安全套和子宫帽的防护作用，因此未推荐应用阴道乳膏制剂。

对于复发性 VVC，欧洲新版指南的治疗方案变化较大，首先推荐 3d 的唑类强化治疗，随后进行至少 6 个月的长期维持抑制治疗是复发性 VVC 的最佳治疗方法（推荐强度：2 级；证据等级：C 级），删除了慢性光滑假丝酵母菌的具体治疗方案。具体为：①强化治疗方案：氟康唑 150 ～ 200mg，口服，每日 1 次，连用 3d。②维持治疗方案：依据个体治疗的效果，每周口服氟康唑（即 100mg、150mg 或 200mg）连用 6 个月或每周服用 200mg，连用 2 个月，随后每 2 周 1 次服用 200mg，连用 4 个月，之后每个月服用 200mg，连用 6 个月。与美国 CDC 指南相比，均推荐氟康唑作为强化治疗和维持治疗的一线用药，但欧洲新版指南在药物的剂量及疗程上更加个体化。

与美国 CDC 指南一致，欧洲指南推荐局部应用抗真菌药物是治疗妊娠期 VVC 的最佳方法（推荐强度：1 级；证据等级：B 级）；不建议对男性性伴侣进行常规筛查和治疗；对有持续性或复发性症状或考虑其他诊断，如外阴皮炎的女性需要随访。

（石一复　李娟清）

第 14 章
阴道用药的剂型、使用及乳杆菌问题

一、阴道用药问题

各种阴道炎的治疗中阴道用药是主要治疗手段，VVC 和 RVVC 也不例外。妇科范畴阴道用药也是给药途径之一，包括药液冲洗、灌注、涂擦、粉剂、喷雾、喷洒、泡腾片、膜剂、凝胶、片剂、栓剂等十余种。阴道途径用药可避免肝脏首过效应，但阴道剂型必须符合如下要求：适应妇女特殊生理结构；使用方便；在阴道内能滞留时间长；药物涂布面广，能扩散至整个阴道及黏膜皱褶；除对阴道表面上皮细胞有作用外，能深入阴道黏膜壁，因阴道是由复层鳞状上皮构成，除作用表层的病原体外，还能作用于其表层下受累的病原体；能帮助恢复正常阴道的生态环境（pH、清洁度等）；站立或活动时药物不会被排放或脱落；对阴道、宫颈无刺激及损伤。

阴道冲洗易破坏阴道生态环境，引起上行性感染，增加盆腔感染性疾病，间接影响输卵管功能，破坏输卵管纤毛上皮等，故不提倡。

阴道泡腾片药物涂布面积广，起效时间快，但不适合干燥性阴道炎者；栓剂及片剂使用方便，但不同药物其药物崩解及溶化度不一，有些治疗 VVC 和 RVVC 的阴道制剂置入后不易溶化而几乎完整脱落，基本未发挥药物效果，也有因药物溶化太快，大部分即刻流出而影响药物效果且沾染内裤。

女性使用各种阴道用药要清洗干净双手，有条件者可以佩戴一次性手套或指套有效避免感染，然后将外阴清洁干净，特别是外阴分泌物多的女性，否则很容易因为分泌物而阻挡和降低药物的效果；塞药时可采用下蹲式或半卧位，主要根据个人习惯而决定。通常选择晚上睡前使用，使药物外流减少，达到最大的治疗效果。由医务人员放置药物比患者自行放置效果好，与有无擦去阴道内及阴道皱褶处的病理性分泌物及放置深浅有关。

纠正阴道炎治疗的不规范现象，目前临床上治疗阴道炎还有许多不规范现象，具体表现为：出现阴道炎各种症状后未及时治疗；许多患者因多种原因自行购药治疗，以对症为主；医生对阴道炎的病原学、发病相关因素、药物学等认识不一；医生取标本的方法不一；实验室检测方法不一，检测内容和检测水平各异；未针对病原体治疗，仅为对症处理，使用多种混合性药物，虽有针对病原体的药物，但药量不足；忽视调整阴道生态环境（pH、清洁度等）；对个人卫生、性卫生等不重视；用药后的定期复查、随访问题；未重视妊娠期阴道炎的诊治及其对母婴的影响；未重视各种阴道炎的相关因素；忽视阴道炎过度治疗对阴道生态平衡的破坏问题等。乳杆菌在恢复阴道微生态、替代治疗中的作用。正常情况下乳杆菌占阴道内寄居细菌的 95% 以上，通过酵解阴道黏膜上皮内糖原产生乳酸，以维持阴道内较低的 pH，而致病菌在此酸性条件下难以存活，乳杆菌可与病原体竞争对阴道上皮的黏附，本身也是广谱抗菌因子。同时，乳杆菌及其代谢产物可以刺激阴道黏膜细胞免疫功能，提高免疫力，抑制其他细菌的生存繁殖，从而达到阴道自洁的作用。

目前各医院药剂科进货及临床医师使用时对有关益生菌（乳杆菌）制剂的药理、原籍菌、制作等均应全面了解和熟悉，否则会影响疗效。例如，乳杆菌胶囊与乳酶生胶囊（肠链球菌胶囊）均有在使用，但仔细了解和阅读说明书和比较则还是有别，可供参考比较，见表 14-1。

表 14-1　常见两种益生菌制剂的比较

	乳酸杆菌胶囊	乳酶生胶囊（肠道链球菌胶囊）
主要类别	生物制品四类	西药四类
制剂类别	阴道原籍菌制剂	阴道共生菌制剂
活菌	乳杆菌	肠链球菌
活菌性质	阴道原籍菌	条件致病菌
致病可能性	无	有
活菌含量	高（1 亿／克）	低（0.24 亿／克）
作用途径	多途径（见乳杆菌作用）	产生乳酸，共生作用
生物放大效应	强	弱
生物拮抗性	强	弱
疗效	显著	较差
活菌类别	（两者相同，可产生乳酸）	

二、阴道益生菌对 VVC 和 RVVC 的治疗与预防应用

阴道益生菌在临床的使用已获好评，此为中国唯一的阴道乳杆菌活菌制剂，

适用于菌群失调引起的外阴阴道炎，其成分为乳杆菌 DM8909 活菌及乳糖，对阴道黏附力强，能抑制其他细菌对阴道上皮的黏附，抑制致病菌的定植和繁殖，有利恢复阴道生态平衡，无毒无不良反应，各地临床应用均取得满意效果，其他乳酶生胶囊为致病性的肠链球菌制剂，不适合阴道使用。

乳杆菌，最早是由德国的 Albert Doederlein 报道的。1892 年他证明有一种细菌（后来证实为德氏乳杆菌）在培养基或阴道内能抑制致病菌的生长，当时被命名为 Doederlein 杆菌。

乳杆菌（Lactobacillus）是乳杆菌科（Lactobacillaceae）的一个属，它是革兰氏阳性杆菌，不产生孢子，呈棒状或微弯曲状，有厌氧或微需氧（兼性厌氧）的。

正常妇女阴道内可分离出 16 种左右的乳杆菌，能产生过氧化氢（H_2O_2）的乳杆菌有嗜酸乳杆菌（*Lactobacilli acidophilus*）、弯曲乳杆菌（*L. crispatus*）、发酵乳杆菌（*L. fermentum*）、德氏乳杆菌（*L. debrueckii*）、詹森乳杆菌（*L. jensenii*）等。

正常青春期妇女的含菌数最多，可达 $10^7 \sim 10^8$CFU/ml（即每毫升样品中含有细菌群落总数）。乳杆菌是正常阴道内的优势菌，通常分离率达 80% $\sim$ 90%，乳杆菌具有抵抗致病菌的繁殖、保持阴道生态平衡的作用。

乳杆菌是人和动物阴道、胃肠道、口腔等湿润黏膜表面生长的厌氧菌；已从阴道内分离的乳杆菌有 16 种；能产生 H_2O_2 的乳杆菌在维持阴道自净和抗感染中起关键作用；正常阴道菌群是以乳杆菌占优势的动态平衡系统；生殖道内乳杆菌存在及其优势地位可减少 BV 等生殖道感染；多种因素（内、外）可影响微生物平衡，导致菌群失调（数量、种类、比例等），而导致阴道局部免疫力降低，有利其他病原微生物侵袭，继而引起多种阴道炎。

（一）乳杆菌及其对阴道微生态的作用

1. **降低阴道 pH** 阴道内低的 pH 是控制阴道菌群组成的原始机制。阴道自净功能：阴道 pH 维持在 3.5 $\sim$ 4.5，可抑制阴道嗜血杆菌和其他条件致病菌的生长繁殖，维持阴道菌群平衡。阴道酸性 pH 值的维持是由：①乳杆菌、部分阴道共生菌及阴道上皮细胞等共同实现，它们都可以释放包括乳酸在内的脂肪酸。②竞争黏附；H_2O_2 的产生；广谱抗菌因子；刺激免疫系统。

2. **竞争黏附** 乳杆菌在体内干扰阴道病原菌对阴道上皮细胞黏附的能力尚不清楚，有学者报道，乳杆菌在体外干扰白假丝酵母菌对阴道上皮细胞的黏附。在正常情况下，乳杆菌是阴道内占优势的菌群，数量巨大，它在阴道上皮上黏附，形成空间上的占位，维持阴道上皮的定植抗力，妨碍并阻止了致病微生物的入侵。营养竞争：大量定居于阴道中的乳杆菌在阴道内处于营养竞争的优势状态，不利于其他微生物的生长。

3. **产生过氧化氢（H_2O_2）** 有些乳杆菌能产生 H_2O_2，而 H_2O_2 是抑制某些细胞生长的重要物质，近来的研究发现健康妇女阴道内能产生 H_2O_2 的乳杆菌绝大部分是兼性厌氧菌，单纯厌氧的乳杆菌并不产生 H_2O_2，而且从细菌性阴道病患者的阴道中培养出能产生 H_2O_2 的兼性厌氧菌明显减少。因此，利用能产生 H_2O_2 乳杆菌以恢复正常的阴道微生态平衡是一个合理的设想，产生 H_2O_2 是细菌拮抗重要机制。健康妇女：Eschen-bach 等报道，96% 的健康妇女阴道中可分离到产生 H_2O_2 的乳杆菌。细菌性阴道病妇女：仅 35% 可分离到乳杆菌，其中只有 11% 的妇女阴道有产生 H_2O_2 的乳杆菌定植，并提出缺乏产 H_2O_2 的乳杆菌，使阴道嗜血杆菌和厌氧菌过度生长，导致细菌性阴道病。直接拮抗作用：除能产生 H_2O_2 外，乳杆菌还能产生乳酸菌素及其他抗菌物质，以抑制和杀灭其他致病菌。

4. **广谱抗菌因子**　乳杆菌产生多种不作用其自身的、与细菌素类似的抑制因子，在维持阴道系统生态平衡中起重要作用。

5. **刺激免疫系统**　动物饲以乳杆菌发酵奶可刺激巨噬细胞和淋巴细胞的活性，尽管没有实验证实，但诱导的局部免疫很可能有助于阴道局部菌群水平的控制。

6. **维持阴道酸性环境**　乳杆菌可分解上皮细胞储存的糖原产生乳酸、乙酸等酸性物质，本身也能产生乳酸，维持阴道的酸性环境，使阴道的 pH 保持在 3.5～4.5，抑制某些致病菌的繁殖。

（二）乳杆菌预防生殖道感染机制

1. **黏附和竞争拮抗**　在雌激素作用下，阴道内发生周期性变化（包括 pH、清洁度、分泌物性状、糖原含量等），改变阴道表面上皮细胞的脱落和再生；上述改变也影响细菌的黏附性，从而影响阴道菌群的构成；乳杆菌具有黏附阴道上皮细胞的能力；乳杆菌与阴道加德纳菌竞争受体，从而具有拮抗病原体的能力。

2. **阴道低 pH 及乳酸产生**　阴道 pH 是控制菌群构成的重要机制；雌激素增多，阴道上皮糖原含量增加，上皮细胞数及层次增加，产生乳酸，维持健康女性阴道 pH 低值；酸性程度限制阴道菌群为嗜酸性或耐酸菌种；酸性环境能抑制假丝酵母菌、大肠埃希菌、加德纳菌增殖。

3. **过氧化氢酶系统**　大多乳杆菌释放 H_2O_2，对邻近的细菌、假丝酵母菌、病毒起抑制作用或毒性作用；H_2O_2 杀菌能力强。

4. **细菌素、细菌素样物质和表面活性物质**　乳杆菌能产生多种抑制物——细菌素、细菌素样物质和表面活性物质，对细菌有杀伤作用，比细菌素有更广的活性，抑制 G^+、G^- 菌和假丝酵母菌。体外实验：H_2O_2 对假丝酵母菌抗性微弱；H_2O_2 对某些酵母菌抗性较强；克霉唑对假丝酵母菌抗性强；H_2O_2 与克霉唑可以配伍；H_2O_2 在低 pH 时抗性增强；H_2O_2 与克霉唑在低 pH 混合时抗假丝酵母菌效果好。

（三）雌激素对阴道上皮的作用

1. 糖原生成，乳酸产生，影响阴道酸性环境。

2. 免疫调节，分泌 IgA 和 IgG，高水平 IgA 对阴道有保护作用。

3. 对宫颈阴道上皮作用，影响阴道分泌物。

（四）孕激素对阴道上皮的作用

1. 加快阴道上皮细胞脱落，降低阴道、宫颈上皮的成熟指数、角化指数。

2. 减少宫颈黏液的分泌量，降低黏稠度、拉丝度、结晶力和精子穿透力。

3. 降低阴道局部免疫力。

4. 降低阴道内乳杆菌数量和清洁度，增加 VVC、BV 发病风险。

5. 加快阴道上皮细胞脱落，降低阴道、宫颈上皮的成熟指数和角化指数。

（五）雌激素和孕激素在阴道微生态变化中的作用

育龄妇女阴道 pH 正常范围为 3.8～4.4（酸性环境）；幼女期 pH 维持在 7.2～8.0（中性或碱性）；妊娠期由于雌激素、孕激素水平高，pH 降低；围绝经期，绝经过渡期 pH 有波动；绝经期 pH 为 6.0～7.5。

（六）免疫系统

在防止阴道感染中起重要作用，阴道免疫是一种局部的黏膜免疫。人体执行免疫功能的免疫球蛋白有 IgG、IgM、IgA、IgD、IgE。

IgM 是体液免疫应答中最早出现的抗体，是抗感染的先头部队。IgG 是血清和细胞外液的主要抗体成分，占血免疫球蛋白的 80%。IgA 可分为血清型 IgA 和分泌型 IgA（secretory IgA，sIgA），sIgA 对抗体局部免疫起重要作用，在外分泌液中 sIgA 含量多，而且不易被一般的蛋白酶破坏。

正常情况下阴道内可测到 IgG、IgM、IgA、IgE，一般都处于正常水平，成为抗感染抗过敏的重要免疫屏障，黏膜接触抗原（病原体）及过敏物质后，局部可产生各类抗体并分布于分泌液中。其中，起重要作用的是 sIgA，它由阴道基底层下的淋巴细胞群产生，通过管道输送至阴道黏膜表面，IgM 的形成和 sIgA 相似，可代偿 sIgA 的功能，IgE 在黏膜的抗感染中也起一定的作用，目前阴道感染中 sIgA 和 IgG 也作为观察指标之一。

阴道黏膜抗炎症方面，T 淋巴细胞起更重要的作用，它是有高度特异性的淋巴群体，其中 $\gamma\delta$ T 淋巴细胞主要分布于阴道黏膜，主要为 $CD2^+$、$CD3^+$、$CD4^+$、$CD8^+$。

$CD4^+$ T 淋巴细胞按功能可分为辅助性 T 细胞（Th 细胞），Th 还可分为 Th1 和 Th2 细胞，Th1 主要参与炎症反应的应答，它可分泌多种细胞因子，它们都是研究阴道防御功能及阴道炎症的重要内容。

（七）抗肿瘤作用

乳杆菌抑制多种肿瘤的发生、发展，尤其妇科肿瘤患者化疗过程中免疫功能下降，乳杆菌减少，阴道微生态改变，与宫颈癌前病变（CIN）和宫颈癌也密切相关。

乳杆菌降低宫颈癌发生：乳杆菌可通过分解阴道黏膜上皮内糖原，产生乳酸，使阴道保持酸性环境，有利于局部抗感染力。如乳杆菌减少，阴道加德纳菌或混合性厌氧菌群大量繁殖，有害菌代谢产物亚硝胺等致癌物堆积，同时其他致癌因素（HPV、CMV、HSV-2）共同作用，导致 CIN 发生。1999 年日本第58 次癌症会总会摄取乳杆菌与发生膀胱癌危险的相关病例对照研究：①寄望通过摄取含乳杆菌饮料习惯以降低膀胱癌发生的年龄；②流行病学调查发现，长期服用酸奶制品可降低膀胱癌发生，也降低乳腺癌、宫颈癌发生。乳杆菌抑制其他肿瘤动物实验表明，乳杆菌可抑制 Lewis 肺癌、MethA 纤维瘤、B16 黑色素瘤、浅表膀胱癌、淋巴瘤等多种肿瘤的发生、转移和复发。

乳杆菌抗肿瘤作用机制：

1. 乳杆菌与黏膜共建人体生理屏障，有效抵抗致病菌侵入。

2. 产生抗肿瘤活性代谢产物，去除致癌物质，改善肠道微生态。

3. 刺激黏膜免疫机制，有效清除致癌因素。

4. 激活机体抗肿瘤免疫功能。

5. 干扰肿瘤细胞物质代谢。

6. 诱导 NO 产生。

7. 抗突变作用。

8. 诱导肿瘤细胞凋亡。

9. 靶向定植于实体瘤组织。

阴道炎的共同特点：不论何种阴道炎，都表现为乳杆菌量减少，pH 升高。阴道炎时阴道微生态系统的变化就决定了阴道炎的复发性。

实际各种阴道炎，尤其育龄妇女患阴道炎对妇科疾病和手术，对围生结局、母婴影响以及计划生育工作的开展等均有十分密切的关系。

"边抗边调，合并用药"的生态疗法——即用抗生素降低阴道炎病原菌负荷，同时应用乳杆菌进行调理。抗生素的应用只能暂时缓解症状，只有调节阴道菌群的平衡，才能根治阴道炎。

石一复 1998 ～ 2005 年多次在会议、撰写论文和著作中提及阴道炎（包括VVC）的治愈标准：①症状消失；②体征恢复正常；③病原体消失；④阴道清洁度恢复正常；⑤ pH 恢复正常范围。临床医生大多以前三项标准作为衡量阴道炎治愈标准，应将后两项标准加上，才能真正从根本上解决阴道菌群失衡，减少临床多见的阴道炎短期反复发作。此标准较目前推行的全套阴道微生态检测简便、快速、经济，适合基层和边缘地区。

所以，保持上皮的连续和完整，保持一定的雌激素水平，阴道局部免疫系统发挥正常的功能，寄居在阴道内以乳杆菌为主的菌群保持平衡是使阴道内环境稳定的主要因素。

阴道益生菌对预防和治疗阴道菌群失调有效，乳杆菌、益生菌可治疗 BV 和降低早产风险。阴道益生菌能降低 HPV 感染，促进 HPV 清除。

IUD 使阴道内厌氧菌数量增加，可增加 BV、VVC、滴虫性阴道炎发生率，OCP 对阴道菌群影响小，避孕套能降低 BV 发生率、减少阴道菌群的改变，阴道避孕环能改善阴道菌群，但例数少，阴道避孕杀精子药对阴道菌群的影响尚有一些争议。

（石一复）

第 15 章
阴道微生态与假丝酵母菌感染

近年新提出的阴道微生态理论为假丝酵母菌的发病、诊断、治疗、复发和预防提供了新方向。

一、阴道微生态系统

育龄妇女正常阴道内主要常驻菌有乳酸杆菌、表皮葡萄球菌、大肠埃希菌、棒状杆菌、B 族链球菌、粪肠球菌、支原体、假丝酵母菌、消化球菌和类杆菌等，这些微生物在阴道内形成生态平衡，是一个复杂的微生态系统。

（一）阴道微生态平衡

维持产 H_2O_2 的乳酸杆菌（阴道原籍菌，数量约 $8 \times 10^7 CFU/ml$）在阴道菌群中的优势地位是阴道菌群生态平衡的关键，阴道正常菌群的微生态平衡在预防下生殖道感染中起重要作用：①生物屏障作用：定植在阴道黏膜的正常菌群，在黏膜表面形成保护性菌膜，对宿主阴道黏膜起占位性保护作用，使致病菌不易黏附于阴道黏膜上皮，防止入侵微生物在阴道黏膜上定植。②维持酸性环境：乳酸杆菌将阴道上皮细胞中的糖原分解成乳酸，维持阴道弱酸性环境，可抑制许多病原微生物的生长，产生阴道自净作用。③乳酸杆菌产生的 H_2O_2 是重要的杀菌物质，可抑制条件致病菌的增殖和抑制 HIV、HPV、支原体、衣原体的增殖等。④免疫作用：正常菌群对宿主的体液免疫和细胞免疫的形成有一定的影响，调节增强局部免疫功能，有利于抵御致病菌的入侵。

（二）阴道微生态平衡失调

所有的阴道感染都伴有或源于阴道微生态改变，即病原菌感染破坏阴道微生态或非感染因素破坏阴道微生态导致易于感染与条件致病菌增殖。阴道微生态平衡失调与各类阴道炎常互为因果。当产 H_2O_2 乳酸杆菌减少，阴道微生态平衡遭破坏，可引起不同病因的阴道感染，其中白假丝酵母菌最为常见，引起 VVC，也是细菌性阴道病的原因之一。当然，阴道微生态平衡失调也可以是感染了致病病原体导致阴道炎的次生现象，如阴道滴虫病、淋病等。全身

☆ ☆ ☆ ☆

或局部感染等是影响阴道微生态平衡的重要因素。阴道微生态平衡失调的菌群结构变化特点是：①厌氧菌、需氧菌等条件致病菌大量增加；②乳酸杆菌特别是产 H_2O_2 的乳酸杆菌减少或消失，如 VVC 时乳酸杆菌下降到 50% 以下（20% ～ 50%），致使在 VVC 使用抗生素治疗后，在假丝酵母菌被杀灭、抑制的情况下，乳酸杆菌不足，阴道局部自净、免疫能力不足，仍可使 VVC 反复发作。需氧菌阴道炎，需氧菌占主导，可达 70% ～ 80%；BV 时，厌氧菌占50% ～ 70%；老年性阴道炎需氧菌占 60% ～ 80%；滴虫性阴道炎乳酸杆菌降低至 10% ～ 40%。

二、阴道微生态评价临床检验

适时的阴道微生态评价与生态治疗应作为部分 VVC 诊治过程的一部分。阴道微生态评价包括形态学评价和功能学评价，阴道微生态评价的内涵是通过形态学、生物化学、免疫学和分子生物学等方法获得阴道菌群数量和功能方面的信息，分析阴道菌群的结构演变和功能状态。阴道微生态评价的检验技术可参照专家共识，在临床实践中，临床实验室出具的检验报告，应完善对结果的解释：每一张报告单应有关注点、有鲜明个案特征的临床解读；应有检验诊断意见，形成真正的检验诊断报告。代谢物、酶谱等生化标志物分析等功能学评价的临床意义需要结合形态学检验结果，不能用单项生化指标做有病或无病的诊断，功能学评价应关注乳酸杆菌产 H_2O_2 的能力与机体的反应性。

（一）形态学检验

通过湿片镜检/高倍显微镜、革兰氏染色、培养等检测菌群数量、种类的变化是阴道微生态的评价系统的重要组成，包括：①菌群的密集度：标本中细菌分布、排列的密集程度，即每克或每毫升标本中的菌落数。②菌群的多样性：涂片中所见细菌种类数。③机体炎性反应：有无白细胞、脓细胞渗出，有无吞噬现象等。④优势菌的检验。

（二）阴道微生态的功能学检验

1. 阴道正常菌群生态活力评价　乳酸杆菌素、H_2O_2、乳酸是阴道正常菌群——乳酸杆菌活力指标，反映阴道自净能力。

2. 致病微生物进居与条件致病微生物增殖的生化标志物　预成酶（糖苷酶、酯酶、肽酶）分析和微生物代谢物（短链脂肪酸、单胺和多胺、菌胞壁糖类等）分析可反映致病菌，如三甲胺提示厌氧菌感染；总胺提示细菌感染。

常用阴道酶谱分析的临床提示：

（1）乳酸脱氢酶：老年性阴道炎、急性化脓性阴道炎。

（2）唾液酸苷酶：细菌性阴道病（BV）。

（3）脯氨酸胺肽酶：细菌性阴道病。

（4）凝固酶：需氧菌阴道炎。

（5）葡萄糖醛酸酶：需氧菌阴道炎。

（6）胱氨酰蛋白酶：滴虫性阴道炎。

（7）透明质酸酶：细菌性阴道病、淋菌性阴道炎。

（8）门冬酰胺蛋白酶：假丝酵母菌阴道炎。

3. 宿主反应能力　白细胞酯酶、白介素、分泌型 IgA 等。

（三）阴道微生态评价的检验诊断关注点

1. 在阴道微生态评价检测中形态学检验及功能学检验互为补充，综合评价阴道微生态状况。若形态学检验与功能学检验结果不一致，目前以形态学检测为主要参考指标。虽然生化标志物可反映致病微生物进居与条件致病微生物增殖，但不能用单项生化指标作某一病原体感染、有病或无病的诊断。

2. 乳酸杆菌产 H_2O_2 的能力。关注乳酸杆菌的功能可了解阴道微生态状况，以产 H_2O_2 的乳酸杆菌为阴道优势菌群的人群，患各种生殖道感染的概率为不产 H_2O_2 的乳酸杆菌人群的 1/10。判断预后：H_2O_2 浓度一般在 2μmol/L 以上，H_2O_2 浓度 ＜ 2μmol/L 时，则意味着阴道生态菌群遭到了破坏，已经引起了厌氧菌的生长，是其他病原体（如滴虫、假丝酵母菌等）易复发、难以治愈的重要原因之一。阴道炎治疗中，H_2O_2 或乳酸正常应考虑停药，H_2O_2 或乳酸不正常应继续生态治疗；乳酸杆菌特别是产 H_2O_2 的乳酸杆菌减少或消失，往往存在各种阴道感染。

3. 乳酸杆菌过度生长造成乳酸过量产生、阴道鳞状上皮细胞溶解破裂引起的细胞溶解性阴道病（cytolytic vaginosis，CV）是阴道微生态平衡失调的另一种表现。当大量的乳酸杆菌附着在上皮细胞上面时较难与阴道加德纳菌附着在上皮细胞的形态相区别而形成假线索细胞，此时需综合干涂片染色镜检以区别。

4. 区分厌氧菌还是需氧菌感染，区分假丝酵母菌的致病性，便于临床抗生素的选择应用。

5. 机体的反应性指标解读。白细胞酯酶（leukocyte esterase，LE）是机体反应性的生化标志物，由多形核白细胞释放。白细胞吞噬细菌、衣原体等，细菌释放的水解酶和毒素分解白细胞壁，LE 释放到胞外，阴道分泌物中 LE 活性增高。LE 反映了白细胞的吞噬功能。

（1）发现混合感染：白细胞能够吞噬的微生物是大部分的需氧菌（球菌）、衣原体等；衣原体、球菌及大部分需氧菌感染时，LE 为阳性。白细胞不能吞噬的微生物是真菌、原虫等；不被白细胞吞噬的微生物为部分厌氧菌、克雷伯菌；BV、真菌及原虫感染时，LE 为阴性，如出现 LE 阳性，提示混合感染。

（2）LE 作为病原体清除、炎症修复指标：治疗前 LE 阳性，治疗后 LE 阳性减弱或转为阴性，提示病原体清除、炎症修复。

（3）LE 作为淋球菌、衣原体感染和宫颈炎筛查指标，无症状阴道炎的筛查指标，有较高的灵敏度、特异性、阳性预测值与阴性预测值。

（4）阴道清洁度评价：一般情况下，清洁度低，LE 活性高。LE 活性与阴道分泌物中的脓球成正比，与结构完整的白细胞数量不一定呈比例关系。

（5）阴道分泌物中 H_2O_2 或乳酸不正常，且有病原体阳性和白细胞酯酶阳性时，适合特异性抗生素治疗。

三、微生态研究与检测、评价需要完善的地方

检验标本对检验结果的重要性，无论是教科书、专著还是专家共识都对阴道分泌物的取材提出了要求，但在临床实际工作中取材质量的不确定性仍不可小觑。且不说医生的取材有各自的习惯与特点，不同的医疗机构标本的送检方法也不尽相同，有的取材后立即直接涂片，再送往检验科（实验室），也有取材后植入试管，送到检验科后再做涂片等处理的，这更便于运输中的生物安全处置。先涂片与后涂片对检验结果影响如何目前并不清楚，需要研究既方便运送又不影响检测的取材、运送方案。

涂片检查对微生态评价非常重要，直接影响阴道菌群的密集度、多样性、优势菌、致病菌的检验，影响 Nugent 评分及 Donders 评分。涂片质量可受多种因素影响，不同个体甚至同一个体在不同的生理期所获取的阴道分泌物呈现不同的稀稠度，可影响涂片；不同医生、检验人员涂片的厚薄、涂片的面积、涂片的均匀度也会不同，直接影响形态学分析结果与阴道微生态评价。考虑到涂片对检验结果的影响，需研究涂片前对分泌物稀稠度的调节和自动化涂片的可能性与可行性。

阴道微生态评价检验技术平台发展不平衡。在功能学评价中，pH、H_2O_2、白细胞酯酶、唾液酸苷酶、β- 葡萄糖醛酸酶、凝固酶、乙酰氨基葡萄糖苷酶、脯氨酸氨基肽酶等商品化试剂，由于操作简便被临床实验室广泛接受。而在阴道微生态评价中占主导地位的形态学检验却是制约项目开展的短板，可能由于：①显微镜形态学检验操作过程比较繁琐；②时效性差，形态学显微镜检验耗时较长，工作量大尚未自动化，难以满足临床大批量标本常规镜检并及时出具检验报告的要求；③形态学显微镜检验对操作人员的技术水平要求相对较高，需要更多的培训。

四、阴道微生态评价检验技术的发展

阴道感染虽非致命但却是困扰患者生活的常见病，阴道感染时大多有阴道

☆ ☆ ☆ ☆

微生态平衡失调，恢复阴道微生态平衡是阴道感染治疗的最终目标之一，阴道微生态评价正在被妇产科临床认可，检验技术的发展将推动阴道微生态评价在临床的广泛开展。

功能学检验追求快速、简便、自动化等临床检验需求，倾向于多指标联合检测：①多种致病微生物进居、增殖指标联合测定。应注意筛选高特异性、高敏感度，对常见阴道炎有可靠提示作用的生物标志物联合检测，如针对 AV、BV、CV、DV 等常见病原体的检测标志。这对于抗生素的使用有重要指导价值。②阴道生态菌活力指标/多种致病微生物进居、增殖指标联合测定；所有的阴道感染都会存在阴道微生态改变，多数情况下随着抗生素应用、阴道炎的治愈，阴道菌群恢复正常，微生态的平衡失调是一过性的。因此，阴道炎的治疗中，治疗方案通常是消炎灭菌，疗效评价标准是临床症状、体征消失，病原体检测阴性，并不考虑阴道微生态是否恢复正常。另一方面，如果反映阴道微生态平衡的指标未恢复正常，即使临床症状、体征消失，病原体检测阴性，复发的可能性仍很大，阴道生态菌活力指标与致病微生物进居、增殖指标联合评价，显然有利于阴道炎的诊治，也是抗生素普遍应用的背景下需要重视微生态评价的原因。③阴道生态菌活力指标/致病微生物进居或增殖指标/宿主反应指标联合测定。包含阴道生态菌活力评价与宿主反应指标的联合检测对于疗效与预后评估更有价值，更体现阴道微生态的评价，阴道炎治疗后仅体征与症状消失复发率高于伴白细胞酯酶正常者，但对试剂质量、避免多指标之间矛盾的结果、性价比、检验结果的解读等提出了更高的要求。

形态学检验正向自动化、人工智能发展。多功能全自动高倍镜检分析系统，集自动推片、自动对焦、自动采集图像、图像自动分析为一体，将解决形态学显微镜检验的复杂人工流程。显微对焦、图像采集均由仪器自动完成，将解决检验人员长时间微环境的观察引起的视觉疲劳；全面替代人工镜检流程从而大幅度提升工作效率，满足大批量标本及时处理的需求；人工智能的应用将通过机器学习图像，不断提升机器对图像的识别分析能力与结果判读的准确性，不断丰富数据库，实现系统对镜下图像的自动筛查、识别、分析、诊断，从而降低形态学显微镜检验对操作人员的依赖。可以期待，自动化、人工智能、大数据、云储存将全面提升实验室形态学诊断水平。

（吕时铭）

第 16 章
外阴阴道假丝酵母菌病与阴道微生态评估的检验报告

☆☆☆☆

临床检验报告对外阴阴道假丝酵母菌病（VVC）的诊断与阴道微生态评估具有极为重要的意义，因此临床检验报告必须规范、完整、传递的信息准确，且要随学科的发展与时俱进。诸如，仍有将阴道分泌物镜检发现假丝酵酵母菌菌丝与芽孢者报告为"霉菌阳性"，使检验报告的可信度下降。因阴道分泌物检测会受采样部位、月经周期、药物等因素影响，分析检测结果时应考虑这些因素。一般的 VVC 的临床检验报告比较简洁，除了临床信息以外，根据阴道分泌物镜检发现假丝酵酵母菌菌丝与芽孢者报告为真菌孢子和（或）真菌菌丝阳性，只有经培养、鉴定的检验才报告具体病原，如白假丝酵母菌、光滑假丝酵母菌等。VVC 可以存在其他病原体的混合感染，有时也存在阴道微生态平衡失调，包含阴道微生态评估的阴道分泌物检验报告内容较多，一般需包含以下四部分项目。

（一）患者的基本临床信息

姓名、年龄、性别、门诊/住院号、临床诊断等，由临床医生提供。

（二）形态学检验与微生态评价指标

通过湿片镜检/高倍显微镜、革兰氏染色、培养等检测菌群数量、种类的变化是阴道微生态的评价系统的重要组成，包括：①菌群的密集度：标本中细菌分布、排列的密集程度，即每克或每毫升标本中的菌落数。②菌群的多样性：涂片中所见细菌种类数。③机体炎性反应：有无白细胞、脓细胞渗出，有无吞噬现象等。④优势菌的检验。

（三）化学物质与酶谱分析

用化学物质与酶谱分析进行阴道微生态的功能学检验，反映阴道自净能力常用指标有乳酸杆菌素、H_2O_2、乳酸等；反映致病微生物进居与条件致病微生物增殖的指标有糖苷酶、酯酶、肽酶、短链脂肪酸、单胺和多胺、菌胞壁糖类、三甲胺、总胺、乳酸脱氢酶、唾液酸苷酶、脯氨酸胺肽酶、凝固酶、葡萄糖醛酸酶、胱氨酰蛋白酶、透明质酸酶、门冬酰胺蛋白酶等；反映宿主反应能力的指标有白细胞酯酶、白介素、分泌型 IgA 等。

（四）必要的解释与提示

正常女性阴道分泌物与常见外阴阴道混合感染的微生态评价检验报告见表 16-1 ～表 16-5）。

表 16-1　正常女性阴道分泌物阴道微生态评价检验报告单

阴道微生态评价检验报告单

姓名：　病历号：　科别：　床号：　性别：　年龄：　样本号：　开单医生：

检查项目	结果	参考值	镜下所见
【微生态形态学评价体系指标】			
1. 上皮细胞	++		
2. 菌群密集度	+++	++ ～ +++	
3. 菌群多样性	+++	++ ～ +++	
4. 革兰氏阳性大杆菌比例	95%	≥ 70%	
5. 其他杂菌比例	5%	< 30%	
【形态学检验】			
细胞情况			见书末彩图 16-1
1. 清洁度	Ⅱ度	Ⅰ～Ⅱ度	
2. 白细胞	5 ～ 15	0 ～ 15/HP	
3. 脓细胞	—	—	
4. 红细胞	—	—	
5. 线索细胞	—	—	
病原体情况			
1. 疑似加德纳菌 / 普雷沃菌	—	—	
2. 疑似动弯杆菌	—	—	
3. 革兰氏阳性球菌	—	—	
4. 革兰氏阴性杆菌	—	—	见书末彩图 16-2
5. 孢子	—	—	
6. 菌丝	—	—	
7. 滴虫	—	—	
8. 细胞内革兰氏阴性双球菌	—	—	
【生化、代谢物、酶谱分析】			
1. pH	3.8	3.8 ～ 4.4	
2. H_2O_2	≥ 2μmol/L	≥ 2μmol/L	

☆ ☆ ☆ ☆

续表

检查项目	结果	参考值	镜下所见
3. 胺试验	—	—	
4. 唾液酸苷酶	—	—	
5. 凝固酶	—	—	
6. 葡萄糖醛酸苷酶	—	—	
7. 白细胞酯酶	—	—	
【Nugent 评分】	0 分	0 ～ 3 分	
【AV 评分】	0 分	0 ～ 2 分	

备注：

在阴道未经用药及冲洗情况下：pH 为 3.8，提示阴道环境为酸性

Nugent 评分：0 ～ 3 分提示正常，4 ～ 6 分提示中度，≥ 7 分提示 BV

AV 评分：0 ～ 2 分提示正常，3 ～ 4 分提示 AV，5 ～ 6 分提示中度 AV，≥ 7 分提示重度 AV

标本接收时间：　　　　　　　　　报告时间：

检验者：　　　　　　　　　　　　审核者：

表 16-2　外阴阴道假丝酵母菌感染检测结果

阴道微生态评价检验报告单

姓名：　病历号：　科别：　床号：　性别：　年龄：　样本号：　开单医生：

检查项目	结果	参考值	镜下所见
【微生态形态学评价体系指标】			
1. 上皮细胞	++		
2. 菌群密集度	+++	++ ～ +++	
3. 菌群多样性	+++	++ ～ +++	
4. 革兰氏阳性大杆菌比例	80%	≥ 70%	
5. 其他杂菌比例	20%	< 30%	
【形态学检验】			
细胞情况			
1. 清洁度	II 度	I ～ II 度	
2. 白细胞	5 ～ 15	0 ～ 15/HP	
3. 脓细胞	—	—	
4. 红细胞	—	—	
5. 线索细胞	—	—	

见书末彩图 16-3

续表

检查项目	结果	参考值	镜下所见
病原体情况			
1. 疑似加德纳菌 / 普雷沃菌	—	—	
2. 疑似动弯杆菌	—	—	
3. 革兰氏阳性球菌	—	—	
4. 革兰氏阴性杆菌	—	—	
5. 孢子	+	—	
6. 菌丝	+	—	
7. 滴虫	—	—	
8. 细胞内革兰氏阴性双球菌	—	—	见书末彩图 16-4
【生化、代谢物、酶谱分析】			
1. pH	3.8	3.8 ～ 4.4	
2. H_2O_2	$\geqslant 2\mu mol/L$	$\geqslant 2\mu mol/L$	
3. 胺试验	—	—	
4. 唾液酸苷酶	—	—	
5. 凝固酶	—	—	
6. 葡萄糖醛酸苷酶	—	—	
7. 白细胞酯酶	—	—	
【Nugent 评分】	0 分	0 ～ 3 分	
【AV 评分】	0 分	0 ～ 2 分	

备注：

在阴道未经用药及冲洗情况下：pH 为 3.8，提示阴道环境为酸性

Nugent 评分：0 ～ 3 分提示正常，4 ～ 6 分提示中介，≥ 7 分提示 BV

AV 评分：0 ～ 2 分提示正常，3 ～ 4 分提示 AV，5 ～ 6 分提示中度 AV，≥ 7 分提示重度 AV

标本接收时间：　　　　　　　　报告时间：

检验者：　　　　　　　　　　　审核者：

☆☆☆☆

表 16-3　VVC 与疑似加德纳菌 / 普雷沃菌混合感染

阴道微生态评价检验报告单

姓名：　病历号：　科别：　床号：　性别：　年龄：　样本号：　开单医生：

检查项目	结果	参考值	镜下所见
【微生态形态学评价体系指标】			
1. 上皮细胞	++		
2. 菌群密集度	+++	++ ～ +++	
3. 菌群多样性	+++	++ ～ +++	
4. 革兰氏阳性大杆菌比例	30%	≥ 70%	
5. 其他杂菌比例	70%	< 30%	
【形态学检验】			
细胞情况			见书末彩图 16-5
1. 清洁度	Ⅲ度	Ⅰ ～ Ⅱ度	
2. 白细胞	5 ～ 15	0 ～ 15/HP	
3. 脓细胞	—	—	
4. 红细胞	—	—	
5. 线索细胞	+	—	
病原体情况			
1. 疑似加德纳菌 / 普雷沃菌	++	—	
2. 疑似动弯杆菌	—	—	
3. 革兰氏阳性球菌	—	—	
4. 革兰氏阴性杆菌	—	—	
5. 孢子	+	—	
6. 菌丝	+	—	
7. 滴虫	—	—	
8. 细胞内革兰氏阴性双球菌	—	—	见书末彩图 16-6
【生化、代谢物、酶谱分析】			
1.pH	3.8 ～ 4.4	3.8 ～ 4.4	
2.H_2O_2	< 2μmol/L	≥ 2μmol/L	
3. 胺试验	+	—	
4. 唾液酸苷酶	+	—	
5. 凝固酶			

续表

检查项目	结果	参考值	镜下所见
6. 葡萄糖醛酸苷酶	—	—	
7. 白细胞酯酶	—	—	
【Nugent 评分】	4 分	0 ～ 3 分	
【AV 评分】	0 分	0 ～ 2 分	

备注：

在阴道未经用药及冲洗情况下：pH 为 3.8 ～ 4.4，提示阴道环境为酸性

干化学分析显示：H_2O_2 结果为 < 2μmol/L，提示可能产 H_2O_2 的优势菌减少或功能下降。
　唾液酸苷酶阳性，提示厌氧菌感染

Nugent 评分：0 ～ 3 分提示正常，4 ～ 6 分提示中介，≥ 7 分提示 BV

AV 评分：0 ～ 2 分提示正常，3 ～ 4 分提示 AV，5 ～ 6 分提示中度 AV，≥ 7 分提示重度
　AV

标本接收时间：　　　　　　　　　报告时间：

检验者：　　　　　　　　　　　　审核者：

表 16-4　VVC 混合厌氧（BV）、需氧菌（AV）感染

阴道微生态评价检验报告单

姓名：　病历号：　科别：　床号：　性别：　年龄：　样本号：　开单医生：

检查项目	结果	参考值	镜下所见
【微生态形态学评价体系指标】			
1. 上皮细胞	++		
2. 菌群密集度	+++	++ ～ +++	
3. 菌群多样性	+++	++ ～ +++	
4. 革兰氏阳性大杆菌比例	5%	≥ 70%	
5. 其他杂菌比例	95%	< 30%	
【形态学检验】			
细胞情况			
1. 清洁度	Ⅳ 度	Ⅰ ～ Ⅱ 度	
2. 白细胞	5 ～ 15	0 ～ 15/HP	
3. 脓细胞	—	—	
4. 红细胞	—	—	
5. 线索细胞			

☆☆☆☆

续表

检查项目	结果	参考值	镜下所见
病原体情况			见书末彩图 16-7
1. 疑似加德纳菌 / 普雷沃菌	+++	—	
2. 疑似动弯杆菌	—	—	
3. 革兰氏阳性球菌	++	—	
4. 革兰氏阴性杆菌	—	—	
5. 孢子	+	—	
6. 菌丝	+	—	
7. 滴虫	—	—	
8. 细胞内革兰氏阴性双球菌	—	—	见书末彩图 16-8
【生化、代谢物、酶谱分析】			
1. pH	$\geqslant 4.6$	$3.8 \sim 4.4$	
2. H_2O_2	$< 2\mu mol/L$	$\geqslant 2\mu mol/L$	
3. 胺试验	+	—	
4. 唾液酸苷酶	+	—	
5. 凝固酶	+	—	
6. 葡萄糖醛酸苷酶	—	—	
7. 白细胞酯酶	+	—	
【Nugent 评分】	7 分	$0 \sim 3$ 分	
【AV 评分】	3 分	$0 \sim 2$ 分	

备注:

在阴道未经用药及冲洗情况下:pH $\geqslant 4.6$,提示阴道酸性环境被破坏

干化学分析显示:H_2O_2 结果为 $< 2\mu mol/L$,提示可能产 H_2O_2 的优势菌减少或功能下降。唾液酸苷酶阳性,提示厌氧菌感染;凝固酶 / 葡萄糖醛酸苷酶阳性,提示需氧菌感染

Nugent 评分:$0 \sim 3$ 分提示正常,$4 \sim 6$ 分提示中介,$\geqslant 7$ 分提示 BV

AV 评分:$0 \sim 2$ 分提示正常,$3 \sim 4$ 分提示 AV,$5 \sim 6$ 分提示中度 AV,$\geqslant 7$ 分提示重度 AV

标本接收时间: 报告时间:

检验者: 审核者:

表 16-5　细胞溶解性阴道病（CV）

阴道微生态评价检验报告单

姓名：　病历号：　科别：　床号：　性别：　年龄：　样本号：　开单医生：

检查项目	结果	参考值	镜下所见
【微生态形态学评价体系指标】			
1. 上皮细胞	++		
2. 菌群密集度	++++	++ ～ +++	
3. 菌群多样性	++	++ ～ +++	
4. 革兰氏阳性大杆菌比例	＞ 99%	≥ 70%	
5. 其他杂菌比例	＜ 1%	＜ 30%	
【形态学检验】			
细胞情况			
1. 清洁度	Ⅰ度	Ⅰ～Ⅱ度	
2. 白细胞	0 ～ 5	0 ～ 15/HP	
3. 脓细胞	—	—	
4 红细胞	—	—	
5 线索细胞	—	—	
病原体情况			见书末彩图 16-9
1. 疑似加德纳菌 / 普雷沃菌	—	—	
2. 疑似动弯杆菌	—	—	
3. 革兰氏阳性球菌	—	—	
4. 革兰氏阴性杆菌	—	—	
5. 孢子	—	—	
6. 菌丝	—	—	
7. 滴虫	—	—	
8. 细胞内革兰氏阴性双球菌	—	—	见书末彩图 16-10
【生化、代谢物、酶谱分析】			
1. pH	＜ 3.8	3.8 ～ 4.4	
2. H_2O_2	≥ 2μmol/L	≥ 2μmol/L	
3. 胺试验	—	—	
4. 唾液酸苷酶	—	—	
5. 凝固酶	—	—	

☆☆☆☆

续表

检查项目	结果	参考值	镜下所见
6. 葡萄糖醛酸苷酶	—	—	
7. 白细胞酯酶	—	—	
【Nugent 评分】	0 分	0～3 分	
【AV 评分】	0 分	0～2 分	

备注：

在阴道未经用药及冲洗情况下：pH < 3.8，提示阴道环境为酸性

Nugent 评分：0～3 分提示正常，4～6 分提示中介，≥ 7 分提示 BV

AV 评分：0～2 分提示正常，3～4 分提示 AV，5～6 分提示中度 AV，≥ 7 分提示重度 AV

标本接收时间：　　　　　　　　　报告时间：

检验者：　　　　　　　　　　　　审核者：

附 Nugent 阴道分泌物革兰氏染色评分标准

记分	乳酸杆菌（A）	加特纳菌和类杆菌（B）	动杆菌（C）
0	++++（≥ 30/1000F）	0	0
1	+++（5～30/1000F）	+	+～++（< 1～4/1000F）
2	++（1～4/1000F）	++	+++～++++（5～≥ 30/1000F）
3	+（< 1/1000F）	+++	
4	0（0/1000F）	++++	
	3 总分为 A + B + C		

（吕时铭）

第 17 章
外阴阴道假丝酵母菌病耐药性

一、耐药基因检测

实时荧光定量聚合酶链反应（real-time fluorescent quantitative PCR）是常用的基因表定量的检测方法。通过实时检测 PCR 每一个循环扩增产物相对应的荧光信号，来实现对起始模板进行定量及定性的分析。

实施步骤：把鉴定后和进行药敏试验后的菌株，用 RNA 抽提试剂盒提取目的菌株的 RNA，再用逆转录试剂盒进行互补 DNA（cDNA）合成，获得的cDNA 置于－20℃冻存备用。应用引物合成软件 Primer 5.0 设计需要扩增的耐药基因的引物，或参照文献中引物，还可以于 NCBI 中查询相应的引物。选择适合的内参基因进行目的基因的扩增，具体的步骤根据说明书，检测目的基因表达量，得到结果后把 Ct 值转化为 2^{-Ct} 后取内参基因 A 与目标基因表达的差值进行比较。该方法具有操作简便、灵敏度高、重复性好，可以对整个过程进行实时监控、无须后期实验处理等优点，已广泛应用于基因表达量的检测，缺点是需要专业仪器，需要采用荧光染料，对引物要求高。

二、耐药机制

随着抗真菌药物的广泛应用，假丝酵母菌的耐药情况日益显著。

（一）唑类耐药

假丝酵母菌对不同类药物的耐药机制不同，对于唑类药所致的耐药机制主要有其编码作用靶酶的 *ERG11* 基因的突变及高表达、细胞膜上的外排基因的过度表达、假丝酵母菌生物膜的形成等。

1. *ERG11* 基因相关耐药机制　随着抗真菌药越来越广泛应用于临床，假丝酵母菌耐药的情况日益明显。致病菌种组成的改变，使得对假丝酵母菌耐药的研究变得棘手和困难。唑类药物，包括氟康唑、克霉唑、咪康唑、伊曲康唑等是常用于治疗 VVC 和 RVVC 的药物，尤其是氟康唑，其广谱、高效、生物利

☆ ☆ ☆ ☆

用度高，常为首选抗假丝酵母菌药物，但也由于长期的使用，已出现耐药现象。唑类药与白假丝酵母菌耐药相关的靶酶基因 *ERG11*（ergosterol biosynthesis 11，编码羊毛固醇 14α- 去甲基酶），结合并抑制其活性，造成有毒性的甾醇中间产物大量积累及麦角固醇合成受阻，导致真菌细胞膜结构及功能改变，从而抑制真菌的生长· 但 *ERG11* 基因突变会引起 *ERG11* 编码的酶与药物的亲和力下降产生耐药，这是一种常见的导致耐药现象的原因。近年来还有报道提出白假丝酵母菌对唑类药的交叉耐药，因为唑类药物的化学结构、理化性质相似，且均作用于靶酶 14-DM，这些可能奠定了对常用唑类药发生交叉耐药的基础。*ERG11* 基因发生突变后，其编码的多肽链出现氨基酸种类及序列的改变而导致 14-DM 的空间结构发生改变产生耐药。*ERG11* 基因大小为 1851bp，起始密码子是位于 148 ～ 150bp 的 ATG，终止密码是位于第 1732 ～ 1734bp 的 TAA，其编码产物 14-DM 由 528 个氨基酸构成，血红素位于蛋白中央，被 I 螺旋和 L 螺旋垂直夹住，而催化中心在血红素远端，深埋于 14-DM 内部，底物需通过较长的通道才能到达催化中心。当突变发生于 14-DM，其空间结构发生变化，就可能降低酶与药物的亲和力。Podust 等把 *ERG11* 基因突变点在空间上分为四个区：第一区在血红素结合区的 N 端附近；第二区与 G 螺旋 C 末端及 H 螺旋相关；第三区与功能域间的界面相关；第四区位于近年来的研究报道 *ERG11* 的错义突变有百余种，但是确证耐药的较少。国内外有学者曾报道了白假丝酵母菌 N136Y、Y447H、K128T、Y132H、A114S、Y257H、G464S、K342R、V452I、A114V、F145L、G448E、F449Y、G450E、F174A 等分布在不同热点区的一些点突变明确和唑类耐药有关。祖乔莎等报道不仅单药耐药菌株发生错义突变，交叉耐药组也发生错义突变，且交叉耐药菌株的错义突变均以联合突变的形式出现，这可能提示 *ERG11* 基因突变是白假丝酵母菌交叉耐药的主要机制。在光滑假丝酵母菌、热带假丝酵母菌等其他假丝酵母菌中也同样发现了 *ERG11* 基因突变与唑类耐药的相关关系。

白假丝酵母菌的基因型与唑类药物的耐药性有明显的相关性。有相关文献报道，在 VVC 妇女分离出的白假丝酵母菌中，用多态性微卫星位点 CAI 做基因型分型显示，不同 VVC 患者的菌株更具有同质性，只有几种局限的基因型，最常见的有两种，即 CAI30-45 和 CAI32-46，且在阴道以外的假丝酵母菌中很罕见。另外，有研究也发现这两种基因型的菌株有更强的毒力或是对唑类药物更耐药，并且 CAI32-46 的耐药性更强，需要更高剂量的药物，但是国外却鲜有此类报道。

2. 外排泵基因的过度表达　药物外排泵表达异常也被认为是唑类对假丝酵母菌属耐药的主要因素之一。其中研究最多的是属于易化扩散载体超家族（major facilitator superfamily，MFS）的多药耐药（multi-drug resistance）*MDR1* 和属于三磷酸腺苷结合转运蛋白家族（ATP-binding cassette transporters，ABCT）的 *CDR1* 和 *CDR2* 基因。膜转运蛋白 MDRP 由 *MDR* 基因编码，有害物质被转运蛋白依赖跨膜质子梯度往细胞外泵出。药物外排能力的增强导致胞内药物浓度降低，可能是白假丝酵母菌最主要的耐药机制。*CDR1* 是白假丝酵母菌最早发现的外排泵基因，*CDR1* 基因过表达被认为与其耐药有着密切关系。Lyons 等的研究发现，*CDR1*、*CDR2* 和 *MDR1* 基因转录增强使 mRNA 水平升高而导致唑类药物的耐药发生。*CDR1*、*CDR2* 基因高表达与白假丝酵母菌对氟康唑耐药相关；*CDR1* 的高表达使白假丝酵母菌对氟康唑耐药比 *CDR2* 的高表达影响更大，而且 *CDR1* 的表达量越高，对药物诱导的反应越敏感。也有一些国内的学者认为在 RVVC 患者中，无论是对唑类药敏感或是耐药菌株都存在 *CDR1*、*CDR2* 和 *MDR1* 基因的表达，但是表达的量需进一步研究。Jie-Yu Zhang 等研究发现 *CDR1* 基因过度表达导致白假丝酵母菌对氟康唑耐药。Wirsching 等研究发现在氟康唑耐药性与 *MDR1* 基因过度表达有相关性，但是对酮康唑耐药的菌株中未发现 *MDR1* 基因的过度表达，且 *CDR1* 基因表达增高在氟康唑及酮康唑耐药菌株中均有表达，可推测 *MDR1* 基因对唑类药物的外排作用有限，而 *CDR1* 也许可外排多种唑类药。这种机制不仅在白假丝酵母菌中得到证实，同时在非白假丝酵母菌中同样得到证实。迟少琴等对光滑假丝酵母菌的研究发现，该菌对三唑类药物的 MIC 值高，与 *CDR1* 过度表达有关而与 *CDR2* 表达无相关性。国外也有报道显示光滑假丝酵母菌 *CDR1* 或 *CDR1* 和 *CDR2* 表达增高可引起唑类耐药。对于近平滑假丝酵母菌外排泵导致耐药的机制目前报道不多，刘锦燕等模拟体内药物作用环境对光滑假丝酵母菌和近平滑假丝酵母菌的外排泵的研究发现光滑假丝酵母菌较易产生对氟康唑的耐药性，与 PDR1 转录因子介导的 *CDR1* 过度表达增强相关；近平滑假丝酵母菌则是以 MRR1 锌簇转录因子介导的 *MRR1* 过度表达从而介导 *MDR1* 过度表达为主。Fardeau 等发现对于真菌，在抗真菌药物的诱导下，产生早期药物应答而导致同属三磷酸腺苷结合转运蛋白家族的 *PDR1* 基因的表达升高而产生耐药。光滑假丝酵母菌菌株因外排泵基因表达上调的机制中，属于三磷酸腺苷结合转运蛋白家族参与此机制的主要有 CDR1、CDR2 等一个或是多个联合作用的结果，而 ABCT 水平上调的发生是在锌簇转录因子 PDR1 的调节作用下。在 PDR1 的"功能获得区"（gain-of-function，GOF）的基因突变会使其对唑类药产生耐药。也有研究发现在动物模型上 GOF 的突变会导致光滑假丝酵母菌的毒力增强感染模型的能力增强。Ferrari 等的研究发现 PDR1 产物是参与介导唑类药 CDR1、CDR2、SNQ2 调节的锌簇转录因子，此锌簇转录因子的错义突变 W297S、F575L、P822L、P927L 氨基酸置换被证实导致了 *CDR1*、*CDR2*、*SNQ2*、*PDR1* 表达增加而导致耐药。刘锦燕等研究发现在光滑假丝酵母菌的耐药菌种中 PDR1 转录因子 Y932C 和 V84F 突变位点

可导致 *PDR1* 和 *CDR1* 高表达而产生耐药；近平滑假丝酵母菌耐药菌株中发现 *MRR1* 突变介导了 MRR1 和 MDR1 高表达导致近平滑假丝酵母菌对氟康唑产生高耐药。

可见，锌簇转录因子对于外排泵基因的调控起着很大的作用。近年来，关于锌簇转录因子与白假丝酵母菌耐药关系的研究在逐渐增多，有学者发现锌簇转录因子 CaUpc2 在麦角固醇合成抑制剂诱导时上调 *ERG* 基因，并在 *ERG11* 基因表达上调的氟康唑耐药菌株中证实了 CaUpc2 存在高活性等位基因。Sadri 等认为 Upc2p 可以通过对 *ERG11* 基因调节产生耐药，还可以通过外排泵编码基因调节耐药。Tac1 是第一个被发现的锌簇转录因子，研究发现它可以介导白假丝酵母菌基因的调控，也是 *CDR1* 基因的转录激活剂。故转录调节因子 Tac1p、Upc2p 和 Mrr1p 对假丝酵母菌的唑类药物的耐药也起到很大的作用。

3. 假丝酵母菌生物膜形成　生物膜是附着于无活力的或活组织表面的、由其自身产生的细胞外基质（extracellular matrix，ECM）包裹的有结构的菌细胞群体，是相对于单个分散的游离状态菌细胞而言的另一种微生物独特的生存形式。作为一种屏障，它可以避免内部菌体受到免疫系统的攻击，躲避抗真菌药物的侵入。有研究发现，能够形成生物膜的白假丝酵母菌，可以更有效地抵御抗真菌药物，延缓甚至防止药物渗透，使药物应有的功效发挥不出来，使治疗更加困难。生物膜的存在是药敏结果和临床实际情况不符的主要原因之一。

生物膜造成的耐药是多方面因素决定的结果，其物理屏障作用的结构致使生物膜内细胞生长缓慢、代谢也随之减缓，而唑类药的药效发挥因此受到影响。在细胞壁和细胞外基质中，都存在 β-1,3- 葡聚糖，越成熟的生物膜含量越多。β-1,3- 葡聚糖可以和氟康唑结合来阻止药物作用于生物膜相关的细胞。β-1,3- 葡聚糖的编码基因是 *FKS1*，有研究发现 *FSK1* 基因发生杂合突变后 β-1,3- 葡聚糖的含量减少了 30%。Baillie 等通过减少大部分细胞外基质发现生物膜的耐药性随之下降了 20%，说明细胞外基质是生物膜耐药形成的原因之一。Nailis 等研究发现高剂量的抗真菌药的治疗会导致其细胞膜上的一些相关蛋白的功能改变，导致麦角固醇复合物和 β-1,6 葡聚糖复合物表达上调，从而产生有耐药性的生物膜形成。

（二）多烯类耐药

多烯类药物常被使用的主要有制霉菌素和两性霉素 B。制霉菌素的作用机制是与真菌细胞膜上的甾醇结合，损伤膜的通透性，导致细胞内重要物质如钾离子、镁离子、葡萄糖、代谢产物、核苷酸和氨基酸等外漏，从而破坏细胞的正常代谢而抑制其生长。国内外研究鲜有报道制霉菌素耐药的情况。

两性霉素 B 的耐药是两性霉素 B 属于多烯类抗真菌药物，它会与真菌细胞膜上的麦角固醇相结合，并且形成小孔导致细胞膜的构成紊乱，使其渗透性增加发挥抗真菌作用。有研究发现，除了氟康唑外，两性霉素 B 也可以和 β-1，3-葡聚糖特异性结合而产生耐药。Nett 等对 *FSK1* 基因进行调节，发现不论是抑制表达还是过度表达，都会影响生物膜对两性霉素 B 、棘白菌素和氟胞嘧啶的药物敏感性，故推测生物膜细胞中 *FSK1* 基因对于各类抗真菌类药物的作用机制是相同的。也有研究发现对于生物膜耐药的白假丝酵母菌菌株，完整生物膜对两性霉素 B 高度耐药。

（三）5- 氟胞嘧啶耐药

5- 氟胞嘧啶是核苷酸类似物，它选择性进入真菌细胞内，在真菌细胞内嘧啶脱氨酶的作用下转化为氟尿嘧啶，在尿嘧啶核苷酸核糖转移酶（Furlp）作用后最终转变为磷酸核苷氟尿嘧啶（FuMP）并转化成 FdTMP 渗入真菌 DNA 分子，从而影响 DNA 的功能，发挥其抗真菌作用。Furlp 突变在白假丝酵母菌对 Fc 耐药中的作用研究表明，功能缺失或缺陷的 Furlp 不能有效地把 Fc 转化成有毒性的 FuMP，因而出现耐药。

（四）假丝酵母菌耐药基因

有关假丝酵母菌耐药基因的研究报道甚多，具体如下：

白假丝酵母菌耐药相关基因：*ERG11*、*FUR1*。目前发现白假丝酵母菌耐氟康唑的基因有 *ERG3*、*ERGl l*、*CDRl*、*CDR2*、*MDRl*、*FLUl*、*CAPl* 等，*CAPl* 基因通过调节 *MDRl* 基因表达，参与白假丝酵母菌对氟康唑耐药。*cYP51* 基因突变与白假丝酵母菌耐氟康唑和伊曲康唑有关。白假丝酵母菌第 5 号染色体上的 TACl 转录因子，上调 ABC（ATP-binding cassette）转运蛋白基因 *CDR* 的表达，其突变导致白假丝酵母菌对唑类药耐药。

药物抵抗相关基因：*CDR1*、*CDR2*、*IPF14282*、*IFU5*、*GRP2*、*MIG1*、*MIS11*、*INO1*、*SHM2*、*IPF6629*、*ADH1* 和 *PDC11*。过度表达的 *MDR1*。

ATP 生物合成（STF2）、糖酵解 CDC19、TPI1 和 Krebs 循环 IDP1、ATP-结合盒。

耐药产生机制及相关基因：氟康唑耐药基因 *ERG11*，5- 氟胞嘧啶耐药基因 *FUR1*。

吡咯耐药相关基因：*MDR1*、*CDR1* 和 *CDR2*。

多种药物耐受性相关基因：如 Pdr1p、Pdr3p 和 Yrr1p。

两性霉素及氟康唑耐药基因：细胞抑制基因 *DDR48*、*RTA2*，麦角固醇生物合成基因 *ERG5*、*ERG6* 和 *ERG25*。

各种耐药相关基因：*NCP1*、*MCR1*、*CYB5*、*ERG2*、*ERG3*、*ERG10*、*ERG25*、*ERG251* 和 *ERG11*。多种基因与吡咯联合，包括 *CDR1*、*CDR2*、*IFD4*、*DDR48* 和 *RTA3*。

氟康唑抵抗基因 *FLU1*、空泡蛋白 PEP3/VPS16。

☆ ☆ ☆ ☆

药物抵抗流出泵相关基因：*CDR1*、*CDR2* 和 *MDR1* 是主要的。

综上所述，假丝酵母菌的耐药机制是一个很复杂的调节的结果。它可能是在一种或是几种作用下形成的，很难将其归因为某一个单一因素引起的耐药，并且耐药性是多基因在多层次水平下变异并逐步发展的过程。研究耐药机制有助于研发新的抗真菌药，并且为临床抗真菌治疗提供有价值的指导意义。

（李赛男　祁文瑾　石一复）

第 18 章

外阴阴道假丝酵母菌病的实验室诊断

外阴阴道假丝酵母菌病（VVC）的诊断和治疗中除询问相关病史，了解相关症状、检查和发现体征外，实验室检查和诊断也十分重要和必不可少。能否进行正确的实验室检查，包括设备条件，检测人员水平，采用方法等。精确查明假丝酵母菌的种类，药物敏感试验，乳杆菌数量等与诊治正确性，选用药物，提高治疗效果等息息相关。此外，有关涉及能使实验室诊断获得正确可靠的诊断依据也需临床的配合。然而目前各医疗单位和临床医生对 VVC 实验诊断的认知良莠不一，为提高 VVC 诊断水平，结合国内外进展，将有关实验室诊断内容特别提出，以飨读者并引起重视。

实验室检测结果是 VVC 准确诊断与精准治疗的重要依据，但实验室检测结果的可靠性依赖于检测全过程的质量保障：检测前环节（标本采集、运送）、检测中环节（检测系统）和检测后环节（报告环节、实验室与临床的沟通）。约 70% 的检验结果错误与检测前的标本采集与运送有关，因此，做好假丝酵母菌实验室诊断工作，需要临床与实验室的密切协作。

一、阴道分泌物标本的采集、运送与质量保障

合格的标本是保证检验结果正确的重要前提。实际上，临床标本的采集、保存、运送是微生物检验的一个重要环节，即通过保障检测前的标本质量来保证检测结果的准确、可靠。对临床医生而言，有三点基本要求：①临床医生在合适的部位采集合格的样本；②标本及时送达微生物学实验室；③如有可能，使用抗菌药物前留取标本。

（一）样本采集要求

1. 样本采集前准备 阴道分泌物标本采集应避开经期，采集前 24h 应无性交、盆浴、阴道灌洗及局部用药等，以免干扰检验结果。月经正常妇女，在月经来潮后 10～18d 为最佳检查时间。

2. 采样 以拭子或试剂配套采样拭子进行采样，拭子必须清洁（部分检测

☆ ☆ ☆ ☆

要求无菌）、干燥、不粘有任何化学药品或润滑剂，一次性使用。根据不同的检测目的，从不同的部位采集标本。一般是用采样拭子自阴道深部或后穹窿、宫颈管口等处转动采集分泌物，放入盛有 lml 生理盐水的试管、干试管或试剂配套采集试管内，并保持试管直立放置。有些检测项目有特殊采样要求，建议按试剂盒要求进行。

3. 标记标本　标本管上应有明显标记，如患者姓名、病历号、样本号等标识，保证标本的唯一性，避免标本间混淆。

（二）样本保存及运送要求

样本采集后应立即保温送检，防止干燥。有些检测项目有特殊保存要求，建议按试剂盒要求进行。

二、假丝酵母菌病的临床实验室检测方法

（一）阴道分泌物常规检测

阴道分泌物是女性生殖系统分泌的液体，主要由宫颈腺体和前庭大腺的分泌物组成，也含有子宫内膜和阴道黏膜的分泌物。阴道分泌物中含有细菌、白细胞、宫颈及阴道黏膜的脱落细胞，一般呈现为带有黏性的白色液体（"白带"）。阴道分泌物常规检测又称为"白带常规"，检测内容包含分泌物酸碱度（pH）检测、胺试验、直接镜检（病原体、上皮细胞、白细胞、线索细胞）、清洁度分析等。

1. 检测方法

（1）酸碱度（pH）检测：用精密 pH 试纸检测患者阴道分泌物拭子，与标准 pH 比色条比对，确定分泌物的 pH 值。

（2）胺试验：将 10% KOH 溶液数滴加入阴道分泌物拭子上，检测是否产生胺味。

（3）直接镜检（悬滴法）：将阴道分泌物样品（生理盐水稀释）在玻片两侧各滴加一滴，其中一侧滴加 10% KOH。未加 10% KOH 的一侧主要检测清洁度、滴虫及线索细胞；滴加 10% KOH 的一侧主要检测假丝酵母菌。10% KOH 可溶解其他细胞成分，有助于提高假丝酵母菌检出率。

（4）涂片法（必要时）：悬滴法镜检后，可将涂片固定，革兰氏染色，油镜下观察（革兰氏染色后假丝酵母菌假菌丝和芽孢均被染成蓝黑色）。

2. 阴道分泌物常规检测结果判读及临床意义

（1）酸碱度（pH）：在生理情况下，阴道具有防御外界病原体侵袭的功能。青春期后，由于雌激素的作用，阴道上皮细胞由单层变为复层，除内底层外，其他上皮细胞均含有糖原。受卵巢功能的影响，阴道上皮细胞周期性脱落、破

坏并释放出糖原，阴道乳酸杆菌将糖原转化为乳酸，使阴道分泌物呈酸性，在此环境下阴道杆菌（指乳酸杆菌）得以生存并维持阴道的微生态平衡。酸碱度检测可以反映阴道的自净作用（self-purification）和自然防御能力。

参考值：pH 4.0 ～ 4.5。临床意义：阴道分泌物 pH 增高见于：①阴道炎：由于病原微生物消耗糖原，阴道杆菌酵解糖原减少，导致 pH 增高。如果 pH ＞ 4.5 且涂片中同时有多量白细胞，提示可能存在混合感染。②幼女和绝经期妇女：由于缺乏雌激素，阴道上皮变薄、不含糖原，阴道杆菌缺乏，导致 pH 增高。③其他：24h 内有同房（精液 pH 7.2 ～ 8.0，呈弱碱性）、胎膜早破（羊水 pH 7.2 ～ 7.5，呈弱碱性）等原因，也可导致 pH 增高。

（2）胺试验：胺试验阳性提示分泌物中有胺挥发，提示可能存在细菌性阴道病。该检测主观性强，目前多由其他检测替代。

（3）滴虫直接镜检：镜下见到阴道毛滴虫，提示存在滴虫性阴道炎。

（4）真菌直接镜检：参考值为阴性。

临床意义：假丝酵母菌为圆形或椭圆形生芽的酵母样菌，壁薄，当处于感染状态时会形成菌丝相：由芽管延长而形成的假菌丝长而直，有分隔，少数有分支。在显微镜下可见到略带淡绿色折光的假菌丝和成群的卵圆形芽生孢子（直径为 3 ～ 5μm）。一般同时见到假菌丝和芽生孢子，报告假丝酵母菌检测阳性，提示存在真菌性阴道炎。但应注意，假丝酵母菌中的光滑假丝酵母菌等没有菌丝相，为避免漏诊，如只检测到真菌的芽生孢子，可追加微生物培养、分子生物学方法等进一步检测。

（5）线索细胞镜检：参考值为阴性。

临床意义：低倍镜下检出上皮细胞呈磨玻璃状（有大量细菌）、边缘不整齐、呈锯齿状为线索细胞阳性，提示可能存在细菌性阴道病。

（6）清洁度检测：指阴道清洁的等级程度，根据白细胞、上皮细胞、阴道杆菌和杂菌的多少来划分。详见表 18-1。

表 18-1　清洁度检测

清洁度	杆菌	球菌	上皮细胞	白细胞或脓细胞（个 /HPF）
Ⅰ	+++	—	+++	0 ～ 5
Ⅱ	++	+	++	5 ～ 15
Ⅲ	+	++	+	15 ～ 30
Ⅳ	—	+++	—	＞ 30

☆☆☆☆

Ⅰ、Ⅱ度可属于正常。临床意义：①阴道清洁度与女性激素的周期变化、感染有关。排卵前期，雌激素逐渐增高，阴道上皮增生、糖原增多，乳酸杆菌繁殖、酵解糖原为乳酸，pH下降，杂菌消失，阴道趋于清洁。当雌激素下降（经前或绝经期后）或感染病原体时，阴道易感染杂菌，导致阴道清洁度下降。②阴道清洁度为Ⅲ～Ⅳ度时，提示可能为阴道炎，需进一步追加病原体检测。

3. 方法学评述——阴道分泌物常规检测

（1）优势：阴道分泌物常规检测简单、快速、价廉，能初步反映阴道微环境整体状况，对假丝酵母菌病及滴虫感染、细菌性阴道病有一定的敏感性。

（2）不足：对假丝酵母菌阳性的检出率不够（菌丝阳性率70%～80%），存在假阴性情况，阴性结果不能排除真菌感染；该方法只能鉴定到假丝酵母菌的"属"水平，不能确定致病菌的具体种类。

（3）质量保证：需做好标本采集前准备，采集标本方法要准确、标本量要稍多。

（二）涂片染色法

1. 检测方法

（1）制片：取洁净玻片1张，在玻片上加1滴标本液（生理盐水稀释），均匀涂布，自然干燥或火焰高处烘干后固定。

（2）革兰氏染色

①初染：加结晶紫液染1min，清水细流水冲去染液，甩去积水。

②媒染：加碘液染1min，清水细流水冲去染液，甩去积水。

③脱色：加95%乙醇脱色液数滴，不时摇动约0.5min，至无紫色脱落为止，清水细流水冲，甩去积水。

④复染：加复红染液（伊红），染0.5～1min，水冲洗，清水细流水冲去染液，甩去积水，干燥后镜检。

2. 检测结果判读及临床意义　涂片染色可较好地显示真菌形态和结构。革兰氏染色后，以高倍镜或油镜观察，所有真菌均为革兰氏染色阳性，被染成蓝黑色。

3. 方法学评述——涂片染色法

（1）优势：涂片染色法操作简单，适用于白假丝酵母菌等感染的检测。

（2）不足：对真菌检出的阳性率不够（菌丝阳性率70%～80%）；不能将致病菌确定为"菌种"水平。

（3）质量保证：实验室操作方面应注意：涂片太厚或太薄，菌体分散不均匀，可影响染色效果；固定时避免菌体过分受热；脱色时间要根据涂片厚薄灵活掌握。所有染液应防止水分蒸发而改变浓度，特别是碘液久存或受光作用后易失去媒染作用。

☆ ☆ ☆ ☆

（三）微生物培养与药敏试验

1. 检测方法

（1）培养与初步鉴定：将标本接种于沙保罗琼脂平板，37℃培养，假丝酵母菌一般在放置 24 ～ 48h 后呈现白色乳酪状菌落，菌落用生理盐水稀释后涂片染色镜检可见芽孢和假菌丝，提示假丝酵母菌（"属"水平），但无法鉴定至菌种水平。

（2）分纯培养、菌种鉴定：真菌分纯培养后，接种于真菌显色培养基上或上机鉴定（仪器法），可将真菌鉴定至菌种水平。显色培养为快速鉴定方法，检测特异性胞外酶或不同胞外酶作用下的产色分解产物，在菌落形成（一般在 24h 左右）的同时即可明确或推定为某个菌种。仪器法主要基于生化反应，常用的生化反应有糖（醇）类发酵试验、同化碳源试验等。

（3）药敏试验：对分纯的菌落进行药敏鉴定。临床实验室进行药敏检测的方法包括：商品化试剂盒法；参考美国临床和实验室标准协会（Clinical and Laboratory Standards Institute，CLSI）制订的相关方案进行。

检验流程如图 18-1 所示。

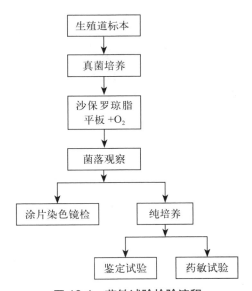

图 18-1　药敏试验检验流程

2. 检测结果判读及临床意义

（1）显色培养鉴定：以科玛嘉显色培养基为例，培养基中含有特殊的显色物质，在假丝酵母菌特异性酶作用下游离出产色基团，菌落显示一定颜色。根据菌落颜色和形态进行鉴定：绿色或翠绿色提示白假丝酵母菌；蓝灰色或铁蓝色提示热带假丝酵母菌;粉红色提示克柔假丝酵母菌,同时可见菌落模糊有微毛;

☆☆☆☆

紫色提示光滑假丝酵母菌；白色提示其他假丝酵母菌。

（2）自动化鉴定仪鉴定：通过显色培养方法仍不明确菌种类型的，需对分纯的菌落进行上机鉴定，基于生化反应报告结果。

（3）药敏鉴定：按商品化试剂盒检测结果或参考 CLSI 方案报告结果，两者具有较好的符合率。

3. 方法学评述——微生物培养与药敏试验

（1）优势：快速、简便。从临床标本中对致病真菌进行培养，可以进一步提高病原体检出的阳性率，以弥补直接镜检的不足，同时确定致病菌的种类。显色培养法无须通过任何仪器，即可在接种后 24 ～ 48h 对常见假丝酵母菌进行鉴定，尤其适用于两种以上假丝酵母菌的混合感染。

（2）不足：结果报告较慢。标本接种后，缓慢生长菌需要 7 ～ 14d 生长可见明显菌落，快速生长菌一般也需要 1 ～ 7d 才可见明显菌落。对于某些真菌的菌种鉴定，仅根据菌落形态、显微镜下形态、鉴别培养基、生化反应可能不够，需要结合分子生物学方法才能确定。

（3）质量保证：实验室方面，应严格无菌操作，避免污染。在培养期间，如发现污染菌生长，应立即转种。在排除实验室污染情况下，如发现杂菌阳性，应及时与临床联系，排除是否存在采集或运送过程中标本污染的情况。

（四）微生物 MALDI-TOF MS 质谱法鉴定

在微生物培养鉴定方面，尽管已有自动化鉴定仪，相对缩短了检测时间（turn around time，TAT），但由于鉴定大多是基于微生物的生物化学反应原理，仍然不能实现快速鉴定。基质辅助激光解吸电离飞行质谱（matrix-assisted laser desorption/ionization time-of-flight mass spectrometry，MALDI-TOF MS）是 20 世纪 80 年代末问世并迅速发展起来的一种质谱分析技术，该技术打破了传统生化反应方法繁琐的鉴定流程，大大缩短了检测时间，降低了检测成本，且具有准确、高通量等优势，给微生物检验领域带来了革命性的改变。

1. 检测原理　MALDI-TOF MS 技术的基本原理是在脉冲激光作用和基质辅助作用下，样品中的蛋白质大分子离子化，不同分子具有不同的质荷比（m/z），经质量分析器测定，得到该样品特征性的蛋白质指纹图谱，通过与质谱菌种数据库比对来鉴定菌种。

2. 检测方法

（1）离子化：将适量假丝酵母菌培养物与过量小分子基质混合，加到样品盘上，溶剂挥发后样品与基质形成共结晶，在脉冲激光的作用下，基质吸收激光的能量并传递到样品分子，使样品实现电离和汽化。

（2）TOF 质量分析：TOF 质量分析器使用脉冲电场，使在 MALDI 离子源内产生的离子加速，在真空下以恒定的速度飞向离子检测器，不同 m/z 值的样品离子到达检测器的时间不同，从而实现不同样品分子的鉴定，并形成菌种特异性蛋白质指纹图谱。

（3）菌种鉴定：由于不同菌种核糖体蛋白（2～20kDa）大小有差异，将所得的谱图与数据库中的微生物参考图谱比对，根据判读规则，可以得到鉴定结果。

3. 检测质量保障　MALDI-TOF MS 是一项新兴技术，尽管已有成熟产品开始应用于临床，但临床实验室使用中仍应注意以下几点。

（1）对操作人员有较高要求。实验室人员必须掌握相关的知识，如检测影响因素、仪器校准、质量控制、仪器维护保养等。

（2）检测前影响因素的控制。不同培养基培养导致菌株肽质量谱有改变，会影响部分菌种的鉴定。培养基的影响主要在于菌体蛋白制备过程中是否混杂培养基的成分（主要是盐离子），导致离子抑制，降低了检测灵敏度；样本谱图采集困难、信号噪声大等；培养温度等环境因素也可能影响菌株的表型特征而影响鉴定。在上机鉴定前应予关注。

（3）检测中影响因素的控制。质谱鉴定样本的基本预处理有两种方式：直接涂布法和预提取法。直接涂布法操作简便，但菌量的控制很难均一，导致谱图的重复性不理想；预提取法有很好的重复性，且由于不是直接涂布活菌，有助于实验室生物安全防护。建议采用预提取法对质谱鉴定样本进行预处理。

（4）菌种鉴定数据库的使用。目前商品化数据库中已包含大量的临床酵母菌参考谱图，常规酵母菌鉴定性能有保障。部分数据库中无法分辨亲缘关系较近的菌种复合体，如近平滑假丝酵母菌复合体，应考虑在一定样本基础上建立实验室自己的数据库，并进行验证。

4. 结果判读与注意事项

（1）结果判读：商业化的微生物质谱识别系统都有各自的属、种判读标准，具体可参见各系统的操作说明。值得注意的是，为避免假阳性，一般商业质谱的判定标准较为严格，使用者可根据自己的数据库系统，在使用经验和科研评估的基础上，根据不同菌种特性调整判定值。

（2）对混合样本的检测：MALDI-TOF MS 检测系统对混合样本检测存在困难。混合菌蛋白丰度、肽质谱差异性会影响鉴定结果，可能会导致检测出的菌种在 2 种以上，也可能只能检测出优势菌，或无法得到鉴定结果。

（3）关于不可靠鉴定结果或无鉴定结果的处理：应考虑的因素包括菌株放置时间是否过长、菌量过少或过多导致结晶体形成不良等，根据情况进行复核鉴定。某些少见菌种有可能是由于菌株库未覆盖，可以使用核酸测序等方法辅助鉴定。

☆ ☆ ☆ ☆

5.方法学评述——微生物 MALDI-TOF MS 质谱法鉴定

（1）鉴定优势：MALDI-TOF MS 检测系统对于培养后的假丝酵母菌菌种鉴定已比较成熟（需要先培养 12 ～ 24h），具有快速、准确、高通量、低成本等优势。

（2）耐药检测有潜力：MALDI-TOF MS 在假丝酵母菌耐药性检测方面已有研究，显示出巨大的潜力。

（3）菌株多态性分析与应用：质谱技术还可用于聚类分析、主成分分析，能为复发性感染病原体的同源性分析、医院感染监测等提供依据。

（五）分子生物学鉴定方法与耐药基因检测

分子生物学检测方法主要基于假丝酵母菌的基因组特点。

假丝酵母菌的 rRNA 为串联重复基因，包括 28S、18S、5.8S 基因（转录单位为：18S rRNA- ITS1-5.8S rRNA- ITS2-28S rRNA），其内转录间隔区部分（ITS1 和 ITS2）进化较快，具有种间特异性和种内保守性，可将假丝酵母菌区别到菌种水平。以假丝酵母菌基因组为检测对象，可以通过 PCR、核酸杂交、随机扩增多态性 DNA（RAPD）分析、DNA 测序等多种方式对假丝酵母菌进行鉴定。

假丝酵母菌耐药是临床治疗的突出问题。白假丝酵母菌是外阴阴道假丝酵母菌病中最常见的病原菌，唑类药物是治疗白假丝酵母菌感染的主要药物，白假丝酵母菌的唑类药物作用靶酶过度表达时可表现为临床耐药。*ERG11* 基因编码白假丝酵母菌唑类药物作用的靶酶（羊毛甾醇 14α- 去甲基化酶），其基因突变可导致靶酶过度表达而产生耐药，已经明确与唑类耐药相关的突变类型主要是 Y132H、S405F、G464S、G465S、R467K 和 I471T。准确检测白假丝酵母菌 *ERG11* 基因的突变，获得耐药信息，有助于临床选择性用药，提高白假丝酵母菌的治疗效果，降低耐药菌株的发生率。

在临床真菌检验中，以真菌基因组 DNA 和细胞总 RNA 等真菌核酸为检测对象，先将核酸从细胞中分离纯化，之后可以在体外采用多种分子生物学方法进行检测。另外，分子生物学检测方法具有多重检测、高通量优势，部分试剂盒能够同时检测包含假丝酵母菌在内的多种微生物，或能够在检测假丝酵母菌菌种的同时检测耐药基因。

1.基于 PCR- 反向点杂交法鉴定常见假丝酵母菌和白假丝酵母菌耐药基因

（1）菌种鉴定原理：根据假丝酵母菌 18S rRNA 和 28S rRNA 之间的序列特征，设计特异的 PCR 引物对（下游引物 5′ 端用生物素进行标记），扩增包含了所要检测的所有假丝酵母菌菌种类型的假丝酵母菌基因片段，然后采用假丝酵母菌菌种特异性寡核苷酸探针进行杂交、显色反应、鉴定。

（2）耐药检测原理：根据白假丝酵母菌耐药基因 *ERG11* 序列设计特异的 PCR 引物对（下游引物 5′ 端用生物素进行标记），扩增获得一定长度的白假丝酵母菌耐药基因片段，该片段包含了所要检测的耐药基因突变位点。然后采用特异性识别野生型或突变型基因的寡核苷酸探针进行杂交、显色反应、检测。

（3）菌种鉴定和耐药基因鉴定方法与结果判读：将带有生物素标记的 PCR 扩增产物与膜条上的探针在一定的温度和盐离子浓度条件下进行分子杂交，再通过生物素与链霉亲和素偶联的过氧化物酶结合，在过氧化氢的催化下使 3，3′，5，5′- 四甲基联苯胺发生显色反应。通过膜条特定位置显色与否来判断该探针是否与该 DNA 片段杂交，从而鉴定该假丝酵母菌的种类及是否存在与白假丝酵母菌耐药相关的 *ERG11* 基因突变。

（4）优势与局限性：以"假丝酵母菌菌种鉴定及白假丝酵母菌耐药基因突变检测试剂盒（PCR- 反向点杂交法）"为例说明。

①有多重、高通量检测优势：该检测基于 PCR- 反向点杂交法，在检测白假丝酵母菌、热带假丝酵母菌、近平滑假丝酵母菌、克柔假丝酵母菌、光滑假丝酵母菌、季也蒙假丝酵母菌等常见假丝酵母菌的同时，还能进行白假丝酵母菌常见耐药基因位点的分析，给临床诊断和治疗提供了更多辅助信息。

②具有快速、灵敏的检测优势。

③检测相对客观、可自动化：检测探针具有特异性，相对常规显微镜检更为客观；过程可标准化，可实现从核酸提取到检测完成的全程自动化。

④检测局限性：只能检测靶向探针针对的位点，不能检测探针未涉及的其他假丝酵母菌菌种靶点和耐药基因突变位点。

2. 基于核酸杂交的阴道炎多种微生物鉴定

（1）检测原理与检测方法：基本原理是核酸杂交原理。以商品化试剂盒（BD Affirm VP Ⅲ）为例，针对阴道炎常见病原菌（假丝酵母菌、阴道加德纳菌、阴道滴虫）的基因组特性，设计与其独特基因序列互补的两个不同的单链核酸探针：捕获探针和显色探针。将捕获探针固定在嵌入探针分析卡的微球上。对于每种目标微生物，探针分析卡中分别包含一种单独的微球。显色探针包含在多孔试剂板中。样本制备期间通过裂解液处理和加热，破碎微生物细胞壁、释放核酸；核酸稳定处理后，开始特异性杂交捕获、显色反应。根据每个目标微生物微球和对照微球的显色结果判读病原菌种类。

（2）检测性能

①样本检测在 1h 内完成，每台设备可同时批量处理样本 5 个以上。

②假丝酵母菌检测敏感度在 80% 以上，特异度在 98% 以上；阴道加德纳菌检测敏感度在 95% 以上，特异度在 98% 以上；滴虫检测敏感度在 90% 以上，特异度在 98% 以上。

③干扰因素：经血、阴道冲洗剂、杀精剂等不影响标本检测。

3. 聚合酶链反应 (PCR)

(1) 检测原理与特点：PCR 是一种特异扩增 DNA 的体外酶促反应。主要是根据真菌核酸高度保守区段设计出通用引物，借助 PCR 扩增目的片段并扩增产物进行检测的一种方法。PCR 具有快速、灵敏的特点，与传统的培养法相比，该方法在 24h 内可以得出更加准确的结果。PCR 所需样品量少，可用于不易人工培养的或生长缓慢的致病真菌的研究，可弥补传统假丝酵母菌菌种鉴定方法的不足。此外，PCR 可以用于混合真菌以及不常见真菌的检测。常用 PCR 技术有普通 PCR、实时 PCR、巢式 PCR、多重 PCR 等。目前倾向于应用实时 PCR 技术，因其闭管操作可减少扩增后手工处理、扩增产物污染的可能，还能用于半定量检测，有助于预后分析、临床疗效评估等。

(2) 局限性：特异引物只能检测一种致病菌，通用引物不能区分致病菌的菌种。PCR 法的标准化尚待建立，PCR 检测存在假阳性情况，美国 FDA 并没有批准将 PCR 用于真菌感染的临床诊断，国内也暂无用于外阴阴道假丝酵母菌感染的 PCR 检测产品。

4. 其他分子生物学方法

(1) 基因芯片技术（又名 DNA 芯片、DNA 微阵列）：是分子杂交基础上的一项生物高新技术，它用免疫荧光标记的待测样品与有规律的固定在芯片片基上的大量探针按碱基配对原则进行杂交，能进行大批量基因检测，从而提高诊断效率。有研究报道可在 2.5h 内鉴定出血培养阳性的白假丝酵母菌和光滑假丝酵母菌菌种，从而大大缩短了诊断时间。目前尚无在 VVC 诊断方面的应用。

(2) DNA 指纹分析（DNA fingerprinting）：是一种在单一试验中可检测出大量 DNA 序列差异或 DNA 多态性的分子生物学技术，可用于菌种鉴定及分子流行病学调查。目前尚无在 VVC 诊断方面的应用。

(3) 随机扩增多态性 DNA（RAPD）分析：应用随机合成的寡核苷酸（8 ~ 12bp，多为 10bp）作为引物，通过 PCR 扩增模板 DNA，采用低退火温度使引物与模板 DNA 在可能有一或两个碱基错配的情况下结合而形成扩增产物。特征性带型的出现取决于引物和模板的 DNA 序列，依照带型可进行菌种鉴定及分型。目前主要用于研究，尚无在 VVC 诊断方面的应用。

(4) 限制性片段长度多态性（RFLP）分析：是利用限制性内切酶在特定的核酸序列上对双链 DNA 进行酶切，然后进行凝胶电泳，依据片段大小不同将其分为不同谱型。由于不同生物个体核苷酸序列可能存在差异，酶切位点也会随之改变，从而可以根据产生的 DNA 片段长度多态性现象鉴定不同菌种。目前主要用于研究，尚无在 VVC 诊断方面的应用。

(5) 单链构象多态性（SSCP）分析：是指将 PCR 扩增的 DNA 片段变性，成为单链 DNA，在一定的条件下，单链 DNA 的空间构象与分子内的碱基组成密切相关，一个碱基的差异即可形成不同的构象，不同构象的 DNA 在电场中的泳动速率不同，形成的带型也不同。常通过聚丙烯酰胺凝胶电泳将单链 DNA 分离，形成不同谱型。该技术对于判定致病株与非致病株、耐药株与非耐药株，以及相近属种的鉴定等均具有一定的意义，目前多用于实验室研究。

（6）DNA 测序（DNA sequencing）：是对病原体 DNA 进行序列分析，与基因数据库进行比对，可将假丝酵母菌鉴定到种水平，该检测对了解真菌的基因结构、表达及分子进化关系等具有十分重要的意义，也是疑难菌株鉴定的重要方法。但由于此技术对 DNA 的量和纯度要求较高、仪器设备价格昂贵，操作技术要求高，限制了它在临床诊断的应用。

5. 方法学评述——分子生物学鉴定方法与耐药基因检测

（1）分子生物学方法的共同优势：以假丝酵母菌核酸为检测对象，具有灵敏度高、特异性好、高通量、检测快速等特点，有助于临床快速诊断、针对性治疗。

（2）分子生物学检测方法种类很多，目前应用到临床假丝酵母菌检测领域还比较有限，临床转化应用潜力很大。

（3）质量控制：分子生物学检测方法大多涉及核酸扩增和扩增产物检测，应注意以下几点。

①在有资质的 PCR 实验室内由有资质的检验人员进行实验，严格按规范操作，应注意避免 PCR 扩增产物污染实验室。

②在标本检测的同时应检测阳性质控品和阴性质控品，以保障检测结果的可靠性。阴性质控品一般用于监测实验过程是否存在污染，当阴性质控品结果呈阳性时，样本检测结果无效。阳性质控品是用于监测检测试剂及检测过程是否存在问题，一般采用菌种特异性、耐药突变核酸片段，当阳性质控品结果呈阴性结果时，样本检测结果无效。

③为了排除标本因素导致的检测假阴性问题，建议采用内质控（internal control，IC），如设计针对人类看家基因 β-globin 的特异性引物、特异性探针，当内质控检测阳性，提示标本采集无误（有人体脱落细胞）、检测过程无误。

④局限性：在假丝酵母菌鉴定方面，通过标记的核酸作为特异性引物或特异性探针对标本进行的分子生物学检测，阳性结果仅提示标本中存在相应的假丝酵母菌核酸，不能直接评估假丝酵母菌是定植状态，还是感染状态，需结合临床和其他检测结果综合评判。

（六）免疫检测方法

假丝酵母菌属可以是人体正常的定植菌，假丝酵母菌属的多种抗原组分（如释放的产物、细胞壁组分、膜以及细胞质组分等）均可刺激机体产生假丝酵母菌抗体，因此，检测真菌抗体的方法临床很少应用。目前有针对真菌抗原的血清学试验、分泌物检测。

☆ ☆ ☆ ☆ ☆

1. 血清 1，3-β-D- 葡聚糖检测（G 试验）　1，3-β-D- 葡聚糖广泛存在于真菌细胞壁，细菌、病毒、人体细胞及其他病原菌无此成分，故作为真菌抗原有较高的特异性。当真菌进入人体血液或深部组织后，经吞噬细胞吞噬、消化，1，3-β-D- 葡聚糖可从胞壁中释放，使得血液或其他体液中含量增高，故通过检测1，3-β-D- 葡聚糖的含量能够及时反映真菌感染情况。该项检测可用于深部假丝酵母菌感染诊断，在 VVC 诊断中尚无应用。

2. 分泌物免疫检测技术　通过标记的假丝酵母菌特异性抗体与标本进行免疫检测，通过显色反应来判断标本中是否含有菌种特异性抗原。该方法涉及不同抗体的特异性，在 VVC 诊断中的应用价值还有待更多临床验证。

（七）阴道微生态检测

详见本书有关章节。

三、VVC 实验室检测方法综合评价

1. 标本的采集和运送对检测结果影响重大　临床标本的采集、保存、运送是微生物检验的一个重要环节，合格的标本是保证检验结果正确的重要前提。在临床实践中，检测前的多种因素都可能导致检测结果不能反映患者真实的感染状态，如未采集到足量的标本，采集前已使用过抗真菌药，等等。

2. 直接镜检——不能忽视的基本方法　临床标本的直接镜检是实验室诊断真菌感染的首要步骤，也是最快速、性价比最高的诊断手段。

直接镜检的特殊意义还在于标本 KOH 涂片镜检发现假丝酵母菌的有形成分如假菌丝或较多的孢子，往往提示明确的假丝酵母菌感染，即使假丝酵母菌培养结果为阴性。因为后者需要假丝酵母菌的体外生长，会受到标本接种量、操作过程的污染、已使用抗真菌药等多种因素影响。

3. 不同方法学的联合使用　在临床实验室诊断体系中，各种方法各有其优势及定位，有时需要多种方法联合应用。其中，菌种的鉴定非常重要，对选择抗真菌药物也具有重要意义。如白假丝酵母菌一般不耐药，而 80% 以上的克柔假丝酵母菌对氟康唑天然耐药。

4. 实验室结果的局限性　任何实验室检测结果都是从有限的角度来了解疾病状态，提示某种假丝酵母菌感染的可能性。最终的判断还是需要结合实验室结果、临床表现、体征、对药物治疗的反应来综合评判。

四、结语与展望

人类对假丝酵母菌病的认识还在逐渐深入，实验室技术手段借助最新科技

的发展还会日新月异。精准诊断、个性化治疗是临床发展的趋势，也是实验室检测方法发展的努力方向。

（朱宇宁）

附　重视真菌实验室检测和临床诊治水平

2018 年 11 月国家卫生健康委员会抗菌药物临床应用于细菌耐药评价委员会召开会议并发布了《临床微生物实验室真菌检测能力建设基本要求专家共识》中提及，近年来随人口老龄化，广谱强效抗生素药物大量使用、恶性肿瘤的放化疗、导管插管、器官移植、皮质类固醇激素和免疫抑制剂的广泛使用等，真菌在临床病原菌中占比逐年升高，成为中国乃至世界最重要的公共卫生问题之一。侵袭性真菌病治疗策略的开展离不开真菌检测，临床微生物实验室的建设是真菌检测的基础和保障。临床微生物学检验可鉴定感染的真菌种类并评估其对抗菌药物的敏感性，在疾病的诊断、治疗和预防控制等方面均具有重要作用。但我国临床微生物实验室的整体诊断水平仍较低，重视程度不足，检查时机及人员仍有待提高。硬件配备方面不齐全，如同时拥有 28℃ 及 35℃ 真菌培养孵箱的医院比例较低，独立从事真菌检测人员数量有限，在三级医院（综合性和专科）中的涂片镜检，酵母菌药敏试验等检测方法配备比例低，质控和标准化操作意识不强，再因取材、送检时间等因素，即使硬件设备和人员技术水平、诊断水平当的单位其检测质量结果报告也参差不齐。

结合妇产科临床和科研以及指导研究生工作等，其所得结果的可信度也令人质疑。妇产科的假丝酵母菌感染涉及面也广，有妇科、产科、计划生育、生殖医学、妇科肿瘤、放化疗、新生儿等亚学科；妇产科的假丝酵母菌也有浅层和深层感染之分，假丝酵母菌的菌丝体有穿透细胞层次的功能和特性；也有体表和体内感染之分；其诊断和培养的正确性直接影响流行病学调研结果、诊断、治疗和预防。有关因素也是造成妇产科临床中真菌耐药和难治的原因。

为此，要提高妇产科有关真菌感染的诊治水平，真正有利改善患者的疗效和预后，遏制真菌耐药性，从整体上节省医疗资料和费用，提高医疗服务满意度等，重视和提升真菌感染诊疗能力和水平十分重要。

对临床医生来说应真确取材，有性生活者采用棉签从阴道穹窿、阴道左右侧壁，适度用力擦取，棉签按上述部位至少应接触 30s，取出后立即放入相应试管内送检（10% KOH 试管及无任何溶液的空试管），切忌嘱患者在妇科检查台上，不用窥阴器，只需直接将棉签在阴道内"捅"几下取材。幼女或无性生活者从阴道前庭或与家长或其本人言明后小心谨慎采用小棉签通过处女膜从阴道内取材送检。临床医生对抗真菌药物的药理、药动学，对妊娠影响，规范化

☆ ☆ ☆ ☆

用药，本学科与相关学科知识的了解和联系等均应不断学习有利于结合临床和实际的应用。医院药剂科对采购抗真菌药物应根据药物进展，了解药理和临床需求而定，切莫被经济利益驱动而购药供临床使用。医院和检验科在设备、人员、技术水平等方面全面和长远考虑，以提高真菌感染诊治能力和水平。

（石一复　摘录）

第 19 章

外阴阴道假丝酵母菌病诊断治疗必须反复强调的 30 个问题

通常医生会认为 VCC 的诊治比较简单，其实却不然。有许多问题需要相关学科医生共同研讨并和患者等相关人员配合，才能获得正确的诊断和良好的治疗效果，所以应该对 VVC 的诊断治疗有全面的认识和思考。

1. **疾病命名和称呼** 本病是女性的常见病和多发病，是真菌中的假丝酵母菌从无症状的寄居发展为有症状的疾病，不应称之为"霉菌性外阴阴道炎"，而应称为"假丝酵母菌外阴阴道炎"及"假丝酵母菌阴道病"。这是由于对微生物学中真菌的认识不断提高，临床上最早称呼的"霉菌性外阴阴道炎"后来改名为"念珠菌性外阴阴道炎"，现又更名为"假丝酵母菌外阴阴道炎"或"外阴阴道假丝酵母菌炎"。这在一定程度上体现了医学的进步，检验水平的提高和知识的更新，使该病从病原学上得到了正名。

若由假丝酵母菌引起外阴和（或）阴道的炎症，则称为"假丝酵母菌外阴阴道炎"；但常因假丝酵母菌外阴阴道炎外还可引起如泌尿系感染、内生殖器 - 子宫内膜炎、盆腔炎、胎膜早破、早产、低体重儿、鹅口疮等与之相关的疾病，甚至男性阴茎头炎和（或）包皮炎等，则可称为"外阴阴道假丝酵母菌病"，也可理解为假丝酵母菌外阴阴道炎密切相关的疾病的总称。因此，疾病名称现应称为"假丝酵母菌外阴阴道炎"和（或）"假丝酵母菌阴道病"。

2. **妇产科各亚学科有关 VVC 的问题** 本病是贯穿女性一生的常见病和多发病，从初生女婴到老妪都可发生，在诊断、治疗、预防等相关研究中涉及：①临床及各有关科室（学科）及妇产科各亚学科；②妇产科医师或其他学科医师的临床知识和经验；③微生物学（真菌、假丝酵母菌的生物学特性、分类、功能、作用等）；④检验学（检验方法，如悬滴法、涂片法、培养、酶学检查，设备，检验人员技术水平，责任等）；⑤药理学（药动学、制剂、剂型、溶解度等）；⑥药物学（剂型、用药途径等）；⑦分子生物学；⑧细胞学；⑨病理学；⑩流行病学；⑪统计学；⑫卫生学。

3. **诊断问题** 病史、症状、体征、实验室诊断等方面要综合考虑，符合白

☆ ☆ ☆ ☆

带取材基本要求，镜检采用 0.9% 氯化钠或 10% KOH 检查结果也不一，必要时采用培养和药敏试验。Nugent 评分用于 BV——评估乳杆菌和加德纳菌混合感染问题，单纯性和复发性 VVC 的区别，VVC 评分标准。VVC 发病也与糖尿病、甲状腺功能减退、精神压力、性生活有关。生理盐水和 KOH 镜检敏感度较低（40% ～ 70%）。但临床疑有 VVC，而镜检阴性、阴道 pH 正常，则应行培养。目前还没有新的快速可靠的检验方法来明确芽孢的存在。DNA 探针检测结果较为准确可靠。聚合酶链反应（PCR）方法检测假丝酵母菌属以及确定具体菌种现已广泛应用。PCR 方法无疑比培养更敏感，但在临床实际中并未显示出优势，此外，PCR 检测成本较高。

4. 反复发作或复发问题　有关假丝酵母菌外阴阴道炎反复发作或复发的问题至今尚无统一定论，仍有争议，但临床上 RVVC 确实是令医患棘手的问题。有关反复发作或复发的病因、机制、相关和易发因素甚多，正确诊断和治疗、真菌学确定、药物正确使用、治疗不足、巩固治疗、维持治疗在不同患者的正确使用等，应引起足够的重视。

5. 配偶及其治疗问题　男性可有假丝酵母菌阴茎炎、包皮炎，该类男性与女性有性生活可相互传染，在无保护性生活（使用避孕套）后数分钟或数小时男性即可发病，女性感染的潜伏期也较短，为 24 ～ 96h，若性生活后男性立即淋浴冲洗，则症状可减轻或消失。所以，男女一方有假丝酵母菌生殖器感染者，若性交宜采用阴茎套，性交后宜冲洗外阴部，也应及早进行治疗，否则会反复感染而影响疗效或造成复发等。

6. 性生活频度及性生活方式问题　假丝酵母菌外阴阴道炎发病与性生活频繁或无保护性措施有关。性乱者中假丝酵母菌感染发病率也高。由于性交方式多样，由此而带来的口腔、咽喉部假丝酵母菌或其他病原体如人乳头状瘤病毒（HPV）感染也逐渐增多。这些均与妇产科假丝酵母菌感染的诊治和复发等密切有关，也应引起临床医师的关注。

7. 治疗时口服和阴道用药问题　如 VVC 复发者、严重 VVC 或抗生素使用者、皮质激素使用者、免疫抑制剂使用者、抗肿瘤药使用者等，常免疫功能低下，尤其是使用抗生素后肠道菌群失调，肠道假丝酵母菌比平时增加百倍左右，也易污染肛门周围，造成外阴、阴道感染。所以，此类患者除阴道用药外应加口服用药。

8. 使用药物分类　治疗时应清楚药物分类及其作用，切勿滥用，应区别首选药物、最佳药物、一线药物、二线药物、可用药物和无用或无效药物。

9. 妇产科最基本治疗　临床治疗应对单纯性 VVC、复发性 VVC、难治性 VVC、妊娠期感染区别对待。

10. 局部 / 全身、浅部 / 深部用药问题　使用抗真菌药时应清楚病变是局部 /

全身、浅部 / 深部，做到合理用药。抗真菌药物品种虽多，但作用机制不一，一般 VVC 以局部感染为主，首先应给予局部用药，且选用效果好、作用快、有效持续时间长的药物，若一开始即选用口服类，通过全身作用，再作用到外阴、阴道局部则为不宜，若为反复发作的复发病例也宜全身及局部合用，或局部选用药效持续时间长、作用快者，每周巩固治疗为宜。

11. **注意雌激素的影响**　已知雌激素可使假丝酵母菌在阴道内寄居率升高，而孕妇体内有高水平的雌激素，同样在治疗患者及观察疗效时也应注意月经前半期及后半期雌激素水平高低不一的问题，在各临床验证时应统一时间标准，否则会影响结果的可信度。此外，应注意有无内源性、外源性雌激素的影响 [如多囊卵巢综合征（PCOS）、激素替代治疗（HRT）、绝经期激素治疗（MRT）、激素治疗（HT）]。

12. **孕妇 VVC 注意 FDA 对药物分级问题**　孕妇易患 VVC 已如前述，孕妇用药是临床药物学的一个分支，已引起妇产科与儿科医师等相关人员重视，FDA 颁布的孕妇 VVC 危险等级标准为 A、B、C、D 和 X 五个等级。

13. **哺乳期 VVC 患者的用药问题**　哺乳期 VVC 患者以选择局部用药及血药浓度低的药物为主。如前述，凯妮汀（克霉唑 500mg 阴道片）体内药物浓度低于 0.01μg/ml，可忽略不计，对人体无害。而氟康唑（大扶康）药物说明上明确规定哺乳期妇女禁用。

14. **孕妇 VVC 的治疗和预防早产、新生儿假丝酵母菌感染问题**　孕妇 VVC 治疗可预防早产发生 (假丝酵母菌感染混合其他细菌等感染易致胎膜早破、感染、早产等发生)，预防新生儿感染效果明显。

15. **宫内节育器（IUD）与 VVC 治疗问题**　放置 IUD 在我国是主要的避孕方法之一，而放置 IUD 后容易患有 VVC，并且增加治疗的困难，所以在治疗 VVC 时应询问患者，目前是否仍放置有 IUD，但在 VVC 未治愈前也不宜任意取出 IUD。

16. **计划生育手术者合并 VVC 的治疗问题**　人工流产手术、药物流产、放置或取出 IUD 是常用的计划生育手术，若术前白带常规检查发现假丝酵母菌阳性，须治愈后处理为宜，但常规治疗常历时较长，会影响或错失手术时期。若采用快速、有效药物，结合阴道冲洗等则仍可在计划时间内手术。药物流产者也同样，因药物流产后仍有较大的比例须清宫治疗，若事先积极对白带假丝酵母菌阳性者积极治疗，即使药物流产后须清宫者也为安全。

17. **妇科手术患者合并假丝酵母菌感染问题**　妇科子宫全切除术、各类阴道手术和妇科宫腔镜、腹腔镜检者术前也均应常规做白带检查。临床上也常有白带假丝酵母菌阳性者，一般也均应治愈后手术，否则易致感染进入盆腔或影响术后阴道残端的愈合。

☆ ☆ ☆ ☆

18. 注意阴道微生态和恢复阴道 pH 问题 任何阴道炎治疗在治疗结束症状消除、病原体阴性后，还要注意阴道 pH 在治疗前后的改变，恢复阴道正常的生态环境十分重要，否则仍易复发。阴道微生态正常标准如下：①清洁度Ⅰ～Ⅱ度；② pH ＜ 4.5；③乳杆菌功能正常；H_2O_2 阳性或 Nugent 评分 0 ～ 3 分（4 ～ 6 分为中间菌群，7 ～ 10 分为 BV）；④阴道菌群的密集度Ⅱ级；⑤阴道细菌的多样性Ⅱ级；⑥临床无症状；⑦临床无异常体征（石一复，2007）。

19. 注意合并感染问题 VVC 患者阴道内也常有合并滴虫、链球菌、支原体、衣原体等感染。VVC 患者阴道分泌物镜检阳性，pH ＞ 4.5。涂片中白细胞过多者，常为混合感染，若单纯用抗真菌治疗效果也较差，所以应积极寻找其他病原体，予以积极治疗，临床才能奏效。

20. 正确用药问题 VVC 的阴道局部用药必须与其他阴道炎症药物局部治疗一样，阴道置药必须使用放置器，或戴指套或清洁手指后将药物置入阴道深部、穹窿部，以发挥药效。若放置阴道浅部或中部，均易影响药效甚至药物自阴道脱落；若能先于冲洗或用大棉签清除分泌物后再置药效果为好。临床医师在观察各种不同药物治疗效果时均应统一上述标准，否则因使用阴道置药方法不当，影响疗效，更不能因此而随便否定某药的治疗效果。

21. 重症监护病房（ICU）中女患者的假丝酵母菌感染问题 ICU 内均为重危抢救病例，常使用大量监测仪器，尤其是使用进入人体的各种管道，且留置时间较长，又因使用大量广谱抗生素，易引起假丝酵母菌感染，若为女性患者应注意外阴阴道护理，定期检查白带。若假丝酵母菌阳性则应及时治疗，一般此类病抗真菌治疗宜全身及局部同时进行为宜。

22. 药物经济学问题 VVC 患者均希望局部症状尽早消除，起效快、症状消除快、能使病原体消失快的药物深受患者欢迎，因此如何选用药物涉及药物经济学问题，某药患者使用 1 ～ 2 次即可达到症状消除、病原体消失；而另一种药物虽每片或每日使用价格便宜，但须历时 7 ～ 10d 才能达到上述效果，但 7 ～ 10d 总的药价明显高于上述单次药价，所以患者还是乐意使用和支付第一类药费。这种简单的道理就可以说明药物经济学问题。患者总的经济费用不大，症状尽快消除，减少疼痛，不影响工作、学习等，其产生的效益也是药物经济学需要考虑的内容。

23. 药物使用顺从性问题 对于患者来说欢迎起效快、使用方便、用药天数少，还应无副作用或药物反应的药物。尤其对于 VVC 患者来说，因药物疗程长、使用不便，且用药有某些副作用或反应等，均会影响患者坚持用药，导致使用顺从性差，也会出现日后反复发作或复发。

24. 个体化问题 应从症状轻重，以往治疗药物及效果，是初发还是复发，有无全身因素或体内深部感染，以及个人经济承受能力和顺从性等多方面考虑选用药物，绝不能千篇一律进行抗真菌治疗。

25.阴道冲洗与协助阴道治疗问题　虽然通常情况下不提倡使用阴道冲洗，因容易破坏阴道微生态，引起上行感染，增加盆腔感染性疾病，间接影响输卵管功能，破坏输卵管纤毛上皮等个别患者反复治疗无效则可考虑阴道冲洗与协助阴道治疗，同样，使用阴道冲洗液有药液在阴道内停留作用时间短等弊端，但对个别患者可使用相应药液，宜由医护人员予以低压力和缓慢冲洗，去除或用大棉球尽量擦除豆渣样物，然后用碘伏涂阴道黏膜和（或）再将阴道用药放置阴道深部，各种阴道用药均是由医务人员给患者放置比患者自行放置效果为好，因与有无擦去阴道内及阴道皱褶处的病理性分泌物及放置深浅有关。

26.重视耐药问题　各种假丝酵母菌感染本身对抗假丝酵母菌药物的敏感程度不一，又因治疗不当等临床常遇到耐药问题而影响治疗效果或复发，所有治疗前若能做病原体培养和药物敏感试验，则有助于诊断、治疗和巩固效果。

27.阴道用药的剂型及使用问题　在各种阴道炎的治疗中阴道用药是主要治疗手段。妇科范畴阴道用药也是给药途径之一，但阴道剂型必须符合如下要求：①适应妇女特殊的生理结构；②使用方便；③在阴道内能滞留时间长；④药物涂布面广，能扩散至整个阴道及黏膜皱褶；⑤除对阴道表面上皮细胞有作用外，能深入阴道黏膜壁，因阴道是由复层鳞状上皮构成，除作用于表层的病原体外，还能作用于其表层下受累的病原体；⑥能帮助恢复正常阴道的生态环境（pH、清洁度等）；⑦站立或活动时药物不会被排放或脱落；⑧对阴道、宫颈无刺激及损伤；⑨药物不污染或少污染内裤、床单；⑩便于出差、旅游之用。

28.患者注意个人卫生、性卫生　便后擦拭外阴方向应由前向后，切忌由后向前或来回擦拭；VVC 者内裤宜开水浸泡和在阳光下晒干；梅雨天宜烘干，有条件者内裤也可考虑 3 个月更新一次；避免盆浴等交叉感染。

29.注意沟通　诊断和治疗中医生与患者多交流沟通。

30.切忌自己随便购买和使用 OTC 药物，乱用药　医生也要切忌单凭豆渣样白带即肯定诊断为 VVC，有条件还是应做白带常规检查，必要时还应做培养和药敏试验，明确病原体、有无混合感染和准确选用药物。

（石一复）

第 20 章
外阴阴道假丝酵母菌病的预防

女性假丝酵母菌外阴阴道炎是常见病和多发病，是女性近 30 种阴道炎的一种，虽对该病的一般认识已有悠久的历史，但一直未得到足够重视和认真对待，所以女性仍时有发病，常因"难以启齿"而拖延诊治，造成病痛，从而影响患者生活质量。然而一些妇产科医师，尤其是一些高年资妇产科医师，对阴道炎的诊疗、研究未予以足够重视，认为是"老生常谈，是炒冷饭，在如此思路的指导下，当然也会影响年轻医生。各级医师对于阴道炎是知之和不知程度不一，对许多病因、病原体、发病机制、临床诊治、新知识和药物等还有许多问题。

当然，常见的假丝酵母菌阴道炎也不例外，临床医师在日常诊治中也应给予关注，这对于治疗假丝酵母菌阴道炎及相关疾病或减少并发症等均为有益。

要做到认真预防，涉及医护、公共卫生、个人卫生、性卫生、卫生宣教等许多方面，有许多具体医患可认识和操作的细微内容，而并非专业书、教科书、杂志文章等资料中所提及的寥寥几条。预防本病应有具体，可让医患、单位、家庭和配偶等得到科普，应该是可操作性的措施和相关知识，多方齐心合一，步调和目的一致，才能真正发挥对本病的预防作用，各方都应尽心尽力，各司其职，全民知识水平提高和卫生知识的普及，各级政府资源投入等均有社会职责。所以说，真正的 VVC 的预防是一个涉及多方面的"系统工程"。

一、对于政府、卫生行政部门的建议

改善居民卫生条件和生活设施，逐步按人口比例配置医务人员，提高全民文化和防病治病卫生知识水平，改善公共和单位厕所条件（部分坐式改蹲式，有条件的坐式使用一次性坐便垫，增设阴部冲洗、烘干设备等），完善医疗保障制度，重视妇女常见病和多发病防治，重视医疗质量和水平的监督等。

二、医护人员的义务和职责

逐步明确医护分工和职责，除各自日常工作外，还要向患者、家属和群众普及健康宣教，有指导义务和职责。

1. 首先应与时俱进不断学习和正确掌握对本症的诊治和指导的相关知识，并争取实施和执行（但目前国内医院工作忙闲不一，忙者半日门诊 30～50 例患者甚至更多，无时间细述和宣教，散发的宣教处方和资料也只是原则性的片言只字，起不了预防和真正的全面指导的作用）。

2. 医护均应有针对性地复习基础和临床相关本病病原学和临床知识；发病病因和高危因素；药理学、药剂学、药动学、使用方法、妊娠期用药、药物反应等；本病也有轻、中、重、复杂、难治性等之分，以及混合感染假丝酵母菌的问题，如何避免治疗不正确、不彻底而反复发作，涉及其他部位和器官等问题。

3. 了解和熟悉阴道微生态学知识，看懂白带常规和阴道微生态检查报告。阴道微生态失衡是各种阴道炎的主因，本病更不例外。治疗前、中、后微生态的变化，与疾病轻重和治疗效果，有无复发可能之间的相关性。本病与肠道假丝酵母菌有同源性关系，疾病治疗需要关注患者有无滥用大量广谱抗生素、大量肾上腺皮质激素、抗癌药物、免疫抑制剂等引起的阴道微生态的改变、免疫功能低下。有肠道同源菌的女性易发生本病，如何及早防范极其重要。

4. 医护在对女性做妇科检查或术前准备或阴道护理时，很容易观察到会阴体的深浅（即阴道下缘与肛门口的距离）及有无合并外痔，同时应及时了解患者大小便后外阴用卫生纸擦拭方向，正确应由前向后，不宜由后向前或来回擦拭，尤其是会阴体短浅、肛门又有明显外痔者，易发生肛门或肠道同源病原体（假丝酵母菌）或其他病原体污染阴道而致病或成为本病反复发作的原因。采用菌种鉴定和 PCR 扩增后电泳分析阴道分泌物和直肠内近肛门分泌物，可获得假丝酵母菌同源证据。同样，大量服用抗生素者肠道内假丝酵母菌量也可数十倍甚至近百倍增长。

5. 医护对患者进行妇科检查或术前准备或做有关护理时均需更换足够大的妇科治疗床的一次性垫纸，铺平而覆盖整个臀部范围。若上一位患者的纸巾未取走，又不正规铺纸，除去衣裤、臀部移动等动作均有引起医源性交叉感染的可能，尤其在患者多、单位集体妇女健康检查时。此现象看似小事，但危害不小，予以重视是预防交叉性医源性感染的有效措施之一。

6. 医护对孕妇进行孕前检查和建卡时，应询问和常规做白带检查或阴道微生态检查，尤其以往有病史或合并本病者，要了解目前有无本病感染，孕 28 周时建议做一次白带常规检查，若有假丝酵母菌存在，即使无症状也宜根据孕妇

☆ ☆ ☆ ☆

用药原则采用 A 类或 B 类药物治疗，对预防胎膜早破、早产、新生儿假丝酵母菌感染有益。

7. 妇产科和其他科室医护对长期卧床的女性，合并糖尿病、肥胖，大量使用广谱抗生素，长期或大量使用肾上腺皮质激素、抗癌药物、免疫抑制剂，或ICU 病区的患者或去会诊妇科疾病的其他科医护均应关注有无外阴阴道假丝酵母菌感染问题，做到防患于未然或及时予以相应治疗。

8. 医护对已婚妇女正确地白带取材对本病的防治十分重要。个别医护人员因工作忙、操作不规范等原因，取白带标本时仅让患者在妇科检查床上除去内裤，不用扩阴器扩张阴道，不暴露子宫颈、阴道穹窿和阴道壁，仅用一枚或二枚棉花棒直接进入阴道"捅二下"，稍蘸有分泌物的棉棒即放入试管内完成送检，如此造成"假阴性"甚多，对患者防治不利。正确的白带取材应是尽量少用或不用润滑剂，将扩阴器缓慢放入阴道，逐步扩张，暴露宫颈、穹窿及阴道壁，在穹窿及阴道壁用两枚干棉棒取白带，直接稍用力擦取，棉棒应与阴道壁接触至少 20s 左右，然后置入 2 支试管（一支含 0.9% 生理盐水，一支为干试管）送检。如此才为正规，否则假阴性率太高，其他病原体也难以发现，影响正确诊断。

9. 医护对女患者应了解其避孕史，尤其就诊时是否有宫内节育器。目前宫内节育器在我国使用甚广，为世界之最。美国 2002 ～ 2012 年 10 年间使用者也从 2% 升至 12%。因宫内节育器避孕成功率高，无论带铜或带孕激素的曼月乐，避孕成功率均达 99%，前者可放置 10 ～ 15 年，对 30 岁及以上已完成生育的女性来说，几乎是一劳永逸的方法，曼月乐有效期是 5 年。

放置宫内节育器最大的忧虑是潜在感染风险，因为 IUD 存在为细菌或其他病原体依附和生物被膜形成提供了一个固体表面，生物被膜形成可导致感染呈慢性且难治。带铜的 IUD 使阴道厌氧菌群，尤其是革兰氏阳性球菌和革兰氏阴性杆菌阳性率增高。放置 IUD 显示产生生物被膜高容量性，表明假丝酵母菌黏附在 IUD 的不同部位及其生物被膜的形成可能对假丝酵母菌外阴阴道炎及其发生复发起重要作用。扫描电镜、激光显微聚焦扫描观察附着在 IUD 不同部位的白色或非白色假丝酵母菌的超微结构和活力，IUD 不规则表面导致假丝酵母菌易附着，特别是尾丝部位有高浓度的假丝酵母菌滞留，导致生殖道感染发生。放置曼月乐也有同样现象，VVC 发生频率增加。所以，放置 IUD 的时间也应积极预防 VVC 发生。

10. 医护均应告知和正确指导患者用药。药物塞入阴道穹窿使药品不易滑出，用药期间一般不宜性生活，若非急性期待性生活后外阴清洁后置入阴道药物，全身用药者可服用。切勿随意自行选购 OTC 药物（对病原体针对性不强），切勿随便使用阴道冲洗（易致阴道微生态失调，易致上行感染）；应及时去正规医院诊治，必要时应做假丝酵母菌培养分类和药物敏感试验，从而正确治疗和有效防止复发。

11. 凡经阴道手术，辅助生殖技术的取卵、移植等操作，均应常规做白带检查，排除 VVC（详见本书妇科手术和计划生育章节）。

从以上应注意的诸多方面，可见医护人员在防治 VVC 及预防复发中具有十分重要的作用，医护人员特别是妇产科医护人员尤为重要。

三、检验科

检验科的设备、检验项目、检查方法、技术水平等与防治本病直接相关。包括常规白带检查（干片和湿片）、染色技术、显微镜（油镜）检查阴道微生态各项内容（形态学和功能学共十余项，详见本书阴道微生态和实验检查章节），假丝酵母菌培养、分类、药物敏感试验，有条件者还可进行基因检测等。有了设备条件，更重要的是技术水平。

四、药剂科

应备有针对本病不同治疗需要的全身和局部治疗药物，考虑妊娠期妇女感染用药及其对胎儿的影响，注意临床药理相关事宜，进药应主动与临床医生联系，听取意见。医院药事委员会也应严控和听取临床第一线医师意见，而非只听主任意见（因为许多主任相对少或偶有接触 VVC 患者），应以疗效、性价比、药物经济学、使用方便等为主。

五、医院感染科

医院感染真菌中白假丝酵母菌、热带假丝酵母菌及隐球菌主要引起呼吸道、泌尿生殖道、胃肠道感染。医院对假丝酵母菌感染或疑有感染者使用过的器械，使用过的衣被、物品等的消毒处理宜分别采用不同级别的消毒剂及其他消毒药剂，有利于避免和预防交叉性和医源性感染。具体参考如下：

1. 高效消毒剂　可杀灭一切细菌繁殖体、病毒、真菌等。常用戊二醛、漂白粉、过氧化氢、臭氧、环氧乙烷。

2. 中效消毒剂　可杀灭一切细菌繁殖体、病毒、真菌。常用碘酊、碘伏、乙醇。

3. 低效消毒剂　可杀灭大多数细菌繁殖体和亲脂病毒，但不能杀灭细菌芽孢与抵抗力强的真菌和病毒。常用高锰酸钾、氯己定。

所有医院感染科对医患有关交叉感染、预防医源性感染和保护医患均有助和可供预防参考。

☆ ☆ ☆ ☆

六、患者

1. 发现白带异常、外阴瘙痒等情况应及时至正规医疗机构诊治，避免因阴道炎而随便被黑诊所骗去钱财，也不随便自行购买 OCT 药物，许多药物对 VVC 无作用和效果，反而令疾病加重、迁延、反复发作，得不偿失。

2. 注意个人卫生：洗涤和清洁外阴，经常更换内衣裤，内裤以棉质、柔软、宽松为宜，尼龙、化纤吸湿性差，透气性不良，不宜穿丁字裤等，不宜穿紧身牛仔裤、皮裤等，易致阴部湿度增加，通透性差易影响阴道微生态而致阴道炎症。不与其他女性同用洗涤外阴的盆与布，不与他人共用内裤或同洗等避免交叉感染。

3. 重视和注意内裤的选、换、洗、烫、晒。真菌生长最适宜 pH 为 4.0 ~ 6.0，浅部感染真菌最适宜温度 22 ~ 28℃，深部真菌生长最适宜温度 37℃。真菌菌丝和孢子均不耐热，60℃ 1h 即被杀死，对干燥、阳光、紫外线及一般消毒剂有较强的抵抗力，但对 2% 的苯酚、2.5% 的碘酊、0.1% 的氯化汞较为敏感。

4. 注意经期卫生：切忌盆浴，但仍可淋浴和外阴洗涤，合理选用经期卫生用品（卫生棉条一次一换等）。保持外阴清洁干燥，一般每 4 小时更换一次，夜间可适当延长。月经期抵抗力差，经血是细菌等病原体的培养基，且易扩散。结合特殊工种、特殊时期，尤应予以关心和照顾。购买及使用正规、安全有效期内的卫生用品，切勿图便宜购买伪劣假冒产品，过期卫生垫中因有真菌或其他病原菌存在，易致病。注意卫生巾的吸湿性、透气性、是否快速吸收、柔软性和舒适性。更换卫生巾前洗手，防污染。经期忌性生活。

5. 性生活卫生：性生活前外阴和手洗涤，注意口腔卫生，不宜口交、肛交等，因口腔及肛门、直肠均有假丝酵母菌存在，此种行为易致病或造成病菌扩散。避免多个性伴侣，特别是性伴侣个人卫生不良、包皮过长、包茎者，或有阴茎、阴茎头瘙痒、阴茎头红肿等，也应接受检测和治疗，使用避孕套有助于防止交叉感染。通常在治疗期间不宜性生活。

综上所述，预防假丝酵母菌感染涉及面广，实属不易，需多方重视，共同努力，定能见效。

（石一复　李娟清）

附录 1

☆☆☆☆

抗假丝酵母菌药物

☆☆☆☆

抗真菌药物的分类目前尚未统一，通常可分为咪唑类、三唑类、多烯类、吗啉类、复合剂。近又根据化学结构分类如下：

1.唑类　咪唑类、三唑类。

2.多烯类　四烯类、七烯类。

3.棘白菌素类　卡泊芬净、米卡芬净等。

4.烯丙胺类　特比萘芬、萘替芬等。

5.其他　吗啉类、吡啶酮类、灰黄霉素、氟胞嘧啶。

本附录列举了临床常用药物，以表格形式归类，便于读者查阅。

一、外用液体

药品名称	剂型规格	用法	剂量	作用 / 用途 / 不良反应 / 注意点
聚烯吡酮碘（碘伏）Providone Iodine (Iodophor)	溶液	外用	皮肤消毒：1% ～ 3% 涂擦或冲洗 2min	本品为一种以表面活性剂为载体和助溶剂的不定型络合碘，在水中逐步解聚溶解，产生广谱杀菌作用。对细菌、病毒、真菌均有效 本品可用于外阴、阴道、皮肤、黏膜假丝酵母菌感染消毒 本品也有栓剂，可用于治疗真菌性阴道炎、滴虫性阴道炎及子宫颈糜烂等
乳酸 Lactic Acid	溶液	外用	溶剂 0.5% ～ 2%	克霉唑乳酸制剂用于治疗假丝酵母菌阴道炎
碳酸氢钠液（苏打水）Sodium Bicarbonate	溶液	外用	冲洗阴道：2% ～ 4% 液	碱性液，改变阴道酸碱度，造成假丝酵母菌不利生长条件

☆★☆☆

续表

药品名称	剂型规格	用法	剂量	作用 / 用途 / 不良反应 / 注意点
硼酸液 Boric Acid	溶液	外用	4% 的醇溶液 2% ～ 3% 硼酸甘油	用于外耳道真菌病、耳痛，每次 1 ～ 2 滴，每日 3 次 用于耳道炎 硼酸对细菌和真菌有弱的抑制作用
过氧乙酸液 Peroxyacetic Acid	溶液	外用	20%、30%、40% 溶液剂	可用于皮肤、器械、房屋消毒。本品为强氧化剂，遇有机物能放出新生态氧而起氧化作用，为广谱杀菌剂，对细菌、芽孢、真菌、病毒等有杀灭作用
碘 Iodine	酊剂	外用	含碘 2%	用于皮肤、手术部位消毒，能氧化菌体胞质的活性基因，并能与蛋白质结合而使其变性，对细菌、真菌、芽孢、病毒、阿米巴等均有强大杀灭作用
甲紫（龙胆紫） Methylrosaniline Chloride（Gentian Violet）	溶液	外用	1% ～ 2%	对 G^+ 菌、假丝酵母菌有作用，但皮肤黏膜有破溃者不宜使用本品，以往作为假丝酵母菌阴道炎治疗药之一，现已逐渐淘汰，易污染皮肤、内衣裤，大多已不再使用。但仍有在使用者，应给予劝阻
戊二醛 Glutaral	溶液	外用	25%	本品为醛类消毒药，用于消毒内镜、温度计、橡胶和塑料制品，也可治疗甲癣，因对真菌、芽孢有杀灭能力
二氯异氰脲酸钠（消毒灵） Sodium Dichlorci-socymurate	粉剂	外用	1% 溶液 0.5% ～ 1% 溶液	浸泡非金属器械 消毒食具 本品杀菌谱较广，对细菌、病毒、真菌孢子具有较强杀灭作用
复方水杨酸液 Salicylic Acid Co	溶液	外用	含水杨酸 3g，苯甲酸 6g，70% 乙醇加至 100ml	本品有软化角质、杀灭真菌、止痒等作用，用于表皮癣症、湿疹等

二、局部外用药

药品名称	剂型规格	用法	剂量	作用/用途/不良反应/注意点
硝酸咪康唑乳膏（达克宁霜）Miconazole Nitrate（Daktarin）	乳膏 2%20g	外用	每日 2 次	广谱抗真菌活性，抑制真菌细胞膜的合成以及影响其代谢过程。用于脚癣、体癣、股癣、手癣、花斑癣以及真菌性甲沟炎和假丝酵母菌性外阴阴道炎，对外耳炎、细菌性皮肤感染也有效 偶见过敏反应
复方康纳乐霜（复方曲安奈德）Kenacomb Co（Triamcinolone Acetonide Co）	软 膏 5g，15g	外用	每日 2～3 次	抗细菌活性，抗假丝酵母菌，抗炎、止痒，用于假丝酵母菌感染的皮肤病、湿疹样皮炎、肛门外阴瘙痒症等 局部有烧灼感、干燥、刺激等
酮康唑 Ketoconazole	霜剂 2%洗剂 2%	外用外用	每日 2 次 洗皮肤感染区	广谱抗真菌药，对白假丝酵母菌、隐球菌有良好活性，用于浅表及深部真菌病、阴道假丝酵母菌病等 孕妇、乳母、肝功能不良者忌用
复方酮康唑（宝龙康，皮康王）Ketoconazole Co	软膏	外用	每日 2 次	抗真菌药，对多种皮肤癣菌、白假丝酵母菌等均有抑制作用
无极膏 Cremor Mentholi Compositus	软膏	外用	每日 2～3 次	对假丝酵母菌有抑制作用，对金黄色葡萄球菌、大肠埃希菌、变形杆菌有抗菌作用，皮肤抓破而糜烂时应停用
盐酸特比萘芬（三并萘芬，疗雷舒）Terbinafine Hydrochloride）	软膏 1%	外用	每日 1～2 次 1～4 周为 1 个疗程	为丙烯胺类衍生物，具广谱抗真菌活性，用于治疗体癣、甲癣、表皮白假丝酵母菌病等

☆☆☆☆

续表

药品名称	剂型规格	用法	剂量	作用/用途/不良反应/注意点
环吡酮胺 Ciclopirox Olamine	霜剂	外用	每日涂搽数次	广谱抗真菌活性,对白假丝酵母菌、皮癣菌有良好作用,渗透力强,用于白假丝酵母菌引起的皮肤假丝酵母菌病、阴道假丝酵母菌感染等 用后局部轻度反应,如刺激、红肿、烧灼感或瘙痒等 哺乳期妇女及10岁以下儿童慎用
舍他康唑 Sertaconazole	乳剂	外用	Bid×28d	抑制真菌麦角甾醇合成,对白假丝酵母菌及其他假丝酵母菌有很高抗菌活性,用于浅表皮肤真菌病、假丝酵母菌病、体癣、手癣等 本品也有阴道栓剂(500mg)
联苯苄唑 Bifonazole	洗剂	外用	可涂于患处,一日1次,2～4周为1个疗程	属于咪唑类抗真菌药,适用于皮肤真菌感染、假丝酵母菌病。切忌口服
金褐霉素 Aureofuscin	1%溶液 1%眼膏	外用	1%溶液滴眼涂1%眼膏	四烯类抗生素,类似两性霉素B,对白假丝酵母菌有明显抑菌作用。对眼部真菌病滴眼用1%溶液,用1%眼膏。孕妇及哺乳期妇女禁用
萘替芬 Naftifine	乳剂	外用		丙烯胺类局部抗真菌药。适用于癣和浅表假丝酵母菌病,不宜用于眼部及黏膜部。孕妇、哺乳期妇女慎用

三、阴道用药

可参见第 5 章表 5-3。

药品名称	剂型规格	用法	剂量	作用 / 用途 / 不良反应 / 注意点
曲古霉素 Hachimycin (Tricomycin)	泡腾片 10 万 U 栓 剂 5 万 U、10 万 U	塞阴道内	10 万 U, Qd×10d 5 万～ 10 万 U, Qd×10d	属多烯类，对真菌、滴虫均有杀灭作用，少数阴道有烧灼感 孕妇不宜使用
那他霉素 Natamycin	肠溶片 5mg 阴道栓 25mg 霜剂 2%	口服 阴道内 外用	Qd×20d	抗真菌作用同制霉菌素，对白假丝酵母菌、隐球菌、滴虫有抑制作用，临床主要用于肠道、口腔、阴道假丝酵母菌感染
噻康唑 （妥善） Tioconazole (Gyno-Trosyd)	栓剂 100mg 霜剂 2%	外用	100mg×（6 ～ 14）d Qd×3d	咪唑类广谱抗真菌药，能抑制各种酵母菌及其他真菌生长，对滴虫也有作用，用于白假丝酵母菌外阴阴道炎及阴道滴虫感染 使用后局部有刺激、瘙痒，孕妇不宜使用，月经期停用
美帕曲星 （克霉灵、甲帕霉素） Mepartricin (Montricin)	阴道片 2.5 万 U 肠溶片 5 万 U	塞阴道 口服	2.5 万 U, Qd×3d 10 万 U, Bid×3d	对深部真菌病、白假丝酵母菌有较强的抑制作用，对阴道真菌感染有效，对滴虫也有抑制作用 有胃肠道反应 孕妇忌用
制霉菌素 （米可定） Nystatin (Mycostatin)	栓剂 10 万 U	塞入阴道内	10 万 U, Qd×14d	本品为多烯类抗真菌药，对白假丝酵母菌和滴虫有抑制作用 偶有阴道刺激症状
硝酸咪康唑 （达克宁） Miconazole Nitrate (Daktarin)	栓剂 200mg 软膏 15g/ 支	外用	200mg, Qd×14d 每次 5g, Qd×14d Bid×（2 ～ 5）周	人工合成咪唑类衍生物，广谱抗真菌药，对皮肤真菌、假丝酵母菌有抑制作用 极少数病例有烧灼和刺激感，偶有过敏反应

☆ ☆ ☆ ☆

续表

药品名称	剂型规格	用法	剂量	作用/用途/ 不良反应/注意点
克霉唑 （三苯甲咪唑） Clotrimazole	栓剂 0.15g	塞入阴道内	100mg，Qd×14d 200mg，Qd×7d 500mg，乳酸配方（凯妮汀）	合成广谱抗真菌药，用于由真菌引起的各种皮肤病、假丝酵母菌外阴阴道炎、外阴瘙痒症 肝病、白细胞较低者慎用 克霉唑 500mg 乳酸制剂又称凯妮汀，治疗真菌性阴道炎一片即可
克霉唑阴道膨胀栓	膨胀栓150mg	塞入阴道内	150mg，每晚一次　1次1粒，连用 7d	置入阴道后8～12h内取出，以免膨胀体长期置于阴道内引起不适，可有阴道灼热或瘙痒
克念菌素 Cannitracin	片剂 5mg	塞入阴道内	5mg，Qd×10d	多烯类抗真菌药，对白假丝酵母菌抑制作用较强，用于假丝酵母菌阴道炎、阴道瘙痒等
特康唑 Terconazole	丸剂 40mg，80mg 霜剂 40mg/5g	同上 外用	80mg，Qd×3d 40mg，Qd×5d 1～2次/天×5d	三唑类广谱抗真菌药，破坏酵母菌细胞膜，阻止白假丝酵母菌的脂质生物合成，适用于外阴阴道真菌感染 偶有灼痛、瘙痒等过敏性皮肤反应
洁尔阴泡腾片	片剂	塞入阴道内	1～2片/天×5d	有清热、燥湿、杀虫、止痒作用，用于真菌性、滴虫性阴道炎 本品由蛇床子、艾叶、独活、石菖蒲、苍术等组成
保菌清 Polygynax	栓剂	塞入阴道内	1粒，Qd×12d	有强力杀菌成分，用于白假丝酵母菌引起外阴、阴道感染 本品含硫酸新霉素 3.5 万 U、硫酸多黏菌素 B 3.5 万 U、制霉菌素 10 万 U

☆ ☆ ☆ ☆

续表

药品名称	剂型规格	用法	剂量	作用 / 用途 / 不良反应 / 注意点
聚维酮碘 Providone Iodine	栓剂 200mg	塞入阴道内	200mg，Qd × 10d	有较强杀菌作用，用于真菌性阴道炎、滴虫性阴道炎、子宫颈炎等 黏膜有轻度刺激感 孕妇、哺乳期妇女和碘过敏者禁用
康妇特 （复方莪术油栓） Confort	栓剂	塞阴道内	1 颗，Qd × 7d	具广谱抗病原微生物（真菌、细菌、病毒、支原体等），用于假丝酵母菌、滴虫性、老年性阴道炎。本品含莪术油、益康唑、冰片等
治糜灵栓	栓剂	塞阴道内	1 颗，Qod × 10d	本品由儿茶、苦参、冰片、枯矾、黄柏等组成，对阴道炎的真菌、滴虫有较强抑制作用
益康唑 Econazole	栓剂 50mg，150mg 霜剂	塞阴道内	50mg，Qd × 14d 150mg，Qd × 3d	咪唑类广谱抗真菌药，干扰真菌细胞膜的生物合成、破坏膜系统、抑制核糖核酸合成，对阴道白假丝酵母菌有较高疗效。用于假丝酵母菌阴道炎、体癣、股癣、耳真菌等 用后局部有烧灼感
舍他康唑 Sertaconazole	栓剂	塞阴道内	500mg，Qd × 7d	见二、局部外用药 本品也有乳剂，用于浅表皮肤真菌病、体癣、手癣等
两性霉素 B Amphotericin B	片剂 50mg	塞阴道内		见五、静脉注射中两性霉素
阿莫罗芬	片剂 50mg，100mg	塞阴道内	局部抗真菌药阴道片单剂量给药	作用机制也为抑制真菌细胞壁麦角甾醇生物合成的各步酶反应。念珠菌对其敏感，最低抑菌浓度为 $0.55 \sim 0.79\mu g/ml$。50mg 与 100mg 阿莫罗芬疗效相似，复发率也相当，且和 500mg 克霉唑单剂量作用相似 一般妇科使用较少

☆☆☆☆

续表

药品名称	剂型规格	用法	剂量	作用/用途/ 不良反应/注意点
环匹酮胺 （环吡司胺） Dafnegin, cyclopyroxo- lamine	栓剂 100mg， 200mg	塞阴道内	100 ～ 200mg， 每日 1 次，连 用 7d	为合成的抗菌药物，有广泛的抗菌谱，对多种革兰氏阴性菌和真菌有作用。对假丝酵母菌细胞的作用是通过抑制氨基酸、钾和磷酸酯合成酶的运送和积累，使菌体细胞凝聚和溶解，随着时间的延长出现抑制和破坏、溶解和坏死。对白假丝酵母菌、热带假丝酵母菌、克氏假丝酵母菌等均有作用，最小抑菌浓度为 0.9 ～ 3.9μg/ml。本药的疗效明显高于咪康唑类抗真菌药
茶树油	阴道栓、霜、 软膏等	同上	栓 QN，置阴道 ×6d 霜、软膏外用	最初茶树油用于 BV 的治疗，后发现对假丝酵母菌感染有效，具有抗多种真菌作用——对白假丝酵母菌、光滑白假丝酵母菌、近平滑假丝酵母菌有效
大蒜素 Allitride	阴道栓 胶囊 20mg 注射液	同上	QN，置阴道×6d 口服 40mg，每 日 3 次 2ml：30mg 5ml：60mg 10ml：30mg	可全身或局部用药 对多种致病真菌有作用，对白假丝酵母菌有抑制作用
乳酸杆菌胶囊 （定君生）	胶囊 0.25g	同上	0.25g，Qd×10d	直接补充阴道内正常生理细菌，调节阴道内菌群平衡，抑制阴道内有害细菌。对各种阴道常见菌种如葡萄球菌、酵母菌、白假丝酵母菌、滴虫，均有良好拮抗作用

☆ ☆ ☆ ☆

续表

药品名称	剂型规格	用法	剂量	作用/用途/不良反应/注意点
硝呋拉太（麦咪诺）Macmiror	阴道栓 200mg	同上	200mg，Qd×10d	见本章四、口服用药中硝呋拉太
环吡司胺	阴道栓	同上	100～200mg/d×7d	通过抑制氨基酸、钾和磷酸酯合成酶的运送和积累，使霉菌菌体细胞溶解和坏死。对白假丝酵母菌、热带假丝酵母菌、克氏假丝酵母菌等均有作用
硼酸 Boric Acid	胶囊	同上	300～600mg，Qd×14d	对预防复发性假丝酵母菌外阴阴道炎有效 国外使用，国内少有使用
克林霉素	2% 软膏，栓剂		5g，每日 1 次×7～21d；重度者可采用 5g 每日 1 次至症状缓解后，改用 1～2 次/周维持治疗，共 2～6 个月	用于需氧菌性阴道炎合并 VVC 者，同时配合使用 VVC 药物
卡那霉素	栓剂		100mg，Qd×6d	用于需氧菌性阴道炎合并 VVC 者，同时配合使用 VVC 药物

四、口服用药

药品名称	剂型规格	用法	剂量	作用/用途/不良反应/注意点
灰黄霉素 Griseofulvin	片剂 0.1g，0.125g，0.5g	口服	0.5～1g 每日 1 次，共 2～8 周	干扰真菌核酸合成而抑制其生长，对各种表皮癣菌、发癣有抑制作用，用于皮肤、指甲、毛发真菌感染，头癣效果最好 不良反应为头痛、嗜睡、恶心、呕吐、口干、白细胞减少，肝功能不良者禁用

☆☆☆☆

续表

药品名称	剂型规格	用法	剂量	作用/用途/ 不良反应/注意点
氟胞嘧啶 Flucytosine (5-FC)	片剂 250mg， 500mg	口服	50 ～ 150mg/kg， 分 4 次服	抗真菌谱窄小，对假丝酵母菌、新生隐球菌有较好作用，不良反应少见，主要有恶心、呕吐、腹泻、皮疹等，偶见骨髓抑制 孕妇不宜应用，肾功能不良者慎用 本品还有注射剂 2.5g、软膏剂（10%）、滴眼剂（1%）
酮康唑 （里素劳） Ketoconazole	片剂 20mg， 100mg	口服	400mg，Bid×5d	作用为抑制真菌细胞膜所必需成分即麦角甾醇的生物合成，影响细胞膜通透性，从而抑制其生长。用于皮肤真菌、阴道假丝酵母菌感染等 不良反应少，可有胃部不适、恶心、呕吐、腹痛、皮疹等 孕妇、乳母、肝功能不良者忌用 本品有 1% 霜剂
氟康唑 （大扶康，三维康） Fluconazole	片剂 150mg 胶囊 150mg 口服糖浆	口服	150mg，单次	三唑类广谱抗真菌药，吸收良好，女性生殖道各器官浓度与血清浓度近似。用于全身假丝酵母菌感染、阴道复发性假丝酵母菌感染等 孕妇、哺乳期乳母忌用 不良反应有恶心、腹痛、胃肠胀气等 本品有静脉注射剂 2mg/ml
伊曲康唑 （斯皮仁诺） Itraconazole	胶囊 200mg	口服	200mg，Bid×1d 200mg，Qd×5d 200mg，Qd×3d 200mg，Qd×21d	三唑类广谱抗真菌药，用于浅表、深部真菌感染，假丝酵母菌阴道炎 不良反应为胃肠道影响、谷丙转氨酶（GPT）升高等

☆ ☆ ☆ ☆

续表

药品名称	剂型规格	用法	剂量	作用 / 用途 / 不良反应 / 注意点
两性霉素 B Amphotericin B	肠溶	口服		见五、静脉注射中两性霉素 B
哈霉素 Hamycin	片剂 10mg	口服	20 ～ 50mg/（kg·d） 分 2 ～ 3 次服	多烯类抗真菌药，妇科用于白假丝酵母菌感染
硝呋拉太 （麦咪诺） Macmiror	片剂 200mg	口服	200mg，Tid × 7d	广谱活性的呋喃衍生物，具强烈杀滴虫、细菌活性，对真菌也有效 用于治疗滴虫性阴道炎、细菌性阴道病、假丝酵母菌阴道炎及泌尿系感染
特比萘芬 Terbinafine	片剂 0.25g	口服	0.25g，每日 1 次	丙烯胺类广谱抗真菌药。用于皮肤、毛发假丝酵母菌感染
伏立康唑 Voriconazole		口服 静滴	口服：≥ 40kg 者一次 0.4g，< 40kg 者一次 0.2g，均为一日 2 次 静滴：一次 60mg，每日 2 次	三唑类抗真菌药。对氟康唑耐药的假丝酵母菌引起严重侵袭性感染
头孢呋辛	片剂 0.25g	口服	0.25g 口服，每日 2 次 × 7d	用于需氧菌性阴道炎合并 VVC 者。需另合并 VVC 阴道用药
喹诺酮类	片剂 0.2g	口服	左氧氟沙星 0.2g 口服，每日 2 次 × 7d 莫西沙星 0.4g 口服，每日 1 次 × 6d	用于需氧菌性阴道炎合并 VVC 者。需另合并 VVC 阴道用药

☆☆☆☆

五、静脉注射

药品名称	剂型规格	用法	剂量	作用 / 用途 / 不良反应 / 注意点
两性霉素 B Amphotericin B	静脉注射	静滴	1 ～ 5mg，Qd Qod 逐增至 50 ～ 60mg/ 次	为多烯类抗真菌药，通过与真菌细胞上的甾醇结合，损伤细胞膜通透性而发挥抑制真菌生长作用。口服、肌注吸收差。用于严重深部真菌感染、白假丝酵母菌对本病易产生耐药性 本品还有肠溶片 100mg，阴道片剂 50mg 不良反应较多，寒战、高热、恶心、呕吐、厌食、头痛、肌肉痛等
氟胞嘧啶 Flucytosine （5-FC）	注射剂 2.5g	静滴		见四、口服用药中氟胞嘧啶
氟康唑 （大扶康，三维康） Fluconazole	注射剂 2mg/ml	静滴		见四、口服用药中氟康唑
米卡芬净 Micafungin	注射剂	静滴	单次静脉 50 ～ 150mg，每日 1 次	对白假丝酵母菌和多种非白假丝酵母菌有杀菌作用。对由假丝酵母菌引起的真菌血症、呼吸道、胃肠道真菌病有效
卡泊芬净 Caspofungin	注射剂	静滴	成人第一日单次 70mg，后每日 50mg 儿童（3 月龄至 17 岁）第一日 70mg，负荷量 70mg	对白假丝酵母菌和多种非白假丝酵母菌（光滑假丝酵母菌、季也蒙假丝酵母菌、克柔假丝酵母菌、近平滑假丝酵母菌、热带假丝酵母菌）有抑菌作用

主要有 3 种棘白菌素类药物，也可用于成人。

1. 卡泊芬净　棘白菌素原形，是水溶性半合成的抗真菌药物，经肝脏排泄，半衰期 99 ～ 10h。对人类几乎无毒性。新生儿单独使用或作为辅助治疗播散性假丝酵母菌病的难治病例，剂量 0.5 ～ 1.5mg/（kg·d）。

2. 米卡芬净　棘白菌素的脂肽化合物，半衰期约 12h。体内药物浓度主要见于肺部，其次依次为肝、脾、肾。米卡芬净像其他棘白菌素一样难以进入脑脊液。对大多数菌株有较强杀真菌活性。1000g 以上的早产儿经静脉用药剂量为 0.75mg/（kg·d）、1.5mg/（kg·d）、3.0mg/（kg·d）。

3. 阿尼芬净　半合成抗真菌药，由脂肽真菌产物棘白菌素 B 经联苯取代衍生而成。半衰期最长约 18h，在不同浓度下表现出抑菌或杀菌活性。多次给药后肺和肝组织中浓度高，其次是脾和肾。本药总的安全性良好。

六、免疫治疗

干扰素方面的改变与研究。

1. IL-4 基因转变，使有防御作用的 Th1 型反应转换成无防御作用的 Th2 型，影响酵母菌应答质量。

2. IL-10 在防御中的作用有争议。

3. IL-12 在抗假丝酵母菌反应中占核心地位。

4. γ 干扰素基因、巨噬细胞集落刺激因子、CD4、CD8、自然杀伤细胞释放的主要活性细胞因子，在体外表现杀假丝酵母菌活性。

七、免疫接种

细胞介导免疫反应（CMI）在 VVC 防御中占重要地位，通过免疫接种诱导体液免疫或 CMI，有效清除入侵的假丝酵母菌，达到预防感染的目的。接种后产生保护性抗体，可识别抗原，使机体免疫假丝酵母菌感染。目前用于免疫接种的研究，分泌型天冬氨酸蛋白酶家族，65kDa 甘露聚糖蛋白，杀伤性真菌毒素受体，假丝酵母菌接种后产生特异性 IgA、IgG、IgM 抗体，在局部防御中起作用。真菌免疫治疗将不再是遥远的事情，将成为希望治疗之一。

八、中药

1. 苦参、蛇床子、黄柏、百部、白鲜皮、金银花各 15g，公丁香、川椒、枯矾各 10g，煎汤熏洗，每日 1 ～ 2 次。

2. 苦参、蛇床子、土茯苓各 30g，黄柏、青黛各 15g，共研细末撒入阴道，每日 1 次，10 ～ 14d 为 1 个疗程。

3. 北京妇产医院自制清洗剂：苦参、茵陈各 20g，大青叶、板蓝根、白鲜皮、蛇床子、地肤子各 30g，煎后冲洗阴道。

4. 洁尔阴液冲洗阴道，用于假丝酵母菌阴道炎。

5. 决明子煎水洗外阴，有抑制假丝酵母菌作用。

6. 妇炎灵泡腾片：中成药，每日一次，1～2 片，用 7d 无效应住院进一步诊治。

7. 保妇康：中成药，每日一次，每次 1 片，或在医生指导下应用。

8. 红核妇洁洗液：中药山楂核经干馏工艺提取成的外用洗液，10ml 加温开水至 100ml，灌注阴道洗外阴，每日 2 次，7d 为 1 个疗程。

上述各种药物和治疗均必须在医生指导下使用，切勿患者任意随便自行乱用。医生对治疗效果不明显者，也应及时做分泌物培养和药物敏感试验，明确病原体和选用药物。

九、目前实验室研发阶段的 VVC 治疗药物

1. **益生菌类**　益生菌的定义为活微生物，当给予适量的维生物时，会对宿主产生健康益处。治疗 VVC 的益生菌主要分为两类，①以乳杆菌为主要成分的益生菌；②以酿酒酵母为主要成分的益生菌。急性 VVC 的妇女体内进行了试验，45% 的妇女使用这种凝胶治疗成功，需要抢救医疗的妇女不仅患有急性 VVC，还患有其他长期重症疾病，许多酵母菌属含有布拉酵母菌、酿酒酵母菌、克鲁维酵母菌等。布拉酵母菌的益生菌，CNCM1-745 是第一个用于治疗人类感染性疾病的益生菌。有研究强调：酿酒酵母菌株对内源性感染，如炎性肠病和致病性真菌感染有显著的益处。益生菌的使用是否对 VVC 有效还存在一些争议。目前为止已有假丝酵母菌疫苗进入临床试验阶段，但这些疫苗大都是针对假丝酵母菌的某一独立因子，治疗和预防能力比较差，但是还需要进一步的研究。一些草本植物提取物和人工合成的化学物质。例如抗菌肽。虽然在体外抗菌实验中取得了一定的进展，但是由于这些化合物具有广谱抗菌活性，在杀死假丝酵母菌的同时，有可能杀死阴道内的其他菌群，这可能会导致阴道菌群失调而诱发细菌性阴道炎，混合性阴道感染等疾病。

2. **化学合成的抗菌药物**　在众多化学合成的抗菌药物中，抗菌特应具有抗菌谱广，抗菌活力强，不容易产生耐药等特性，成为抗菌研究领域的热点。抗菌肽可能成为治疗 VVC 的药物。在实验小鼠中能降低小鼠阴道内的负荷，降低 TNF-α、IL-6、IL-10 的产生。

3. **天然草本植物提取物**　将天然草本植物的抗菌价值在抗真菌方面进行了试验。丁香乙酸乙酯提取物丁香酚能抑制真菌细胞膜中麦角甾醇的合成，在低浓度下具有很高的抗真菌活性，是潜在的天然抗真菌药物。NEL 具有治疗消除

小鼠阴道白假丝酵母菌的能力。

4. 纳米颗粒包裹的缓释药物　游离氨基硫脲和包裹在壳聚糖纳米颗粒中的氨基硫脲在小鼠 VVC 模型中的治疗作用表明两者具有降低阴道组织假丝酵母菌的负荷，抗真菌的效果，游离氨基硫脲或壳聚糖氨基硫脲纳米颗粒是一种可供选择的 VVC 的治疗试剂。

5. 其他未分类的药物　如新型抗真菌药，Viamet（VT-1161）作为抗真菌 CYP51 抑制发挥抗菌作用，口服耐受性良好，抗菌效率高，对白假丝酵母菌和 NAC 均有很强的体外杀菌活力。抗真菌口服制剂 SCY-078（MK-3118）虽然不是棘白菌素，但类似葡聚糖合酶抑制剂，属于广谱抗菌剂，对 VVC 可能有效。CD101 是新型的棘白菌素类抗真菌药，以凝胶或软胶阴道用药。抗微生物蓝光（anti-fungal blue light，ABL）三种不同波长的蓝光，如 405nm、415nm、450nm 的光照对真菌抑制有一定效果。

总之，到目前为止，口服或局部使用唑类、多烯类药物，仍然是治疗 VVC 的一线治疗方案。VVC 常见于青春后期和育龄期妇女咪唑类和多烯类药物仍是标准的治疗。对于严重的感染，可选用咪唑或其他抗菌药物联合用药，但是应注意药物的配伍禁忌。疫苗治疗能快速、特异性的清除假丝酵母菌而不影响阴道其他菌群。因此开发假丝酵母菌的疫苗，可能成为最有潜力的治疗和预防策略。

（石一复　朱雪琼）

附录 2
近 20 年国内外有关 VVC 诊治规范、指南、专家共识等摘录

外阴阴道假丝酵母菌病是一种临床常见病和多发病，但治疗上还存在不少难点和值得商榷之处，为规范其诊治，近 20 年国内外相关医疗中心和专家制定了一系列的诊治规范、指南和专家共识，并随着医疗技术的发展，仍在不断地修订和完善。我国中华医学会妇产科学分会感染性疾病协作组曾于 2004 年发布了《外阴阴道念珠菌病诊治规范（草案）》，2012 年发布了《外阴阴道假丝酵母菌病（VVC）诊治规范修订稿》。2015 年美国疾病预防与控制中心（CDC）发布了最新的 STD 诊治指南，替代了 2010 年的旧版指南。

现将有关国内外主要诊治规范等摘录如下。

一、国内 VVC 主要诊治规范参考

（一）2004 年中华医学会妇产科学分会感染性疾病协作组

在《外阴阴道念珠菌病诊治规范（草案）》（以下简称《草案》）中指出，外阴阴道念珠菌病（vulvovaginal candidiasis，VVC）曾称为霉菌性阴道炎，其病原菌是以白念珠菌为主的酵母菌，其他如光滑念珠菌、热带念珠菌、近平滑念珠菌等占少数。

1.VVC 的分类　VVC 分为单纯性 VVC 和复杂性 VVC。单纯性 VVC 是指发生于正常非孕宿主的、散发的、由白念珠菌引起的轻度 VVC。复杂性 VVC 包括：复发性 VVC（RVVC）、重度 VVC 和妊娠期 VVC、非白念珠菌所致的 VVC 或宿主为未控制的糖尿病、免疫功能低下者。重度 VVC 是指临床症状严重，外阴或阴道皮肤黏膜有破损，按 VVC 评分标准（见表 1），评分 ≥ 7 分者。RVVC 是指妇女患 VVC 后，经过治疗，临床症状和体征消失，真菌学检查阴性后，又出现症状，且真菌学检查阳性或 1 年内发作 4 次或以上者。

表 1　VVC 评分标准

症状及体征	0 分	1 分	2 分	3 分
瘙痒	无	偶有发作	症状明显	持续发作，坐立不安
疼痛	无	轻	中	重
充血、水肿	无	< 1/3 阴道壁充血	1/3 ～ 2/3 阴道壁充血	> 2/3 阴道壁充血抓痕、皲裂、糜烂
分泌物	无	较正常稍多	量多、无溢出	量多，有溢出

2. VVC 的诊断

临床表现：①症状：外阴瘙痒、灼痛，还可伴有尿痛以及性交痛等症状；白带增多。②体征：外阴潮红、水肿，可见抓痕或皲裂，小阴唇内侧及阴道黏膜附着白色膜状物，阴道内可见较多的白色豆渣样分泌物，可呈凝乳状。

实验室检查：①悬滴法：10% KOH 悬滴、镜检，菌丝阳性率 70% ～ 80%。生理盐水法阳性率低，不推荐。②涂片法：革兰氏染色后镜检，菌丝阳性率 70% ～ 80%。③培养法：RVVC 或有症状但多次显微镜检查阴性者，应采用培养法诊断，同时进行药物敏感试验。

3. VVC 的治疗

（1）治疗原则

1）积极去除 VVC 的诱因。

2）规范化应用抗真菌药物。首次发作或首次就诊是规范化治疗的关键时期。

3）性伴侣无须常规治疗。但 RVVC 患者的性伴侣应同时检查，必要时给予治疗。

4）不主张阴道冲洗。

5）VVC 急性期间避免性生活。

6）同时治疗其他性传播疾病。

7）强调治疗的个体化。

8）长期口服抗真菌药物应注意监测肝、肾功能及其他有关毒副反应。

（2）治疗方案

1）单纯性 VVC：首选阴道用药，下述方案任选一种，具体方案如下：

A. 阴道用药

●咪康唑栓 400mg，每晚 1 次，共 3 天。

●咪康唑栓 200mg，每晚 1 次，共 7 天。

●克霉唑栓 500mg，单次用药。

●克霉唑栓 100mg，每晚 1 次，共 7 天。

☆ ☆ ☆ ☆

- 制霉菌素泡腾片 10 万 U，每晚 1 次，共 14 天。
- 制霉菌素片 50 万 U，每晚 1 次，共 14 天。

B. 口服用药

- 伊曲康唑：200mg，2 次 / 天，共 1 天。
- 氟康唑：150mg，顿服，共 1 次。

2）重度 VVC：首选口服用药，症状严重者，局部应用低浓度糖皮质激素软膏或唑类霜剂。

A. 口服用药

- 伊曲康唑：200mg，2 次 / 天，共 2 天。
- 氟康唑：150mg，顿服，3 天后重复 1 次。

B. 阴道用药。在治疗单纯性 VVC 方案基础上，延长疗程。

3）妊娠期 VVC：早孕期权衡利弊慎用药物。可选择对胎儿无害的唑类药物，以阴道用药为宜，而不选用口服抗真菌药物治疗。具体方案同单纯性 VVC。

4）RVVC：治疗原则包括强化治疗和巩固治疗。根据分泌物培养和药物敏感试验选择药物。在强化治疗达到真菌学治愈后，给予巩固治疗 6 个月。

强化治疗可在口服或局部用药方案中任选一种，具体方案如下：

A. 口服用药

- 伊曲康唑 200mg，2 次 / 天，共 2 ～ 3 天。
- 氟康唑 150mg，3 天后重复 1 次。

B. 阴道用药

- 咪康唑栓 400mg，每晚 1 次，共 6 天。
- 咪康唑栓 200mg，每晚 1 次，共 7 ～ 14 天。
- 克霉唑栓 500mg，3 天后重复 1 次。
- 克霉唑栓 100mg，每晚 1 次，共 7 ～ 14 天。

巩固治疗：鉴于目前国内、外没有成熟的方案，下列方案仅供参考。

A. 口服用药。小剂量、长疗程达 6 个月。

B. 阴道药物

- 咪康唑栓 400mg，1 次 / 天，每月 3 ～ 6 天，共 6 个月。
- 克霉唑栓 500mg，1 次 / 月，共 6 个月。

4. 随访　重视治疗后随访，对 VVC 在治疗结束后 7 ～ 14 天和下次月经后进行随访，两次阴道分泌物真菌学检查阴性，为治愈。对 RVVC 在治疗结束后 7 ～ 14 天、1 个月、3 个月和 6 个月各随访 1 次。

[摘录自 中华妇产科分会感染性疾病协作组 . 外阴阴道念珠菌病诊治规范（草案）. 中华妇产科杂志，2004，39（6）：430-431]

☆ ☆ ☆ ☆

（二）2012 年中华医学会妇产科分会感染协作组

对 VVC 诊治规范做了修订，在《外阴阴道假丝酵母菌病（VVC）诊治规范修订稿》（以下简称《修订稿》）中重新定义了复发性 VVC 的概念，RVVC 是指 1 年内有症状性 VVC 发作 4 次或 4 次以上。RVVC 的定义更加清晰，易诊断（原 2004 年《草案》中 RVVC 是指经过治疗，临床症状和体征消失，真菌学检查阴性后，又出现症状，且真菌学检查阳性或 1 年内发作 4 次或以上者）。

1. VVC 的诊断　和 2004 年《草案》相比无明显变化。

2. VVC 的治疗

（1）治疗原则：积极去除 VVC 的诱因；规范化应用抗真菌药物，首次发作或首次就诊是规范化治疗的关键时期；性伴侣无须常规治疗，RVVC 患者的性伴侣应同时检查，必要时给予治疗；不常规进行阴道冲洗（原《草案》中为不主张阴道冲洗，《修订稿》不主张常规阴道冲洗，说明对于重度 VVC 患者必要时可采用冲洗或擦洗以减轻症状）；VVC 急性期间避免性生活或性交时使用安全套（较 2004 年《草案》更人性化）；同时治疗其他性传播感染；强调治疗的个体化；长期口服抗真菌药物要注意监测肝、肾功能及其他有关毒副反应。

（2）抗真菌治疗

Ⅰ. 治疗方法：包括阴道用药和口服用药两种。

Ⅱ. 治疗方案

A. 单纯性 VVC。下列方案任选一种，具体方案如下：（A）阴道用药：①咪康唑软胶囊 1200mg，单次用药。②咪康唑栓或咪康唑软胶囊 400mg，每晚 1 次，共 3 天。③咪康唑栓 200mg，每晚 1 次，共 7 天。④克霉唑栓或克霉唑片 500mg，单次用药。⑤克霉唑栓 100mg，每晚 1 次，共 7 天。⑥制霉菌素泡腾片 10 万 U，每晚 1 次，共 14 天。⑦制霉菌素片 50 万 U，每晚 1 次，共 14 天。（B）口服用药：氟康唑 150mg，顿服，共 1 次。与 2004 年《草案》比较，对单纯性 VVC 删去了伊曲康唑口服治疗。

B. 重度 VVC。应在治疗单纯性 VVC 方案基础上，延长疗程。症状严重者，局部应用低浓度糖皮质激素软膏或唑类霜剂。氟康唑：150mg，顿服，第 1、4 天应用。其他可以选择的药物还有伊曲康唑等，但在治疗重度 VVC 时，建议 5～7 天的疗程。与 2004 年《草案》比较，《修订稿》更强调重度 VVC 患者延长疗程治疗，建议 5～7 天的疗程。

C. 妊娠期 VVC。早孕期权衡利弊慎用药物。选择对胎儿无害的唑类阴道用药，而不选用口服抗真菌药物治疗。具体方案同单纯性 VVC，但长疗程方案疗效会优于短疗程方案（与《草案》相比，特别指出长疗程方案的疗效优于短疗程方案）。

D. 复发性 VVC。治疗原则包括强化治疗和巩固治疗。根据培养和药物敏感

★☆☆☆

试验选择药物。在强化治疗达到真菌学治愈后，给予巩固治疗至少6个月。下述方案仅供参考：

强化治疗：治疗至真菌学转阴。具体方案如下：（A）口服用药：氟康唑150mg，顿服，第1、4、7天应用。（B）阴道用药：①咪康唑栓或软胶囊400mg，每晚1次，共6天。②咪康唑栓1200mg，第1、4、7天应用。③克霉唑栓或片500mg，第1、4、7天应用。④克霉唑栓100mg，每晚1次，7～14天。（与《草案》比较，强化治疗对间断用药者增加了第7天的治疗）

巩固治疗：目前国内外没有较为成熟的方案，建议对每月规律性发作1次者，可在每次发作前预防用药1次，连续6个月。对无规律发作者，可采用每周用药1次预防发作，连续6个月（与2004年《草案》相比，将RVVC患者的巩固治疗根据规律性发作和无规律性发作，治疗方案上有所区别）。对于长期应用抗真菌药物者，应检测肝、肾功能。

Ⅲ．VVC治疗中的特殊情况（与《草案》相比，增加了VVC治疗中常见的两个问题：再发和混合感染）

A. 关于VVC再发。曾经有过VVC，再次确诊发作，由于1年内发作次数达不到4次，不能诊断为复发性VVC，称为VVC再发。对于这类VVC，尚无明确分类，建议仍按照症状体征评分，分为单纯性VVC或重度VVC。治疗上建议根据此次发作严重程度，按照单纯性VVC或重度VVC治疗，可以适当在月经后巩固1～2个疗程。要重视对这类患者的好发因素的寻找及去除。

B. 混合感染。VVC易合并其他病原体感染，常见的混合感染有VVC合并滴虫阴道炎、细菌性阴道病等，应选择针对各种病原体感染治疗。

3. 随访　症状持续存在或2个月内再发者应进行随访。对RVVC在治疗结束后7～14天、1个月、3个月和6个月各随访1次，3个月及6个月时建议同时进行真菌培养（与2004年《草案》相比，对单纯性VVC或症状经一次治疗即消失的非RVVC患者，不推荐常规随访；但强调症状持续存在、2个月内再发和RVVC患者的随访）。

[摘录自 中华医学会妇产科分会感染协作组 . 外阴阴道假丝酵母菌病（VVC）诊治规范修订稿 . 中国实用妇科与产科杂志，2012，28（6）：401-402]

（三）2013年《中华全科医师杂志》"外阴阴道假丝酵母菌病的规范化治疗"

VVC的诊断和治疗原则基本同2012年中华医学会妇产科分会感染协作组的《修订稿》，但特别强调阴道微生态环境与VVC发病和治疗的关系。

（1）阴道微生态的环境：女性阴道内的微生态环境的稳定是维持阴道健康的重要因素。正常情况下阴道是一个以乳杆菌等优势菌为主的微生态动态平衡系统，在宿主与菌群之间及菌群与菌群之间相互制约、相互依赖，或是共生关系，或是拮抗关系。该系统在受到内源性或外源性因素影响时，如果其微生态平衡系统失调，则可发生阴道内的炎症。正常阴道内的乳杆菌对维持阴道内的微生态环境平衡起着关键作用，阴道内上皮细胞的糖原在乳杆菌的作用下分解成乳酸，维持阴道的弱酸性环境是维持阴道微生态平衡的重要环节。

（2）阴道乳杆菌在治疗预防 VVC 中的作用：研究认为，在 VVC 患者阴道内各种乳杆菌的数量和活性较正常情况下明显下降，因此在 VVC 的治疗后可应用乳杆菌或产酸的肠球菌，以恢复和维持阴道的微生态平衡，尤其对复杂性 VVC 的辅助治疗可巩固疗效和预防复发。常用菌苗有：乳杆菌活菌胶囊（商品名定君生）和乳酸菌阴道胶囊（商品名延华）。定君生应用时放入阴道深部，每次 1 粒，每晚 1 次，连用 10 天为 1 个疗程；乳酸菌阴道胶囊应用时将放入阴道深部，每晚 1 次，每次 2 粒，连用 7 天为 1 个疗程。

［摘录自 刘建华 . 外阴阴道假丝酵母菌病的规范化治疗 . 中华全科医师杂志，2013，12（3）：162］

（四）中华医学会妇产科学分会感染性疾病协作组《混合性阴道炎专家共识（2021 版）》

《混合性阴道炎专家共识》（2021 版）指出：混合性阴道炎的发病率，根据病原体的不同，阴道感染性疾病可分为 10 余种。其中，外阴阴道假丝酵母菌病较为常见。

VVC 诊断上：①悬滴法：10%KOH 镜检，菌丝阳性率 70% ～ 80%。②涂片法：革兰染色法镜检，菌丝阳性率 70% ～ 80%。③培养法：复发性 VVC 或有症状但多次镜检阴性者，应采用培养法诊断，同时进行药物敏感试验。

（1）混合性阴道炎诊断要点：①同时存在至少两种病原体或同时满足两种或以上阴道炎症的诊断标准；②同时存在两种或以上阴道炎症相应的症状和体征，需要同时药物治疗。

（2）混合性阴道炎的治疗：混合性阴道炎由于病原体的混合存在，在治疗上存在以下特点：①及时、准确的诊断是治疗的基础；②缺乏统一的治疗规范，治疗需个体化；③症状缓解后易反复发作；④比单一阴道炎症的治疗时间长；⑤药物治疗的同时需要管理性伴、强调随访，建立整体治疗方案。

1）混合性阴道炎的治疗目标：混合性阴道炎的治疗目标为采用综合性用药方案，杀灭病原体，保护阴道有益菌群并增强其功能。

2）混合性阴道炎的治疗原则：混合性阴道炎的治疗原则为针对不同病原体，选择规范的抗菌药物，尽量减少不必要的抗菌药物的使用，以减少药物毒副作用，同时防止耐药率升高。对于混合感染的治疗目前国内外均无统一的治疗及随访方案，原则上参照每种单纯性阴道炎的治疗及随访，根据不同病原体的组合而选用不同抗菌药物的联合应用，建议根据患者情况个体化选择治疗药物。应当了解混合性阴道炎的多种病原体之间的相关性，避免治疗中出现病原体之间"此

☆☆☆☆

消彼长"。

3）混合性阴道炎的治疗顺序：由于混合性阴道炎的症状存在不典型性，对于症状体征不明显的患者宜根据引起症状的主要病原体的种类依次治疗。如VVC或阴道毛滴虫病的相关症状明显者，可先进行抗真菌或抗滴虫治疗，改善症状。对于这类患者，需要特别关注阴道微生态的恢复情况，应加强随访，随访时重点了解症状和体征有无纠正、实验室检查的变化，再治疗其他病原体。混合性阴道炎的治疗顺序选择问题仍需更多大样本量的临床试验、更高质量的循证医学证据。

4）常见混合感染的治疗方案

A. 细菌性阴道病 +VVC 或阴道毛滴虫病 +VVC。口服硝基咪唑类 + 局部抗真菌药物；局部联合给药（硝基咪唑类 + 抗真菌药物如克霉唑等）；口服联合给药（硝基咪唑类 + 抗真菌药物如氟康唑等）。

B. 国外的局部联合治疗方案。VVC：克霉唑、咪康唑（100 ～ 200mg）、制霉菌素或氟康唑。需氧菌性阴道炎 +VVC：口服或局部抗真菌药物 + 口服抗需氧菌药物等。

混合性阴道炎的治疗方案并不局限于以上方案，医师可以个体化选择其他治疗方法。

C. 针对混合性阴道炎易复发的处理。混合性阴道炎易于复发，增加了治疗难度。对包含 VVC 复发或再发的混合性阴道炎患者，推荐克霉唑阴道片强化后半年内定期巩固的治疗方案，能显著降低 VVC 的复发率。采用乳杆菌等微生态制剂与抗菌药物联合应用，及时补充阴道乳杆菌，恢复阴道微生态平衡；这种联合治疗对巩固疗效及预防复发有重要作用。

D. 混合性阴道炎的疗效评价。除了症状、阳性体征和病原体均消失，阴道微生态的评估也是关键指标；如不能进行阴道微生态评价，需阴道清洁度和阴道 pH 值达到正常。

［摘录自 中华医学会妇产科分会感染性疾病协作组 . 混合性阴道炎诊治专家共识（2021 版）. 中华妇产科杂志，2021，56（1）：16-17］

（五）中华医学会妇产科学分会感染性疾病协作组《需氧菌性阴道炎诊治专家共识（2021 版）》

2021 版需氧菌性阴道炎诊治专家共识中指出：需氧菌性阴道炎是以阴道内乳杆菌减少或缺失，需氧菌增多引起的阴道炎症，除了具有病原体复杂的特点外，还易合并其他阴道感染。需氧性阴道炎曾被命名为"渗出性阴道炎"和"脱屑性阴道炎"，2002 年 Donders 等首次提出需氧菌性阴道炎的概念及诊断标准，并认为既往所认知的脱屑性阴道炎是需氧菌性阴道炎的重度形式。需氧菌性阴道炎的发病原因尚未完全明确，但可能与反复阴道灌洗、长期使用广谱抗菌药物、多个性伴等因素有关。

需氧菌性阴道炎常易合并阴道混合感染如外阴阴道假丝酵母菌病等。

1. **针对需氧菌感染的治疗**　选择经验性抗菌药物，可根据镜检特点，针对背景菌群为革兰阴性杆菌、革兰阳性球菌或两者同时增多者予以对应的抗菌药物治疗。疗效不佳或反复发作者，也可根据阴道细菌培养及药敏结果调整用药。

（1）克林霉素：采用 2% 克林霉素软膏 5g，阴道用药，每日 1 次，共 7～21天；重度者，2% 克林霉素 5g，阴道用药，每日 1 次，症状缓解后可每周用药 1～2 次进行维持治疗，连用 2～6 个月。注意事项：克林霉素乳膏（使用 5 天内）或克林霉素阴道栓剂（使用 72h 内）其中的油性基质可能减弱乳胶避孕套的防护作用，建议患者在治疗期间避免性生活。

（2）头孢呋辛：可采用头孢呋辛酯 250mg，口服，每日 2 次，共 7 天。

（3）喹诺酮类：左氧氟沙星 200mg，口服，每日 2 次，共 7 天；或莫西沙星 400mg，口服，每日一次，共 6 天。

（4）卡那霉素：卡那霉素阴道栓剂 100mg，阴道用药，每日 1 次，共 6 天。

2. **针对阴道黏膜萎缩的治疗**　有黏膜萎缩的需氧菌性阴道炎患者，可阴道局部使用雌激素（如 0.1% 戊酸雌二醇），每周 2 次。也可使用氯喹那多 - 普罗雌烯阴道片获得与克林霉素相当的疗效。氯喹那多是一种广谱抗菌剂，普罗雌烯可作用于下生殖道黏膜，起局部雌激素样作用。具体用法为每日一片，睡前阴道用药，共 12 天。应用雌激素类药物时，应注意雌激素使用的禁忌证，如乳腺癌、既往血栓病史等。

3. **微生态制剂**　可考虑外源性补充乳杆菌制剂辅助恢复正常的阴道微生态。

性伴的管理：需氧菌性阴道炎患者的男性伴侣无须常规筛查及治疗。

[摘录自 中华医学会妇产科分会感染性疾病协作组 . 混合性阴道炎诊治专家共识（2021 版）. 中华妇产科杂志，2021，56（1）：16-17]

二、国外有关 VVC 诊治规范参考

（一）美国 CDC《性传播疾病治疗指南》

美国 CDC 从 1985 年起发表性传播疾病（STD）治疗指南，以下是 STD 治疗指南中关于外阴阴道假丝酵母菌病部分的解读。

1. **VVC 发病情况**　VVC 通常由白假丝酵母菌引起，有时也可由其他假丝酵母菌属或酵母菌所致。VVC 的典型症状包括外阴瘙痒、阴道灼痛、性交痛、尿痛以及阴道分泌物异常，这些症状没有一个是 VVC 特异性的。约 75% 的女性一生至少患 1 次 VVC，40%～50% 的女性一生患 VVC 达 2 次或 2 次以上。根据临床表现、微生物学特性、宿主情况以及对治疗的反应等将 VVC 分为单纯性

☆ ☆ ☆ ☆

和复杂性两类，见表 2。在诊断和治疗时应考虑到 10% ~ 20% 的女性会发生复杂性 VVC。

表 2　VVC 的分类及特点

单纯性 VVC	复杂性 VVC
散发或非经常发作	复发或经常发作
轻度至中度 VVC	重度 VVC
白假丝酵母菌引起的宿主免疫功能正常	非白假丝酵母菌引起的宿主糖尿病未得到控制、免疫力低下、应用免疫抑制剂或妊娠期妇女

2. 单纯性 VVC

（1）诊断：临床上出现下列症状和体征时应考虑 VVC 的诊断。临床表现为尿痛、外阴瘙痒、疼痛和红肿。体征包括外阴水肿、皮肤皲裂、表皮脱落和分泌物稠厚呈凝乳状。对于有阴道炎症状和体征的女性，存在下列阳性检查结果之一即可确诊：①阴道分泌物 10% KOH 湿片或革兰染色后，显微镜检查发现酵母菌的芽孢或假菌丝。②阴道分泌物培养或其他试验结果为酵母菌阳性，假丝酵母菌性阴道炎患者阴道的 pH 值通常 < 4.5。10% KOH 可溶解遮蔽酵母菌和假菌丝的细胞成分，从而改善酵母菌和菌丝的检出率。对所有出现 VVC 症状和体征的女性，需进行 10% KOH 湿片检查，结果阳性者应接受治疗；结果阴性者，若存在多种症状和体征，则应考虑阴道分泌物假丝酵母菌培养。如果没有条件进行假丝酵母菌培养，具有 VVC 任一症状的女性即使 10% KOH 湿片检查阴性，也应考虑经验性治疗。假丝酵母菌培养阳性，但无阴道炎症状或体征时并非治疗指征，因为 10% ~ 20% 女性阴道中存在假丝酵母菌或其他酵母菌。VVC 可与性传播疾病并发，大多数患单纯性 VVC 的女性找不到诱发因素。

（2）治疗：短期局部用药可有效治疗单纯性 VVC。局部应用唑类药物比制霉菌素更有效，完成唑类药物治疗方案的患者中，80% ~ 90% 的患者症状缓解且假丝酵母菌培养结果阴性。推荐治疗方案中乳膏和栓剂的基质是油脂，可破坏乳胶类避孕工具的效果，使用时应进一步参考此类乳胶制品的使用说明。布康唑、克霉唑、硝酸咪康唑和噻康唑是用于阴道放置的非处方（OTC）药。既往诊断为 VVC 的女性未必能够自我诊断，因此，对于 OTC 药物治疗后阴道炎症状仍持续存在或 2 个月内症状复发的女性，应到医院检查评估。OTC 药物的滥用或使用不当很常见，这可能延误对其他引起外阴阴道炎的病原体的治疗，从而导致临床预后不良。药物治疗 VVC 的推荐方案如下。

阴道内用药：治疗 VCC 的阴道用药分为单次用药或按疗程用药，常用的治疗方案有：① 2% 布康唑乳膏 5g，每日 1 次，连续 3 天；② 2% 缓释布康唑乳膏 5g，单次用药；③ 1% 克霉唑乳膏 5g，每日 1 次，连续 7 ～ 14 天；④克霉唑阴道片，每日 1 片，连续 7 天；⑤克霉唑阴道片，每日 2 片，连续 3 天；⑥ 2% 咪康唑乳膏 5g，每日 1 次，连续 7 天；咪康唑阴道栓（100mg），每日 1 枚，连续 7 天；⑦咪康唑阴道栓（200mg），每日 1 枚，连续 3 天；⑧咪康唑阴道软胶囊 1200mg，单次用药；⑨制霉菌素片（100 000U），每日 1 片，连续 14 天；⑩ 6.5% 噻康唑软膏 5g，单次用药；⑪0.4% 特康唑乳膏 5g，每日 1 次，连续 7 天；⑫0.8% 特康唑乳膏 5g，每日 1 次，连续 3 天；⑬ 特康唑阴道栓（80mg），每日 1 枚，连续 3 天。

口服用药：氟康唑片 150mg，单次口服。

（3）随访：发病后 2 个月内若症状仍持续存在或复发，应进行回访。

（4）性伴侣治疗：VVC 一般不通过性生活传染，因此，不推荐性伴侣接受治疗，倘若反复感染时应考虑性伴侣治疗。少数男性伴侣会发生阴茎头炎，表现为阴茎头红斑伴瘙痒或刺激感，这些患者局部应用抗真菌药物症状可缓解。

（5）过敏、不耐受和不良反应：局部用药一般不会引起全身的不良反应，仅用药局部有灼痛或刺激感。口服药物偶尔会引起恶心、腹痛和头痛。口服唑类药物治疗，导致肝酶水平异常升高罕见。这些口服药和其他药物（包括阿司咪唑、钙通道拮抗剂、西沙必利、华法林钠、环孢素、口服降糖药、苯妥英钠、蛋白酶抑制剂、他克莫司、特非那定、茶碱、三甲曲沙、利福平）联合应用时会发生具有临床意义的药物相互作用。

3. 复杂性 VVC

（1）复发性 VVC：复发性 VVC（RVVC）通常定义为 1 年内 VVC 症状发作 4 次或 4 次以上。对 RVVC 的发病机制仍不甚了解，多数 RVVC 女性无明显诱发或潜在影响因素。RVVC 患者应行阴道分泌物培养，以明确诊断并鉴别不常见菌属，如非白假丝酵母菌属，尤其是光滑假丝酵母菌。10% ～ 20% 的 RVVC 患者阴道分泌物可检出光滑假丝酵母菌和其他非白假丝酵母菌，传统的抗真菌治疗效果不理想。

治疗：唑类药物短期口服或局部外用治疗由白假丝酵母菌引起的单次 RVVC 疗效好，但为了维持临床和真菌学治愈的疗效，一些专家建议延长初始治疗疗程 [如 7 ～ 14 天的局部治疗或氟康唑（100mg，150mg 或 200mg）口服，每 3 天 1 次，共 3 次]，目的是在开始抗真菌维持治疗前达到真菌学治愈。

维持治疗：每周口服氟康唑（100mg、150mg 或 200mg），连续 6 个月作为一线治疗方案。若该方案不可行，一些专家推荐局部外用克霉唑 200mg，每周 2 次或每周 1 次 500mg 克霉唑阴道栓，或间断应用其他局部治疗药物。抗真菌维持治疗可有效降低 RVVC 发生率。但 30% ～ 50% 的女性患者维持治疗中止后又复发。对性伴侣是否给予常规治疗仍存争议。阴道内白假丝酵母菌菌株极少对唑类药物产生耐药,因此通常无须行药敏试验即可指导患者药物治疗。

(2) 重度 VVC:对重度 VVC 如出现大面积外阴红斑、水肿、表皮脱落及皮肤皲裂者,推荐方案是局部外用唑类药物 7～14 天或口服氟康唑 150mg,并在首次用药 72h 后再次口服氟康唑 150mg。

4. 非白假丝酵母菌性外阴阴道炎 对非白假丝酵母菌性外阴阴道炎的治疗尚无最佳方案,可选择氟康唑以外的其他唑类药物口服或局部用药,并延长抗真菌药物治疗时间(如 7～14 天)作为一线治疗方案,复发时推荐 600mg 硼酸胶囊置于阴道,每日 1 次,连用 2 周。该方案约有 70% 的临床和真菌学治愈率。如果症状再次复发,建议咨询专家。

5. 引发 VVC 的其他因素

(1) 免疫力低下:免疫力低下的女性(如糖尿病或应用皮质类固醇类药物者)对短期治疗反应欠佳,应先纠正原发病并延长抗真菌药物治疗的时间(如 7～14 天)。

(2) 妊娠:VVC 也常发生于妊娠期间,对于妊娠妇女,仅推荐应用 7 天的唑类药物局部治疗。

(3) 人类免疫缺陷病毒感染:人类免疫缺陷病毒(HIV)感染妇女的 VVC 发生率尚不清楚。在相同的人口统计学特征和高危行为的人群中,HIV 感染者阴道假丝酵母菌的感染率高于 HIV 血清学反应阴性的女性,且感染率与免疫抑制的严重程度呈正相关。有症状的 VVC 更常见于 HIV 血清学反应阳性的女性,同样与免疫缺陷的严重程度相关。此外,对于 HIV 感染的女性患者,阴道内分离出非白假丝酵母菌属和全身应用唑类药物相关。

应区别对待 HIV 血清学反应阳性和阴性女性患者的 VVC 治疗,尽管每周应用 200mg 氟康唑的长期预防治疗,可有效降低白假丝酵母菌的定植和有症状 VVC 的发生,但仍不推荐该方案作为无 RVVC 的 HIV 感染者的常规一级预防用药。考虑到 RVVC 在免疫功能正常的人群中的发生率,RVVC 的发生不应作为 HIV 检测的指征。

[摘录自 段涛.美国疾病预防与控制中心"外阴阴道假丝酵母菌病治疗指南"解读.中华妇产科杂志,2008,43(3):239-240]

(二) 2018 年欧洲新版阴道炎症指南

2018 年欧洲国际性病控制联盟(IUSTI)/世界卫生组织(WHO)发布了新版阴道分泌物(阴道炎症)管理指南。指南指出 VVC 是引起阴道分泌物异常的常见阴道炎症之一,VVC 通常由白假丝酵母菌引起,偶尔还可由其他假丝酵母菌引起,如光滑假丝酵母菌等。75% 的女性一生中至少发生过 1 次假丝酵母菌感染。超过 60% 的健康生育年龄女性存在阴道假丝酵母菌定植，妊娠期比例更高，青春期和未接受雌激素替代治疗的绝经后女性较低。VVC 常见诱因包括大剂量抗生素治疗、妊娠、糖尿病和应用免疫抑制剂等。因此，在询问病史时应注意是否合并相关诱发因素，从而给出合适的治疗建议。

与美国 CDC 指南相比，欧洲新版指南强调了 VVC 的并发症，特别是对不良妊娠结局的影响。一项 2017 年的回顾性研究显示，与妊娠早期相比，妊娠中期假丝酵母菌定植者早产儿和低出生体重儿发生率更高。在妊娠晚期，阴道内治疗无症状的假丝酵母菌病可减少经阴道分娩的新生儿发生假丝酵母菌定植，进而减少新生儿期鹅口疮和尿布区皮炎的发生。近期多项研究同样认为，克霉唑治疗假丝酵母菌定植或感染可降低早产率，但需要更多的研究证实。

在诊断方面，与欧洲旧版指南和美国 CDC 指南基本一致，欧洲新版指南亦推荐显微镜检查和培养法用于 VVC 的诊断，但指出目前诊断 VVC 的最佳检测方法为显微镜检查（推荐强度：1 级；证据等级：B 级），而美国 CDC 指南认为真菌培养法是诊断 VVC 的金标准。但欧洲指南未将 VVC 分为单纯性 VVC 和复杂性 VVC。阴道分泌物湿片镜检（生理盐水或 10% ～ 20% KOH 溶液）检测酵母菌或假菌丝的敏感度为 40% ～ 60%；若镜检见到芽生孢子，需结合临床症状和体征诊断；阴道分泌物革兰染色涂片发现酵母菌或假菌丝的敏感度达 65%。若阴道分泌物假丝酵母菌培养阳性，应确定是白假丝酵母菌还是非白假丝酵母菌；若反复培养均为同一种非白假丝酵母菌（通常为光滑假丝酵母菌），则提示患者对唑类抗真菌药的敏感性降低。

欧洲新版指南与旧版指南及美国 CDC 指南关于治疗指征的描述基本一致：对显微镜检查或真菌培养检测到假丝酵母菌的有症状女性均需要治疗；无症状女性不需要治疗；无症状男性性伴侣不需要治疗。

欧洲新版指南删去了旧版指南推荐的制霉菌及含制霉菌素栓剂治疗 VVC 的治疗方案，认为应用单剂量（口服或阴道）唑类药物是治疗单纯性 VVC 的最佳方法（推荐强度：1 级；证据等级：A 级）；而美国 CDC 则认为，短疗程局部唑类用药方案能有效治疗单纯性 VVC。欧洲新、旧两版指南均强调阴道和口服用药治疗 VVC 疗效相同，效果好；标准单剂量和长疗程治疗疗效相同；妊娠合并 VVC 采用阴道局部制剂；对于重度患者，3 天后再次口服 150mg 氟康唑可更好地缓解症状。欧洲新版指南对 VVC 的治疗方案见表 3。对于口服用药，美国 CDC 指南仅推荐氟康唑治疗 VVC。与美国 CDC 指南相比，欧洲新版指南可能考虑到乳膏为油基质会削弱安全套和子宫帽的防护作用，因此未推荐应用阴道乳膏制剂。

☆ ☆ ☆ ☆

表 3　欧洲新版指南与美国 CDC 指南 VVC 治疗方案比较

治疗方案	欧洲新版指南	美国 CDC
口服用药	氟康唑 150mg，顿服；或伊曲康唑 200mg，每日 2 次，1 天	氟康唑 150mg，顿服
阴道用药	克霉唑阴道片 500mg，单次用药；或克霉唑阴道片 200mg，每日 1 次，连用 3 天；或咪康唑阴道栓 1200mg，单次用药；或咪康唑阴道栓 400mg，每日 1 次，连用 3 天；或伊曲康唑阴道栓 150mg，单次用药	非处方类阴道用药：1% 克霉唑乳膏 5g，每日 1 次，连用 7 ～ 14 天；或 2% 克霉唑乳膏 5g，每日 1 次，连用 3 天；或 2% 咪康唑乳膏 5g，每日 1 次，连用 7 天；或 4% 咪康唑乳膏 5g，每日 1 次，连用 3 天；或咪康唑栓 100mg，每日 1 次，连用 7 天；或咪康唑栓 200mg，每日 1 次，连用 3 天；或咪康唑栓 1200mg，单次用药；或 6.5% 噻康唑油膏 5g，单次用药 处方类阴道用药：2% 布康唑乳膏（单剂量生物黏附制剂）5g，单次用药；或 0.4% 特康唑乳膏 5g，每日 1 次，连用 7 天；或 0.8% 特康唑乳膏 5g，每日 1 次，连用 3 天；或特康唑栓 80mg，每日 1 次，连用 3 天

对于复发性 VVC，欧洲新版指南的治疗方案变化较大，首先推荐 3 天的唑类强化治疗，随后进行至少 6 个月的长期维持抑制治疗是复发性 VVC 的最佳治疗方法（推荐强度：2 级；证据等级：C 级），删除了慢性光滑假丝酵母菌的具体治疗方案。具体为：①强化治疗方案：氟康唑 150 ～ 200mg，口服，每日 1 次，连用 3 天。②维持治疗方案：依据个体治疗的效果，每周口服氟康唑（100mg、150mg 或 200mg）连用 6 个月或每周服用 200mg，连用 2 个月，随后每 2 周一次服用 200mg，连用 1 个月，之后每个月服用 200mg，连用 6 个月。与美国 CDC 指南相比，均推荐氟康唑作为强化和维持治疗的一线用药，但欧洲新版指南在药物的剂量及疗程上更加个体化。

与美国 CDC 指南一致，欧洲指南推荐，局部应用抗真菌药物是治疗妊娠期 VVC 的最佳方法（推荐强度：1 级；证据等级：B 级）；不建议对男性性伴侣进行常规筛查和治疗；对有持续性或复发性症状或考虑其他诊断，如外阴皮炎的女性需要随访。

[摘录自 王辰，王慧慧，李焕荣，等 . 2018 欧洲国际性病控制联盟 / 世界卫生组织《关于阴道分泌物（阴道炎症）管理指南》解读 . 中国实用妇科与产科杂志，2018，34（12）：1362-1363]

（三）2020 年美国妇产科医师学会（ACOG）《非妊娠期阴道炎》管理指南

VVC 是指假丝酵母菌感染引起的阴道炎症，发病率仅次于细菌性阴道病，

29% ～ 49% 女性在其一生中至少有 1 次急性感染。

1. VVC 诊断　有阴道炎症状体征者，具备下列两项之一可做出诊断：①阴道分泌物湿片显微镜检查见到芽生孢子、假菌丝或菌丝。②阴道分泌物真菌培养或商业检测显示假丝酵母菌阳性。2015 年美国 CDC 指南及 2012 年中国规范均指出革兰染色见到芽生孢子、菌丝或假菌丝也可诊断 VVC，而该指南未提到革兰染色显微镜检查方法。

复杂性 VVC、复发性 VVC (RVVC)、耐药性 VVC 及有症状但多次显微镜检查阴性者，首选真菌培养法，有助于鉴定假丝酵母菌种类并指导治疗。光滑假丝酵母菌不形成假菌丝或菌丝，镜检不易识别。超过 30% 的无症状患者在培养时可呈阳性。基于聚合酶链反应及 DNA 探针技术的商业检测法有较高的灵敏度和特异度，但费用较高，仍需进一步验证。

2. 治疗　治疗方案的选择应根据 VVC 的类型而定。

（1）单纯性 VVC：建议采用阴道内使用唑类药物或口服氟康唑，阴道内给药与口服给药疗效相当，无替代方案。两版美国指南治疗方案一致，治疗后症状缓解，真菌学治愈率达 90% 以上。

1）非处方类阴道用药：1% 克霉唑乳膏 5g，1 次 / 天，共 7 ～ 14 天；或 2% 克霉唑乳膏 5g，1 次 / 天，共 3 天；或 2% 咪康唑乳膏 5g，1 次 / 天，共 7 天；或 4% 咪康唑乳膏 5g，1 次 / 天，共 3 天；或咪康唑栓 100mg，1 次 / 天，共 7 天；或咪康唑栓 200mg，1 次 / 天，共 3 天；或咪康唑栓 1200mg，单次用药；或 6.5% 噻康唑乳膏 5g，单次用药。

2）处方类阴道用药：2% 布康唑乳膏 5g，单次用药；0.4% 特康唑乳膏，1 次 / 天，共 7 天；或 0.8% 特康唑乳膏；1 次 / 天，共 3 天；或特康唑栓剂 80mg，1 次 / 天，共 3 天。

3）口服用药：氟康唑 150mg，顿服。

2020 年 ACOG 指南指出，局部使用咪唑类药物比制霉菌素更有效，因此，2015 年美国 CDC 指南及 2020 年 ACOG 指南中均未推荐使用制霉菌素。单纯性 VVC 通常无须随访，但若患者症状持续存在或初次治疗后症状复发者应复诊，这与中国的 VVC 规范一致。

（2）复杂性 VVC：大多数患者为白假丝酵母菌感染，其对阴道内和口服唑类药物反应较好，对口服氟康唑的耐药虽然罕见，但已有文献报道唑类耐药不断增加。对于治疗后症状仍持续或培养鉴定出非白假丝酵母菌时，应考虑进行真菌培养及药敏试验，因为常规的抗真菌疗法对这些菌种的疗效不如白假丝酵母菌。2015 年美国 CDC 指南指出，尽管唑类药物耐药越来越普遍，仍然不推荐药敏试验指导治疗。

1）复发性 VVC：指南推荐，真菌培养是 RVVC 的首选诊断方法。治疗

☆☆☆☆

应包括强化治疗和巩固治疗。2020 年 ACOG 指南未明确指出具体治疗方案。2015 年美国 CDC 指南建议延长初始治疗时间，真菌学转阴后再进行抗真菌巩固治疗。2012 年中国规范则给出更详细的治疗方案。2012 年中国规范另指出对 RVVC 在治疗结束后 7 ～ 14 天、1 个月、3 个月和 6 个月各随访 1 次，3 个月及 6 个月随访时建议同时进行真菌培养。

2）重度 VVC：两版美国指南均未对重度 VVC 有明确的定义。

重度 VVC（即广泛的外阴红斑、水肿、抓痕和皲裂）对短疗程局部治疗反应差，需要长疗程治疗。指南推荐阴道内予以唑类药物外用治疗 10 ～ 14 天，或每间隔 3 天口服氟康唑 150mg，共 2 ～ 3 次（第 1、4、7 天）。2015 年美国 CDC 指南推荐局部应用唑类药物 7 ～ 14 天或氟康唑 150mg，连续给药 2 次，2 次给药间隔 72 h。

3）非白假丝酵母菌引起的 VVC：任何经治疗后症状仍持续的单纯性 VVC 都应该怀疑非白假丝酵母菌性 VVC，占 5% ～ 10%。2020 年 ACOG 指南指出，非白假丝酵母菌对局部唑类药物或口服氟康唑治疗反应性均较差，可根据阴道分泌物真菌培养及药敏试验指导治疗方案的选择。2015 年美国 CDC 指南指出，非白假丝酵母菌性 VVC 的最佳治疗方案目前尚不明确，推荐更长疗程（7 ～ 14 天）的非氟康唑的唑类方案，如复发，推荐硼酸 600mg，阴道用药，每日一次，共 14 天，此方案的临床及真菌学治愈率约 70%。

[摘录自 李婷，刘朝晖 . 2020 年美国妇产科医师学会《非妊娠期阴道炎》管理指南解读 . 中国实用妇科与产科杂志，37（2）206-207；American College of Obstetricians and Gynecologists. Vaginitis in nonpregnant patients. ACOG Practice Bulletin No.215. Obstet Gynecol，2020，135：e1-17]

随着医学的发展，VVC 诊治虽出现了新内容、新进展、新药物、新治疗方法，但总体来说大同小异，可见本类疾病的治疗虽然有所进步和发展，但总体改观不大，所以，未来仍需要不断深入研讨。

（李娟清　摘录）

附录 3

外阴阴道假丝酵母菌病 英国 医学杂志《临床证据》摘录

我国引入循证医学相对较迟，过度治疗或不规范治疗仍较为常见。

英国医学杂志（*BMJ*）出版集团出版的《临床证据》是目前全球最权威的循证医学数据库之一，其中有关外阴阴道假丝酵母菌病治疗的内容如下。

一、治疗

1. 有关治疗肯定有效药物 ①阴道用咪唑制剂；②口服氟康唑；③口服伊曲康唑。

2. 很可能有效药物 阴道用制霉菌素。

3. 效果不明 ①阴道冲洗；②大蒜素；③阴道用硼酸制剂；④阴道用茶树油；⑤进食含乳杆菌的酸乳酪。

4. 不大可能有效 ①口服酮康唑；②通过治疗男性性伴侣解除女性的症状及预防症状复发。

二、预防复发

1. 很可能有效 ①口服氟康唑；②口服伊曲康唑。

2. 效果不明 ①阴道冲洗；②大蒜素；③阴道用硼酸制剂；④阴道用咪唑制剂；⑤阴道用茶树油；⑥进食含乳杆菌的酸乳酪。

3. 不大可能有效 ①口服酮康唑；②通过治疗男性性伴侣解除女性的症状及预防症状复发。

上述结论是通过随机对照试验（但也有说明对照试验的证据不充分），但其结果仍有临床参考意义，可供临床医师在诊治中参考。

☆ ☆ ☆ ☆

三、有关治疗药物和措施

1. 阴道用咪唑制剂 五项随机对照试验发现，同安慰剂相比阴道内使用咪唑制剂（布康唑、克霉唑、咪康唑、噻康唑、特康唑）1～5周后可减少VVC持续症状，各种阴道咪唑制剂的有效性无显著性差异。短期及长期治疗（1～14天）症状持续性也无任何差异。阴道使用咪唑制剂较少出现恶心、头痛、腹痛，但外阴刺激和阴道排液比口服氟康唑及酮康唑多。

2. 口服氟康唑 系统综述显示口服氟康唑或口服伊曲康唑与阴道咪唑制剂相比，经1～12周治疗，VVC持续症状无明显差异，但口服氟康唑比阴道用咪唑类患者出现恶心、头痛、腹痛较多，而外阴刺激及阴道排液为少。

3. 口服伊曲康唑 随机对照口服伊曲康唑1周后与安慰剂相比可减少VVC持续症状。口服伊曲康唑或氟康唑与阴道用咪唑制剂比较，经1～12周治疗后VVC持续症状无显著差异。

4. 阴道用制霉菌素 阴道使用制霉菌素14天后与安慰剂相比可减少部分VVC症状。一项随机对照试验显示4周时，阴道用制霉菌素并不比硼酸治疗增加临床治愈率。

5. 阴道冲洗 阴道冲洗可出现严重的后遗症，包括盆腔炎症疾病、子宫内膜炎、异位妊娠、淋病及衣原体感染。

6. 大蒜素 未见有急性VVC者应用大蒜素治疗的随机试验。

7. 阴道用硼酸制剂 一项随机试验显示，同阴道使用制霉菌素相比，4周后阴道用硼酸可增加临床治愈率，阴道用硼酸可引起刺激症状。

8. 阴道用茶树油 未见急性VVC者阴道内用茶树油的随机对照试验报告。

9. 含乳杆菌的酸乳酪 未见急性VVC者使用含乳杆菌酸乳酪的随机对照试验报告。

10. 口服酮康唑 酮康唑可引起较多患者发生恶心、疲劳及头痛，但外阴刺激较少。一项随机对照试验显示口服酮康唑与阴道用益康唑相比许多妇女4周后持续有症状。个别报道酮康唑有引起急性重型肝炎的风险（1/12 000的治疗因口服酮康唑所致），一致认为VVC者使用酮康唑弊大于利。

11. 通过治疗男性性伴侣来解决女性症状及预防复发 随机对照试验显示治疗与不治疗男性性伴侣对急性VVC者在治疗1～4周后解除症状及治疗4～5周后症状复发方面无显著差异。

四、有关预防复发药物和措施

1. 口服氟康唑　随机对照氟康唑治疗 6 个月能减少症状复发，增加临床治愈率。

2. 口服伊曲康唑　每月预防性口服伊曲康唑，6 个月后可能减少 VVC 症状复发。

3. 阴道冲洗　阴道冲洗可引起严重后遗症，包括盆腔炎性疾病、子宫内膜炎、异位妊娠、淋病及衣原体感染。

4. 大蒜素　同治疗中所见。

5. 阴道用硼酸制剂　未见有 VVC 者使用硼酸制剂的随机对照试验。

6. 阴道用咪唑制剂　一般为需要时进行治疗。一项随机对照试验对每月预防性阴道内使用克霉唑与需要时治疗进行对比，6 个月后阴道炎症状复发的次数没有显著性差异，但每月预防性使用者发作次数少一些。

7. 阴道用茶树油　未见有 VVC 者用茶树油的随机对照试验。

8. 含乳杆菌的酸乳酪　2 项质量较差的交叉性随机对照试验在 RVVC 者饮食中添加含有乳杆菌的酸乳酪的治疗作用证据不足。口服酸乳酪对于乳糖不耐受者可引起胃肠功能紊乱，阴道用乳杆菌有作用。

9. 口服酮康唑　虽在月经期口服 5 天（每日 400mg）或持续小剂量使用 6 个月可减少 VVC 复发，但公认使用酮康唑弊大于利。

10. 通过治疗男性性伴侣解除女性症状及预防复发　一项随机对照试验结果显示，男性性伴侣是否治疗对于接受酮康唑治疗的妇女，在 12 个月后症状、复发方面无显著差异。

摘录者意见：相关循证医学和临床证据的内容仅供参考，因涉及随机对照试验设计的质量、观察例数、试验内容、试验时间、药物及质量、患者使用正确与否等多种因素。此外，在临床治疗 VVC 和 RVVC 中还应注意绝经妇女、糖尿病妇女、艾滋病感染妇女、监护病房中的女性患者、使用药物（肾上腺皮质激素、免疫抑制剂、抗生素、抗肿瘤药物等）等因素的影响。

（石一复）